中医典籍丛刊

神农本草经疏

（上）

明·缪希雍　撰

中医古籍出版社

图书在版编目(CIP)数据

神农本草经疏 / (明) 缪希雍撰. — 北京 :中医古籍出版社, 2017.7

ISBN 978-7-5152-1481-8

Ⅰ. ①神… Ⅱ. ①缪… Ⅲ. ①《神农本草经》-注释 Ⅳ. ①R281.2

中国版本图书馆 CIP 数据核字(2017)第 115022 号

神农本草经疏

明 · 缪希雍 撰

责任编辑 刘从明　魏　民

出版发行 中医古籍出版社

社　　址 北京东直门内南小街 16 号(100700)

经　　销 全国各地新华书店

印　　刷 北京毅峰迅捷印刷有限公司

开　　本 880mm×1230mm　1/32

印　　张 24.5

字　　数 350 千字

版　　次 2017 年 7 月第 1 版　2017 年 7 月第 1 次印刷

书　　号 ISBN 978-7-5152-1481-8

定　　价 75.00 元(全二册)

出版说明

《神农本草经》又称《本草经》或《本经》，著者不详，约成书于春秋战国年间，是中医四大经典名著之一。原书分四卷，创造性的将药物分上、中、下三品，对后世本草学的发展有着深远的影响。《本经》的原书虽然早已亡佚，但书中的文字却被辗转抄录于一些古籍当中。历代医家在这些文字的基础上不断地补充内容，产生了众多优秀的注本。明代缪希雍的《神农本草经疏》依《证类本草》编次，分为三十卷，在经文下以注疏的形式加以发挥，附“主治参互”以尽其详，“简误”以防其失，是研究《本经》的一部承前启后的优秀著作。

本次整理出版的《神农本草经疏》，以明末毛晋绿君亭刻本为底本。整理过程中，以保持原本原貌为原则，对原书不删节，不改动。原书为繁体竖排，现改为简体横排，并加现代标点，以便读者的阅读与研究。

梓行《本草疏》题辞

药性之道，具在本草。虽代有哲匠，演其奥义，然去古弥远，寖失其旨。予以绵质，性复疏戆，本不堪尘俗。年方弱冠，直门户衰冷，世累纠缠。以是多见愤激，碍膺之事，十常八九。自兹数婴疾病，于是检讨《图经》，求其本意。积累既久，恍焉有会心处，辄札记之。历三十余年，遂成此《疏》。学士大夫见而奇之，欲予付诸梓人，予未之许也。予以昔人尝云“切忌说破，恐塞断后学悟门”，将兹是咎。外孙毛凤苞文学曰：“不然，世间上根人少，中下人多。设使上根人出，自得无师智获，睹此书当不言而喻，默默相契；下根人读之，如盲人谭五色，总不能别；惟中人已上之资，得窥其概，则所得多矣。其为利济，宁有量耶！请亟登梓，以拯夭枉。”予曰：“善。”且曰：“舅祖许可，凤苞愿力任其役。”乃悉检《疏》稿付之。即集予同里门人李枝，通家子云间康元浤，松陵顾澄先二文学，并其舅氏隐沦戈汕辈董督校雠，早夜孜孜，惟恐或后，其用意可谓勤矣！志存及物，有君子之嗜尚焉，良足多也。予年已耄，倘书成而得早行于世，亦足以副海内求明斯道者之企望也。

时天启乙丑暮春海虞遗民缪希雍题于吴江舟次吴兴晚学姚凝之书

自 序

《神农本草经》者，古“三坟”之一也。其成于黄帝之世乎？观其尝药别味，对病主治，施之百世，无可逾越。其为开天大圣，悯生民疾苦，于饮食衣服之外，复设针石药物，用拯夭札，俾得尽其天年。是已原夫药之生也，气禀乎天，味成乎地，性在其间。气为阳，味为阴，五味四气，各归其类，斯亲上亲下之义也。既述之以本性，又制之以君臣，合之以佐使，以成其攻邪已疾之能。遂使无情之用，同诸有识，自非生而神灵、冥契万物者，其孰能与于斯乎！去古滋远，民性滋漓，心识粗浮，莫能研精殚思，深入玄要，而不察乎即象即理，物物昭然，弭疾延年，功力自著。正以“三坟”之书，言大道也，言其然而不言其所以然，言亦象也。予因据经以疏义，缘义以致用，参互以尽其长，简误以防其失；而复详列病忌药忌，以别其微；条析诸药，应病分门，以究其用；刊定七方十剂，以定其法；阐发五藏苦欲补泻，以畅其神。著论三十余首，以通古今之变，始悉一经之趣，命之曰《神农本草经疏》。读之者宜因疏以通经，因经以契往，俾炎黄之旨，晦而复明，药物之生，利而罔害，乃余述疏意也。余生也晚，亲年已衰，得于禀者固薄，故少善病，长嗜方伎，僻耽药妙。顾念自昔仙人道士，靡不悉由药道以济群生。加之友生协赞，后先不一。驯届耳顺，良友凋丧，百念灰冷。惟兹一事，尚用婴怀。手所论著，裒然成帙。倘典则可师，幽隐可显，试用于世，有广来学，固所愿也，不敢必也。采真同好，其相证诸？

凡　例

一、《本经》为“三坟”之书，后增入《名医别录》，有朱字、墨字之分，总言药之主治，从未有发其所以然者。兹《疏》直接神圣立言之旨，故总题之曰《神农本草经疏》。

一、药物治疗，《本经》、《别录》业已备悉。间有未尽者，参之以各名家主治，故小字附列于经文之下，或即于疏内叙述，俾采用易稽。

一、药类一千二百余种，品类浩繁，今简治疗之必不可缺，暨近地所产，得于睹记者，备为具疏。余非必用之药，及罕识难致者，存而不论。

一、种类随土异形，甚且称名未核。矧近来市肆，饰伪似真。若令误服，遗害非浅。故详辨种类，以正其讹。

一、畏忌制使，物性自然，非可以意求者，俱照《本经》列之条下。至其制用之宜，古法俱在，兹复采入，俾得遵守。

一、《证类本草》所载诸方，俱录入“主治参互”，有未当于用者，已为删去。其外诸书所录良方甚多，必详纪述，以便采取。

一、“简误”以防误用之失，故有证同而药不宜同者，每条后详书其害。至于性淳功良，有益无损，一药止堪治一病者，悉不复著。

一、目录次序，悉从《证类本草》，有部分混杂，如木部之藿香，菜部之假苏，今为移正。

一、本文悉遵《证类》善本。但是书流传已久，字画谬讹颇多，兹逐条参订，有一二意义难通者，稍为厘正，如“伤”作“疡”，“动”作“痛”之类。

一、《证类本草》第三十卷，俱载有名未用之药。今有常用之物，而《本经》未载，有《拾遗》载之而未详者，兹列为三十卷“补遗”。

一、本文顶行立款，其附入之条，有正文者仍从顶行。原系附入者，低字加圈，以别正文。

一、“续序例”下卷，俱系病药忌宜。今总列应忌诸药于前，以见必不可轻用。

先生殚一生精力，发千古神圣之奥，以利万世。门人李季虬氏，几经参录，悉以付新安吴康虞氏刻之金陵，未竟而遗焉。流传于知交者，西吴朱氏集而刻之，不及其半，然且序次弗伦，考核未审也。先生以医为司命，一字有讹，遗祸无极。遂命澄先检其存稿若干卷，按部选类，汇得全帙，细复检阅，以为定本。凡“续序例”二卷，药四百九十味，用识年月，书此凡例云。

时天启五年岁在乙丑六月十有一日松陵通家子顾澄先谨识

目　录

上　册

下 册

神农本草经疏卷一

予之作是《疏》也，该括经文，义难概述；求其宗趣，宜有裁节。是以或先经而阐义，或随文而畅旨，或断章以相比，或因源以导流，或从末而会本，或根性以知非。凡兹数者，期在发明经旨，适当于用。然惧偏见多遗，难为准的，必欲使纤悉洞了，小大靡遗，开扩来学，臻乎无惑，尚有望于明哲之助焉。

续序例上

原本药性气味生成指归

夫物之生也，必禀乎天；其成也，必资乎地。天布令，主发生，寒热温凉，四时之气行焉，阳也；地凝质，主成物，酸苦辛咸甘淡，五行之味滋焉，阴也。故知微寒微温者，春之气也；大温热者，夏之气也；大热者，长夏之气也；凉者，秋之气也；大寒者，冬之气也。凡言微寒者，禀春之气以生，春气升而生；言温热者，盛夏之气以生，夏气散而长；言大热者，感长夏之气以生，长夏之气而化；言平者，感秋之气以生，平即凉也，秋气降而收；言大寒者，感冬之气以生，冬气沉而藏。此物之气得乎天者也。天一生水，地六成之。地二生火，天七成之。天三生木，地八成之。地四生金，天九成之。天五生土，地十成之。水曰润下，润下作咸。火曰炎上,炎上作苦。木曰曲直,曲直作酸。金曰从革,从革作辛。土爰稼穑,稼穑作甘。本乎天者亲上,本乎地者亲下。气味多少,各从其类也。凡言酸者,得木之气;言辛者,得金之气;言咸者,得水之气;言苦者,得火之气;言甘者,得土之气。惟土也,寄旺于四季。生成之数皆五,故其气平,其味甘而淡,其性和而无毒。土德冲和,感而类之,莫或不然。固万物之所出,亦万物之所入乎?此物之味,资乎地者也。气之毒者必热,味之毒者必辛。炎黄言味而不加气性者何也?盖古文尚简,故只言味。物有味,必有气,有气斯有性,自然之道也。气味生成,原本乎是。知其所自,则思过半矣。

药性主治参互指归

今夫病,譬诸兵焉。料敌出奇者,将之谋也;破军杀贼者,士之力也。审度病机者,医之智也;攻邪伐病者,药之能也。非士无以破敌,非药无以攻邪。故良将养士,上医蓄药。然不知士,何以养?不知药,何以蓄?夫士犹有情实可考,才略可试,尚曰难知。以孔明之明,一马谡用违其才,卒致败衄,悔不可追,况乎药石无情,才性莫测,既非言论之可考,又非拟议之可及,而欲知其的然不谬,非神圣之智,其孰能与于斯?假令尝试漫为,则下咽不返,死生立判,顾不大可惧耶!上古之人,病生于六淫者多,发于七情者寡。故其主治,尝以一药治一病,或一药治数病。今时则不然,七情弥厚,五欲弥深,精气既亏,六淫易入。内外胶固,病情殊古,则须合众药之所长,而又善护其所短,乃能苏凋瘵而起沉疴，其在良医善知药性，剂量无差，庶得参互旁通，彼此兼济，以尽其才，而无乖刺败坏之弊矣。故作“主治参互”，俾后之医师循而求之，共收平定之功，期无夭枉之患，斯作《疏》意也。昔人云：“用医如用兵。”旨哉言乎！旨哉言乎！

药性简误指归

夫药石禀天地偏至之气者也。虽醇和浓懿，号称上药，然所禀既偏，所至必独脱也。用违其性之宜，则偏重之害，势所必至。故凡有益于阳虚者，必不利乎阴；有益于阴虚者，必不利乎阳。能治燥者，必不宜于湿；能治湿者，必不宜于燥。能破散者，不可以治虚；能收敛者，不可以治实。升，不可以止升；降，不可以疗降。寒有时而不宜于热，热有时而不宜于寒。古人半夏有三禁，谓渴家、汗家、血家。仲景呕家忌甘，酒家亦忌甘。王好古论肺热忌人参之属。诸如此类，莫可胜数。苟昧斯旨，吉凶贸焉。人命至重，冥报难逃，医为司命，其可不深思详察也哉！此与“十剂”互证。“十剂”对治，反则为误，故作“简误”以防其失。

论七方本义

夫方者，法也，法乃所以制物者也。故大、小、缓、急、奇、偶、复七者，为法制之变且尽也。七方不同，同归已疾。其制各异，异以从宜。岐伯言之已详，后人演之弥悉，凡制方者必本乎是。苟悖其制，则非法矣。非法则不能所施合辙，而反致乖刺，恶在其能攻邪已疾耶！

附录七方

岐伯曰：气有多少，形有盛衰。治有缓急，方有大小。又曰：病有远近，证有中外，治有轻重。近者偶之，远者奇之。汗不以奇，下不以偶。补上治上制以缓，补下治下制以急。近而偶奇，制小其服；远而奇偶，制大其服。大则数小，小则数多。多则九之，少则一之。奇之不去则偶之，偶之不去则反佐以取之。所谓寒热温凉，反从其病也。

王冰曰：脏位有高下，腑气有远近。病证有表里，药用有轻重。单方为奇，复方为偶。心肺为近，肝肾为远，脾胃居中。肠、膀、胞、胆，亦有远近。识见高远，权以合宜。方奇而分两偶，方偶而分两奇。近而偶制，多数服之；远而奇制，少数服之。则肺服九，心服七，脾服五，肝服三，肾服一，为常制也，方与其重也宁轻，与其毒也宁良，与其大也宁小。是以奇方不去，偶方主之；偶方不去，则反佐以同病之气而取之。夫微小之热，折之以寒；微小之冷，消之以热。其大寒热，则必能与异气相格。声不同不相应，气不同不相合。是以反其佐，以同其气，复令寒热参合，使其始同终异也。

逆者正治，从者反治。反佐，即从治也。谓热在下而上有寒邪拒格，则寒药中入热药为佐。下膈之后，热气既散，寒性随发也。寒在下而上有浮火拒格，则热药中入寒药为佐。下膈之后，寒气既消，热性随发也。此寒因热用，热因寒用之妙也。温冷仿此。完素曰：流变在乎病，主病在乎方，制方在乎人。方有七：

大、小、缓、急、奇、偶、复也。制方之体，本于气味。寒、热、温、凉，四气生于天；酸、苦、辛、咸、甘、淡，六味成于地。是以有形为味，无形为气。气为阳，味为阴。辛甘发散为阳，酸苦涌泄为阴。咸味涌泄为阴，淡味渗泄为阳。或收或散，或缓或急，或燥或润，或软或坚，各随脏腑之证，而施药之品味，乃分七方之制也。故奇、偶、复，三方也，大、小、缓、急，四制之法也。故曰：治有缓急，方有大小。

大方

岐伯曰：君一、臣三、佐九，制之大也；君一、臣三、佐五，制之中也；君一、臣二，制之小也。又曰：远而奇偶，制大其服；近而偶奇，制小其服。大则数少，小则数多。多则九之，小则一之。完素曰：身表为远，身里为近。大小者，制奇偶之法也。假如小承气汤、调胃承气汤，奇之小方也；大承气汤、抵当汤，奇之大方也，所谓因其攻里而用之也。桂枝、麻黄，偶之小方也；葛根、青龙，偶之大方也，所谓因其发表而用之也。故曰：汗不以奇，下不以偶。张从正曰：大方有二：有君一、臣三、佐九之大方，病有兼证而邪不一，不可以一二味治者宜之；有分两大而顿服之大方，肝肾及下部之病道远者宜之。王太仆以心肺为近，肾肝为远，脾胃为中。刘河间以身表为远，身里为近。以予观之，身半以上其气三，天之分也。身半以下其气三，地之分也。中脘，人之分也。

小方

从正曰：小方有二：有君一、臣二之小方，病无兼证，邪气专一，可一二味治者宜之；有分两少而频服之小方，心肺及在上之病者宜之，徐徐细呷是也。完素曰：肝肾位远，数多则其气缓，不能速达于下，必大剂而数少，取其迅急下走也。心肺位近，数少则其气急下走，不能升发于上，必小剂而数多，取其易散而上行也。王氏所谓肺服九，心服七，脾服五，肝服三，肾服一，乃五脏生成之数也。

缓方

岐伯曰：补上治上制以缓，补下治下制以急。急则气味厚，缓则气味薄，适其至所，此之谓也。病所远而中道气味之者，食而过之，无越其制度也。王冰曰：假如病在肾而心气不足，服药宜急过之，不以气味饲心，肾药凌心，心复益散矣。余上下远近例同。完素曰：圣人治上不犯下，治下不犯上，治中上下俱无犯。故曰：诛伐无过，命曰大惑。好古曰：治上必妨下，治表必违里。用黄芩以治肺必妨脾，用苁蓉以治肾必妨心，用干姜以治中必僭上，服附子以补火必涸水。从正曰：缓方有五：有甘以缓之之方，甘草、糖、蜜之属是也，病在胸膈，取其留恋也；有丸以缓之之方，比之汤散，其行迟慢也；有品件众多之缓方，药众则递相拘制，不得各骋其性也；有无毒治病之缓方，无毒则性纯功缓也；有气味俱薄之缓方，气味薄则长于补上治上，比至其下，药力已衰矣。

急方

完素曰：味厚者为阴，味薄者为阴中之阳，故味厚则下泄，味薄则通气；气厚者为阳，气薄者为阳中之阴，故气厚则发热，气薄则发汗是也。好古曰：治主宜缓，缓则治其本也；治客宜急，急则治其标也。表里汗下，皆有所当缓，所当急。从正曰：急方有四：

有急病急攻之急方，中风、关格之病是也。有汤散荡涤之急方，下咽易散而行速也。有毒药之急方，毒性能上涌下泄以夺病势也。有气味俱厚之急方，气味俱厚，直趋于下而力不衰也。

奇方

王冰曰：单方也。从正曰：奇方有二：有独用一物之奇方，病在上而近者宜之。有药合阳数一、三、五、七、九之奇方，宜下不宜汗。完素曰：假如小承气，奇之小方也；大承气、抵当汤，奇之大方也，所谓因其攻下而为之也。桂枝、麻黄，偶之小方也；葛根、青龙，偶之大方也，所谓因其发散而用之也。故曰：汗不以奇，下不以偶。

偶方

从正曰：偶方有三：有两味相配之偶方，有古之二方相合之偶方，古谓之复方，皆病在下而远者宜之。有药合阴数二、四、六、八、十之偶方，宜汗不宜下。王太仆言汗药不以偶，则气不足以外发；下药不以奇，则药毒攻而致过。意者下本迅利，故单行则力专，专则直下不旁及而速，汗或难出，故并行则物众而力微乎？乃仲景制方，桂枝汗药，反以三味为奇；大承气下药，反以四味为偶，何也？岂汗下缓急，在力之大小，而不以数之奇偶为重乎？

复方

岐伯曰：奇之不去则偶之，是谓重方。好古曰：奇之不去复以偶，偶之不去复以奇，故曰复。复者，再也，重也。所谓十补一泄，数泄一补也。又伤寒见风脉，伤风得寒脉，为脉证不相应，宜以复方主之。从正曰：复方有三。有二方、三方及数方相合之复方，如桂枝二越脾一汤、五积散之属是也。有本方之外，别加余药，如调胃承气加连翘、薄荷、黄芩、栀子为凉膈散之属是也。有分两均齐之复方，如胃风汤各等分之属是也。王太仆以偶为复方，今七方有偶又有复，岂非偶乃二方相合，复乃数方相合之谓乎？

论十剂本义

剂者，从齐从刀，用以齐其不齐，而成其所以齐也。夫独用之谓药，合用之谓剂，而其才有长短、大小、良毒之难齐，故用有相益、相济、相畏、相恶、相忌、相制之不同，则剂有宣、通、补、泻、轻、重、滑、涩、燥、湿十者对治之各异。譬夫良相剂量群才，以成治世之功，类良医剂量群药，以成治病之功，其义一也。岐伯论之详矣。凡和剂者必本乎是。苟昧其旨而违其道，即失对治之义，求疾之瘳，其可得乎！

附录十剂

刘完素曰：制方之体，欲成七方、十剂之用者，必本于气味也。寒、热、温、凉，四气生于天；酸、苦、辛、咸、甘、淡，六味成于地。是以有形为味，无形为气。气为阳，味为阴。阳气出上窍，阴味出下窍。气化则精生，味化则形长。故地产养形，形不足者，温之以气；天产养精，精不足者，补之以味。辛甘发散为阳，酸苦涌泄为阴；咸味涌泄为阴，淡味渗泄为阳。辛散、酸收、甘缓、苦坚、咸软，各随五脏之病，而制药性之品味。故方有七，剂有十。方不七，不足以尽方之变；剂不十，不足以尽剂之用。方不对证，非方也；剂不蠲疾，非剂也。此乃太古先师，设绳墨而取曲直；叔世方士，乃出规矩以为方圆。夫物各有性，制而用之，变而通之，施于品剂，其功用岂有穷哉！如是有因其性而为用者，有因其用而为使者，有因其所胜而为制者，有气相同则相求者，有气相克则相制者，有气有余而补不足者，有气相感则以意使者，有质同而性异者，有名异而实同者。故蛇之性上窜而引药，蝉之性外脱而退翳，虻饮血而用以治血，鼠善穿而用以治漏，所谓因其性而为用者如此。弩牙速产，以机发而不括也；杵糠下咽，以杵筑下也，所谓因其用而为使者如此。浮萍不沉水，可以胜湿；独活不摇风，可以治风，所谓因其所胜而为制者如此。麻，木谷而治风；豆，水谷而治水，所谓气相同则相求者如此。牛，土畜，乳可以止渴疾；豕，水畜，心可以镇恍惚，所谓因其气相克则相制也如此。熊肉振羸，兔肝明视，所谓因其气有余补不足也如此。鲤之治水，鹜之利水，所谓因其气相感则以意使者如此。蜜成于蜂，蜜温而蜂寒；油生于麻，麻温而油寒，兹同质而异性者也。蘼芜生于芎䓖，蓬蘽并于覆盆，兹名异而实同者也。如斯之类，不可胜举。故天地赋形，不离阴阳，形色自然，皆有法象。毛羽之类，生于阳而属于阴；鳞甲之类，生于阴而属于阳。空青法木，色青而主肝；丹砂法火，色赤而主心；云母法金，色白而主肺；磁石法水，色黑而主肾；黄石脂法土，色黄而主脾。故触类而长之，莫不有自然之理也。欲为医者，上知天文，下知地理，中知人事，三者俱明，然后可以语人之疾病。不然，则如无目夜游，无足登陟，动致颠殒，而欲愈疾者，未之有也。

徐之才曰：药有宣、通、补、泻、轻、重、滑、涩、燥、湿十种，是药之大体，而《本经》不言，后人未述。凡用药者，审而详之，则靡所遗失矣。

宣剂

之才曰：宣可去壅，生姜、橘皮之属是也。杲曰：外感六淫之邪，欲传入里，三阴实而不受，逆于胸中，天分气分窒塞不通，而或哕或呕，所谓壅也。三阴者，脾也。故必破气，药如姜、橘、藿香、半夏之类，泻其壅塞。从正曰：俚人以宣为泻，又以宣为通，不知十剂之中，已有泻矣。仲景曰：春病在头，大法宜吐，是宣剂即涌剂也。经曰：高者因而越之，木郁则达之。宣者，升而上也，以君召臣曰宣是矣。凡风痫、中风、胸中诸实，痰饮寒结，胸中热郁，上而不下，久则喘嗽满胀，水肿之病生焉，非宣剂莫能愈也。吐中有汗，如引涎、追泪、嚏鼻，凡上行者，皆吐法也。完素曰：郁而不散为壅，必宣以散之，如痞满不通之类是矣。攻其里，则宣者上也，泄者下也。涌剂则瓜蒂、栀子之属是矣。发汗解表亦同。好古曰：经有五郁，木郁达之，火郁发之，土郁夺之，金郁泄之，水郁折之。皆宣也。教曰：宣，扬制曰宣朗，君召臣曰宣唤，臣奉君命，宣布上意，皆宣之意也。

通剂

之才曰：通可去滞，通草、防己之属是也。完素曰：留而不行，必通以行之。如水病为痰澼之类，以木通、防己之属攻其内，则留者行也。滑石、茯苓、芫花、甘遂、大戟、牵牛之类是也。从正曰:通者,流通也。前后不得溲便,宜木通、海金沙、琥珀、大黄之属通之。痹病郁滞,经隧不利,亦宜通之。

补剂

之才曰:补可去弱,人参、羊肉之属是也。杲曰:人参甘温,能补气虚;羊肉甘热,能补血虚。羊肉补形,人参补气。凡气味与二药同者皆是也。从正曰:五脏各有补泻,五味各补其脏,有表虚、里虚、上虚、下虚、阴虚、阳虚、气虚、血虚。经曰:精不足者补之以味,形不足者温之以气。五谷、五菜、五果、五肉,皆补养之物也。

泻剂

之才曰:泄可去闭,葶苈、大黄之属是也。杲曰:葶苈苦寒,气味俱厚,不减大黄,能泄肺中之闭,又泄大肠。大黄走而不守,能泄血闭、肠胃渣秽之物。一泄气闭利小便,一泄血闭利大便。凡与二药同者皆然。从正曰:实则泄之。诸痛为实,痛随利减。芒硝、大黄、牵牛、甘遂、巴豆之属,皆泻剂也。其催生下乳,磨积逐水,破经泄气,凡下行者,皆下法也。

轻剂

之才曰:轻可去实,麻黄、葛根之属是也。从正曰:风寒之邪,始客皮肤,头痛身热,宜解其表,《内经》所谓轻而扬之也。痈疮疥痤,俱宜解表。汗以泄之,毒以熏之,皆轻剂也。凡熏、洗、蒸、灸、熨、烙、刺、砭、导引、按摩,皆汗法也。

重剂

之才曰:重可去怯,磁石、铁粉之属是也。从正曰:重者,镇坠之谓也。怯则气浮,如丧神失守,而惊悸气上。朱砂、水银、沉香、黄丹、寒水石之伦,皆镇重也。久病咳嗽,涎潮于上,形羸不可攻者,以此坠之。经云:重者因而减之,贵其渐也。

滑剂

之才曰:滑可去着,冬葵子、榆白皮之属是也。完素曰:涩则气着,必滑剂以利之。滑能养窍,故润利也。从正曰:大便燥结,宜麻仁、郁李之类;小便癃闭,宜葵子、滑石之类。前后不通,两阴俱闭也,名曰三焦约。约者,束也。宜先以滑剂润养其燥,然后攻之。

涩剂

之才曰:涩可去脱,牡蛎、龙骨之属是也。完素曰:滑则气脱,如开肠洞泄,便溺遗失之类,必涩剂以收敛之。从正曰:寝汗不禁,涩以牡蛎、五味、五倍之属。滑泄不已,涩以肉豆蔻、诃黎勒、没食子、亚芙蓉、龙骨之属。凡酸味同乎涩者,收敛之义也。然此种皆宜先攻其本,而后收之可也。

燥剂

之才曰:燥可去湿,桑白皮、赤小豆之属是也。完素曰:湿气淫胜,肿满脾湿,必燥剂以除之,桑皮之属。湿胜于上,以苦吐之,以淡渗之是也。从正曰:积寒久冷,吐利腥秽,上下所出水液澄彻清冷,此大寒之病,宜姜、附、胡椒辈以燥之。若病湿气,则陈皮、白术、木香、苍术之属除之,亦燥剂也。而黄连、黄檗、栀子、大黄，其味皆苦，苦属火化，皆能燥湿，此《内经》之本旨也，岂独二术之类为燥剂乎？好古曰：湿有在上、在中、在下、在经、在皮、在里。

湿剂

之才曰：湿可去枯，白石英、紫石英之属是也。从正曰：湿者，润湿也。虽与滑类，少有不同。经云：辛以润之。辛能走气，能化液故也。盐、硝味虽咸，属真阴之水，诚濡枯之上药也。人有枯涸皴揭之病，非独金化，盖有火以乘之，故非湿剂不能愈。完素曰：津耗为枯，五脏痿弱，荣卫涸涩，必湿剂以润之。好古曰：有减气而枯，有减血而枯。

十剂补遗

十剂之后，陶隐居续入寒热二剂。岂知寒有时而不可以治热，热有时而不可以治寒，何者？阴虚内热，当用甘寒滋肾家之阴，是益水以制火也。设用芩、连、栀子苦寒之剂以攻热，则徒败胃气。苦寒损胃而伤血，血愈不足而热愈炽。胃气伤则后天之元气愈无所养，而病转增剧也。阳虚中外俱寒，当以人参、黄耆以益表里之阳气，而少佐桂、附以回阳，则其寒自解，是益火以祛寒也。设专用辛热，如吴茱萸、干姜、麻黄、葫芦巴、荜茇、胡椒之属以散寒，则辛能走散，真气愈虚，其寒愈甚。王安道所谓辛热愈投而沉寒愈滋也。二者非徒无益，而又害之，顾不悖欤！况寒热二剂，摄在补泻，义不重出。今当增入升降二剂。升降者，治法之大机也。经曰：高者抑之，即降之义也。下者举之，即升之义也。是以病升者用降剂,病降者用升剂。火空则发,降气则火自下矣,火下是阳交于阴也,此法所宜降者也。劳伤则阳气下陷,入于阴分,东垣所谓阴实阳虚。阳虚则内外皆寒,间有表热类外感者,但不头疼口渴及热有时而间为异耳,法当升阳益气,用参、耆、炙甘草益元气以除虚寒虚热,佐以升麻、柴胡引阳气上行,则表里之寒热自解,即甘温除大热之谓,此法所宜升者也。

五脏苦欲补泻论

五脏苦欲补泻,乃用药第一义。好古为东垣高足,东垣得之洁古,洁古实宗仲景。仲景远师伊尹,伊尹原本炎黄。圣哲授受,百世一源,靡或少异。不明乎此,不足以言医矣。何则?五脏之内,各有其神。神各有性,性复各殊。故《素问》命十二官之名,厥有旨焉。盖形而上者,神也,有知而无质;形而下者,块然者也,五脏之体也,有质而无知,各各分断者也。肝藏魂,肺藏魄,心藏神,脾藏意与智,肾藏精与志,皆指有知之性而言,即神也。神也者,阴阳不测之谓也。是形而上者,脏之性也。惟其无形,故能主乎有形。故知苦欲者,犹言好恶也。违其性故苦,遂其性故欲。欲者,是本脏之神之所好也,即补也。苦者,是本脏之神之所恶也,即泻也。补泻系乎苦欲,苦欲因乎脏性。不属五行,未落阴阳,其神用之谓与!自"虚则补其母"已下,乃言脏体之虚实,始有补母泻子之法,斯则五行之性也。明乎此,斯可以言药道矣。

附录：五脏苦欲补泻并续解五条

肝苦急，急食甘以缓之，甘草。欲散，急食辛以散之，川芎。以辛补之，细辛。以酸泻之，芍药。虚以生姜、陈皮之类补之。经曰：虚则补其母，水能生木，肾乃肝之母。肾，水也。苦以补肾，熟地黄、黄檗是矣。如无他证，钱氏地黄丸主之。实则白芍药泻之，如无他证，钱氏泻青丸主之。实则泻其子，心乃肝之子，以甘草泻心。

肝为将军之官，言不受制者也，急则有摧折之意焉，故苦而恶之缓之，是使遂其性也。甘可以缓，甘草之属是已。扶苏条达，木之象也；升发开展，魂之用也。故其性欲散，辛以散之，解其束缚也，是散即补也。辛可以散，川芎之属是已。若其太过，则屈制之，毋使逾分。酸可以收，芍药之属是已。急也，敛也，肝性之所苦也。违其性而苦之，肝斯虚矣。补之以辛，是明以散为补也，细辛、生姜、陈皮之属是已。

心苦缓，急食酸以收之，五味子。欲软，急食咸以软之，芒硝。以咸补之，以甘泻之，人参、黄耆、甘草。虚以炒盐补之，虚则补其母。木能生火，肝乃心之母。肝，木也，以生姜补肝。如无他证，钱氏安神丸主之。实则甘草泻之。如无他证，钱氏方中重则泻心汤，轻则导赤散。

心为形君，神明之性，恶散缓而喜收敛。散缓则违其性，敛则宁静清明，故宜酸以收其缓也。软者，和调之义也。心君本自和调，邪热乘之则躁急，故复须芒硝之咸寒，除其邪热，以软其躁急坚劲之气,使复其平也。以咸补之,泽泻导心气以入肾也。烦劳则虚而生热,故须人参、黄芪、甘草之甘温,以益元气而虚热自退,故谓之泻也。心以下交于肾为补,炒盐之咸以润下,即得心与肾交也。火空则发,盐为水味,得之俾心气下降,是既济之道也,有补之义焉,故软即补也。

脾苦湿,急食苦以燥之,白术。欲缓,急食甘以缓之,甘草。以甘补之,人参。以苦泻之,黄连。虚以甘草、大枣之类补之,如无他证,钱氏益黄散主之。心乃脾之母,以炒盐补心。实则以枳实泻之,如无他证,以泻黄散泻之。肺乃脾之子,以桑白皮泻肺。

脾为仓廪之官,主运动磨物之脏。燥,其性也,宜健而不宜滞。湿,斯滞矣。违其性,故苦而恶之。急食苦以燥之,使复其性之所喜,脾斯健矣。白术之苦温是已。过燥则复欲缓之以甘,甘草之属是已。稼穑之化,故甘先入脾。性欲健运,气旺则行。补之以甘,人参是已。长夏之令,湿热主之。脾气斯困,故当急食苦以泻之,黄连之苦寒是已。虚则宜补,炙甘草之甘以益血,大枣之甘温以益气,乃所以补其不足也。

肺苦气上逆,急食苦以泄之,诃子皮,一作黄芩。欲收,急食酸以收之,白芍药。以辛泻之,桑白皮。以酸补之,五味子。虚则五味子补之,如无他证,钱氏阿胶散补之。脾乃肺之母,以甘草补脾。实则桑白皮泻之,如无他证,以泻白散泻之。肾乃肺之子,以泽泻泻肾。

肺为华盖之脏,相傅之官,藏魄而主气者也。气常则顺,气变则逆,逆则违其性矣,故宜急食苦甘以缓之以泄之,黄芩之属是已。肺主上焦，其政敛肃，故其性喜收，宜急食酸以收之，白芍药之属是已。贼肺者，热也，肺受热邪，急食辛以泻之，桑白皮之属是已，不敛，则气无所管束，是肺失其职也，故宜补之以酸，使遂其收敛之性，以清肃乎上焦，是即补也，五味子之属是已。

肾苦燥，急食辛以润之，知母。欲坚，急食苦以坚之，黄檗。以苦补之，地黄。以咸泻之，泽泻。虚则熟地黄、黄檗补之。肾本无实，不可泻，钱氏止有补肾地黄丸，无泻肾之药。肺乃肾之母，以五味子补肺。

肾为作强之官，藏精与志，主五液，属真阴，水脏也。其性本润，故恶涸燥，宜急食辛以润之，知母之属是已。欲坚，急食苦以坚之。盖肾非坚，则无以称作强之职。四气以遇湿热即软，遇寒冷即坚。五味以得咸即软，得苦即坚，故宜急食苦以坚之。黄檗味苦气寒，可以坚肾，故宜急食，以遂其欲坚之性也。以苦补之，是坚即补也，地黄、黄檗之属是已。咸能软坚，软即泻也，泽泻是已。虚者，精气夺也。藏精之脏，苦固能坚，然非益精，无以为补，故宜熟地黄、黄檗之属以补之。

治法提纲阴阳、寒热、脏腑、经络、气血、表里、标本先后、虚实缓急

病在于阴，毋犯其阳；病在于阳，毋犯其阴。犯之者，是谓诛伐无过。病之热也，当察其源：火苟实也，苦寒咸寒以折之；若其虚也，甘寒酸寒以摄之。病之寒也，亦察其源：寒从外也，辛热辛温以散之；动于内也，甘温以益之，辛热辛温以佐之。经曰：五脏者，藏精气而不泻者也，故曰满而不能实。是有补而无泻者，其

常也。脏偶受邪，则泻其邪，邪尽即止。是泻其邪，非泻脏也。脏不受邪，毋轻犯也。世谓肝无补法，知其谬也。六腑者，传导化物糟粕者也，故曰实而不能满。邪客之而为病，乃可攻也。中病乃已，毋尽剂也。病在于经，则治其经；病流于络，则及其络。经直络横，相维辅也。病从气分，则治其气。虚者温之，实者调之。病从血分，则治其血。虚则补肝、补脾、补心，实则为热、为瘀，热者清之，瘀者行之。因气病而及血者，先治其气；因血病而及气者，先治其血。因证互异，宜精别之。病在于表，毋攻其里；病在于里，毋虚其表。邪之所在，攻必从之。受邪为本，现证为标；五虚为本，五邪为标。譬夫腹胀由于湿者，其来必速，当利水除湿，则胀自止，是标急于本也，当先治其标。若因脾虚，渐成胀满，夜剧昼静，病属于阴，当补脾阴；夜静昼剧，病属于阳，当益脾气。是病从本生，本急于标也，当先治其本。举一为例，余可类推矣。病属于虚，宜治以缓。虚者精气夺也。若属沉痼，亦必从缓。治虚无速法，亦无巧法。盖病已沉痼，凡欲施治，宜有次第，故亦无速法。病属于实，宜治以急。实者，邪气胜也。邪不速逐，则为害滋蔓，故治实无迟法，亦无巧法，此病缓急一定之法也。

药性差别论

药有五味，中涵四气，因气味而成性。合气与味及性而论，其为差别，本自多途。其间厚薄多少，单用互兼，各各不同，良难究竟。是故经曰：五味之变，不可胜穷，此方剂之本也。阴阳二象,实为之纲纪焉。咸味本水,苦味本火,酸味本木,甘味本土,辛味本金,此五味之常也。及其变也,有神明之用焉。今姑陈其略以明之:第准经文,同一苦寒也,黄芩则燥,天冬则润,芦荟能消,黄檗能补,黄连止泻,大黄下通,柴胡苦寒而升,龙胆苦寒而降。同一咸也,泽泻则泻,苁蓉则补,海藻、昆布则消而软坚,马茎、鹿茸则补而生齿。同一酸也,硫黄味酸而热,空青味酸而寒。甘合辛而发散为阳,甘合酸而收敛为阴。人参、黄耆,阳也,甘温以除大热;地黄、五味,阴也,甘酸以敛阴精。聊采数端,引以为例。如斯之类,难可枚举。良由气味互兼,性质各异,参合多少,制用全殊,所以穷五味之变,明药物之能,厥有旨哉!顾其用纷错,其道渊微,可以意知,难以言尽。非由妙悟,则物不从心。固将拯烝民于夭枉,宜寤寐乎兹篇。

脏气法时并四气所伤药随所感论

夫四时之气,行乎天地之间。人处气交之中,亦必因之而感者,其常也。春气生而升,夏气长而散,长夏之气化而软,秋气收而敛,冬气藏而沉。人身之气,自然相通。是故生者顺之,长者敷之,化者坚之,收者肃之,藏者固之。此药之顺乎天者也。春温夏热,元气外泄,阴精不足,药宜养阴;秋凉冬寒,阳气潜藏,勿轻开通,药宜养阳。此药之因时制用,补不足以和其气者也。然而一气之中,初、中、末异;一日之内,寒燠或殊。假令大热之候,人多感暑,忽发冰雹,亦复感寒。由先而感则为暑病,由后而感则为寒病。病暑者投以暑药,病寒者投以寒药。此药之因时制宜,以合乎权,乃变中之常也。此时令不齐之所宜审也。假令阴虚之人,虽当隆冬,阴精亏竭,水既不足,不能制火,则阳无所依,外泄为热,或反汗出,药宜益阴,地黄、五味、鳖甲、枸杞之属是已。设从时令,误用辛温,势必立毙。假令阳虚之人,虽当盛夏,阳气不足,不能外卫其表,表虚不任风寒,洒淅战栗,思得热食,及御重裘,是虽天令之热,亦不足以敌其真阳之虚。病属虚寒,药宜温补,参、耆、桂、附之属是已。设从时令,误用苦寒,亦必立毙。此药之舍时从证者也。假令素病血虚之人,不利苦寒,恐其损胃伤血。一旦中暑,暴注霍乱,须用黄连、滑石以泄之;本不利升,须用葛根以散之。此药之舍证从时者也。从违之际,权其轻重耳。至于四气所伤,因而致病,则各从所由。是故经曰:春伤于风,夏生飧泄。药宜升之、燥之,升麻、柴胡、羌活、防风之属是已。夏伤于暑,秋必痎疟。药宜清暑益气,以除寒热,石膏、知母、干葛、麦门冬、橘皮、参、苓、术之属是已。邪若内陷,必便脓血,药宜祛暑消滞,专保胃气,黄连、滑石、芍药、升麻、莲实、人参、扁豆、甘草之属是已。秋伤于湿,冬生咳嗽。药宜燥湿清热,和表降气保肺,桑白皮、石膏、薄荷、杏仁、甘草、桔梗、苏子、枇杷叶之属是已。冬伤于寒,春必病温。邪初在表,药宜辛寒、苦温、甘寒、苦寒,以解表邪,兼除内热,羌活、石膏、葛根、前胡、知母、竹叶、柴胡、麦门冬、荆芥、甘草之属是已。至夏变为热病,六经传变,药亦同前。散之贵早,治若后时,邪结于里,上则陷胸,中下承气,中病乃已,慎毋尽剂。勿僭勿忒,能事必矣。已上皆四时六气所伤致病,并证重舍时,时重舍证,用药主治之大法,万世遵守之常经，圣哲复起，不可改已。所云六气者，即风、寒、暑、湿、燥、火是也。过则为淫，故曰六淫。淫则为邪，以其为天之气，从外而入，故曰外邪。邪之所中，各有其地。在表治表，在里治里，表里之间，则从和解。病有是证，证有是药，各有司存，不相越也。此古人之定法，今人之轨则也。

论制方和剂治疗大法

夫虚实者，诸病之根本也；补泻者，治疗之纲纪也。何谓虚？五脏六腑虚所生病也。何谓实？五脏六腑实所生病也。经曰：真气夺则虚，邪气胜则实。虚则补之，实则泻之。此万世之常经也。以补为泻，是补中有泻也；以泻为补，是泻中有补也。譬夫参、耆、炙甘草之退劳倦气虚发热；地黄、黄檗之滋水坚肾，以除阴虚潮热，是补中之泻也。桑根白皮之泻肺火，车前子之利小便除湿，是泻中之补也。举斯为例，余可类推矣。升降者，病机之要最也。升为春气，为风化，为木象。故升有散之之义；降为秋气，为燥化，为金象，故降有敛之之义。饮食劳倦，则阳气下陷，宜升阳益气。泻利不止，宜升阳益胃。郁火内伏，宜升阳散火。滞下不休，宜升阳解毒，开胃除热。因湿洞泄，宜升阳除湿。肝木郁于地中，以致少腹作胀、作痛，宜升阳调气。此病宜升之类也。阴虚则水不足以制火，火空则发而炎上。其为证也，为咳嗽，为多痰，为吐血，为鼻衄，为齿衄，为头痛，为齿痛，为眼痛，为头眩，为晕，为眼花，为恶心，为呕吐，为口苦舌干，为不眠，为寒热，为骨蒸，是为上盛下虚之候。宜用苏子、枇杷叶、麦门冬、白芍药、五味子之属以降气，气降则火自降，而气自归元。而又益之以滋水添精之药，以救其本，则诸证自瘳。此病宜降之类也。设宜降而妄升，当升而反降，将使轻变为重，重必毙矣。

论塞因塞用、通因通用、寒因热用、热因寒用、用热远热、用寒远寒

经曰：塞因塞用者，譬夫脾虚中焦作胀，肾虚气不归元，致上焦逆满，用人参之甘以补元气，五味子之酸以收虚气，则脾得补而胀自消，肾得补而气自归元，上焦清泰，而逆满自平矣。通因通用者，譬夫伤寒挟热下利，或中有燥粪，必用调胃承气汤，下之乃安。滞下不休，得六一散清热除积而愈，皆其义也。寒因热用，是药本寒也，而反佐之以热。热因寒用，是药本热也，而反佐之以寒，则无拒格之患。故曰：必先其所主，而伏其所因也。用热远热者，是病本于寒，法应热治，所投热剂，仅使中病，毋令过焉，过则反生热病矣。用寒远寒，义亦同此。

论天地风气渐薄，人亦因之渐弱，用药消息亦必因之而变，不可执泥古法，轻用峻利

夫人在气交之中，其强其弱，卒莫逃乎天地之气明甚。是以上古之人，度百岁乃去，今则七十称古稀矣。身形长大，常过七尺，今则世鲜六尺之躯矣。其寿数精神，既已渐减，则血气脏腑，亦应因之渐薄，乃天地之风气使然，有非人力所能挽回者。又况时丁末造，众生识昏见陋，五欲炽然，难解难遏，斫丧戕贼，日惟

不足,于是疾病丛生,虚多实少。临证施治,多事调养,专防克伐,此今日治法之急务也。设使病宜用热,亦当先之以温;病宜用寒,亦当先之以清。纵有积滞宜消,必须先养胃气;纵有邪气宜祛,必须随时逐散,不得过剂,以损伤气血。气血者,人之所赖以生者也。气血一亏,则诸邪辐辏,百病横生。世人之病,十有九虚。医师之药,百无一补。宁知用药之误,则实者虚,虚者死,是死于医药,而非死于疾病也。其慎其难,属诸司命。临证之顷,宜加战兢。勉之哉!毋执已见而轻人命也。

通评虚实论

经曰:邪气盛则实,精气夺则虚。又曰:邪之所凑,其气必虚。凡言虚者,精气夺也;凡言实者,邪气胜也。是故虚则受邪,邪客为实,法先攻邪,邪尽治本。邪犹未尽,勿轻补益。犯之者,是为实实。精者,阴也;气者,阳也。设被削夺,是五脏六腑之阴精、阳气皆虚也。宜从其类以补之,阴精虚者,补阴精;阳气虚者,益阳气。一切克伐攻击之药,概勿施用。犯之者,是为虚虚。经曰:实实虚虚,损不足而益有余,如是者,医杀之耳。戒之哉!

论治阴阳诸虚病皆当以保护胃气为急

夫胃气者,即后天元气也,以谷气为本。是故经曰:脉有胃气曰生,无胃气曰死。又曰:安谷则昌,绝谷则亡。可见先天之气,纵犹未尽,而他脏不至尽伤。独胃气偶有伤败,以至于绝,则速死矣。谷气者,譬国家之饷道也。饷道一绝,则万众立散;胃气一败，则百药难施。若阴虚，若阳虚，或中风，或中暑，乃至泻利滞下，胎前产后，丁肿痈疽，痘疮痧疹惊疳，靡不以保护胃气、补养脾气为先务，本所当急也。故益阴宜远苦寒，益阳宜防泄气，祛风勿过燥散，消暑毋轻下通，泻利勿加消导。滞下之忌芒硝、巴豆、牵牛，胎前泄泻之忌当归，产后寒热之忌芩、连、栀子，丁肿痈疽未溃之忌当归，痘疹之不可妄下。其他内外诸病，应设药之中，凡与胃气相违者，概勿施用，投药之顷，宜加三思。

论诸病惟虚与火为难治

经曰：精气夺则虚。又曰：邪之所凑，其气必虚。虚者，空也，无也。譬诸国内空虚，人民离散，则百祸易起，镇抚为难。非委任贤智，安靖休养以生息之，未可保其无事也。病之虚者，亦犹是已。医非明哲，孰能镇之以静？久而弗摇，卒成收合散亡，克复故物之功哉！是故经曰：不能治其虚，安问其余？盖言虚为百病之本，宜其首举以冠诸证也。夫火者，阳也，气也，与水为对待者也。水为阴精，火为阳气，二物匹配，名曰阴阳和平，亦名少火生气，如是则诸病不作矣。设不善摄养，以致阴亏水涸，则火偏胜。阴不足，则阳必凑之，是谓阳盛阴虚，亦曰壮火食气。是知火即气，气即火也。故仙经谓药即火，火即药，一而二，二而一者也。东垣亦曰：火与元气不两立。亦指此也。譬诸水性本流、本寒，过极则凝而不流，为层冰矣。解则复常，非二物也。盖平则为水火既济，当斯时也，火即真阳之气矣。及其偏也，则积阳气而为火也，始与元气不两立，而成乖否之象矣。故戴人亦曰：

莫治风,莫治燥,治得火时风燥了。言苟能解此,则已达阴阳水火之原,曲畅旁通,何施不可?正指火之变态多端,其为病也非一,了此则余皆可办。然学者非心领神会,讵足喻于斯乎?

论阳常有余,阴常不足,药必因之以为损益,误则杀人

人身之有阴阳也,水一而已,火则二焉。是秉受之始,阳常有余,阴常不足,天地且然,况于人乎?故自少至老,所生疾病,靡不由于真阴不足者,其恒也。若夫真阳不足之病,千百而一二矣。阳者气也,火也,神也;阴者血也,水也,精也。阴阳和平,气血均调,是为平人气象之常候。苟失所养,或纵恣房室,或肆情喜怒,或轻犯阴阳,或嗜好辛热,以致肾水真阴不足,不能匹配阳火,遂使阳气有余。气有余,即是火,故火愈盛而水愈涸,于是发为吐血、咳嗽、吐痰、内热、骨蒸、盗汗,种种阴虚等病。医师不察,不揆其本,凡见前证,不分阴阳,类施温补。参、耆、二术,视同食物;佐以姜、桂,若啖五辛。倘遇惫剧,辄投附子。于是轻者重,重者毙,累累相踵,死而不悟,良可悯也!然使其术得售者,不独医师之罪,亦病家不明,有以致之耳。何则?难成易亏者,阴也。益阴之药,纵医师选用无差,亦必无旦夕之效。助阳之药,能使胃气一时暂壮,饮食加增,或阳道兴举,有似神旺。医师藉以要功,病者利其速效,彼此固执,莫辨厥由。故知阴虚真水不足之病,十人而九;阳虚真火不足之病,百不得一。医师之药,补助阳火者,往往概施;滋益阴精者,未尝少见。宜乎服药者之多毙,无药者之反存也。予见世医以此伤人者甚众,兹特著其

误，以为世戒。

论上盛下虚本于肾水真阴不足

人身以阴阳两称为平，偏胜则病，此大较也。水不足则火有余，阴既亏则阳独盛。盖阴阳之精，互藏其宅，是阴中有阳，阳中有阴也。故心，火也，而含赤液；肾，水也，而藏白气。赤液为阴，白气为阳。循环往复，昼夜不息，此常度也。苟不知摄养，纵恣情欲，亏损真阴，阳无所附，因而发越上升，此火空则发之义，是周身之气，并于阳也。并于阳则阳盛，故上焦热而咳嗽生痰，迫血上行而为吐衄，为烦躁，为头痛，为不得眠，为胸前骨痛，为口干舌苦，此其候也。阳愈盛则阴愈虚，阴愈虚则为五心烦热，为潮热骨蒸，为遗精，为骨乏无力，为小水短赤，丹田不暖，则饮食不化，为泄泻，为卒僵仆，此其候也。治之之要，当亟降气，当益阴精。气降即阳交于阴，是火下降也。精血生即肾阴复，是水上升也。此既济之象，为坎离交也。坎离交，即是小周天。至此则阴阳二气复得其平矣，病何自而生哉？

论阴精阳气补益不同

经曰：形不足，温之以气。人参、羊肉、黄耆、人胞、红铅之属是已。益阳气也，乃可以却沉寒。经曰：精不足，补之以味。人乳、鳖甲、地黄、黄檗、枸杞、牛膝、天门冬之属是已。补阴精也，乃可以除伏热。

论治气三法药各不同

一、补气。气虚宜补之，如人参、黄耆、羊肉、小麦、糯米之属是也。

二、降气、调气。降气者，即下气也。虚则气升，故法宜降。其药之轻者，如紫苏子、橘皮、麦门冬、枇杷叶、芦根汁、甘蔗；其重者，如番降香、郁金、槟榔之属。调者，和也。逆则宜和，和则调也。其药如木香、沉水香、白豆蔻、缩砂蜜、香附、橘皮、乌药之属。

三、破气。破者，损也。实则宜破，如少壮人暴怒气壅之类。然亦可暂不可久。其药如枳实、青皮、枳壳、牵牛之属。盖气分之病，不出三端。治之之法，及所主之药，皆不可混滥也。误则使病转剧。世多不察，故表而出之。

论治血三法药各不同

血虚宜补之。虚则发热。内热，法宜甘寒、甘平、酸寒、酸温，以益荣血。其药为熟地黄、白芍药、牛膝、炙甘草、酸枣仁、龙眼肉、鹿角胶、肉苁蓉、甘枸杞子、甘菊花、人乳之属。

血热宜清之凉之。热则为痈肿疮疖，为鼻衄，为齿衄，为牙龈肿，为舌上出血，为舌肿，为血崩，为赤淋，为月事先期，为热入血室，为赤游丹，为眼暴赤痛。法宜酸寒、苦寒、咸寒、辛凉，以除实热。其药为童便、牡丹皮、赤芍药、生地黄、黄芩、犀角、地榆、大小蓟、茜草、黄连、山栀、大黄、青黛、天门冬、玄参、荆芥之属。

血瘀宜通之。瘀必发热发黄，作痛作肿，及作结块癖积。法宜辛温、辛热、辛平、辛寒、甘温，以入血通行。佐以咸寒，乃可软坚。其药为当归、红花、桃仁、苏木、桂、五灵脂、蒲黄、姜黄、郁金、荆三棱、延胡索、花蕊石、没药、䗪虫、干漆、自然铜、韭汁、童便、牡蛎、芒硝之属。盖血为荣，阴也，有形可见，有色可察，有证可审者也。病既不同，药亦各异。治之之法，要在合宜。倘失其宜，为厉不浅，差剧之门，可不谨乎？

论治吐血三要

宜降气，不宜降火。

气有余，即是火。气降则火降，火降则气不上升，血随气行，无溢出上窍之患矣。降火必用寒凉之剂，反伤胃气。胃气伤，则脾不能统血，血愈不能归经矣。今之疗吐血者，大患有二：一则专用寒凉之味，如芩、连、山栀、青黛、柿饼灰、四物汤、黄檗、知母之类，往往伤脾作泄，以致不救。一则专用人参，肺热还伤肺，咳逆愈甚。亦有用参而愈者，此是气虚喘嗽。气属阳，不由阴虚火炽所致，然亦百不一二也。宜以白芍药、炙甘草制肝；枇杷叶、麦门冬、薄荷、橘红、贝母清肺；薏苡仁、怀山药养脾；韭菜、番降香、真苏子下气；青蒿、鳖甲、银柴胡、牡丹皮、地骨皮补阴清热；酸枣仁、白茯神养心；山茱萸、枸杞子、牛膝补肾。此累试辄验之方。然阴无骤补之法，非多服药不效。病家欲速其功，医者张皇无主。百药杂试，以致殒命，覆辙相寻而不悟，悲夫！

宜行血,不宜止血。

血不循经络者,气逆上壅也。夫血得热则行,得寒则凝,故降气行血,则血循经络,不求其止而自止矣。止之则血凝,血凝必发热、恶食,及胸胁痛,病日沉痼矣。

宜养肝,不宜伐肝。

经曰:五脏者,藏精气而不泻者也。肝为将军之官,主藏血。吐血者,肝失其职也。养肝则肝气平,而血有所归;伐之则肝不能藏血,血愈不止矣。

论肾泄多在黎明所由

凡人之生,二五妙合之顷,识神依托是中,即揽父精母血,以为立命之基,遂成左右两肾。肾间动气,即道家所谓先天祖气是也。藏乎两肾之中,以肾属水,故称坎宫。以平人气象言之,此气至子后一阳生,生即渐渐上升,历丑、寅、卯、辰、巳,而六阳已极,则入离宫。午后一阴生,即白气变为赤液,渐渐降下至坎宫,复为白气,昼夜循环,升降不息,此即医家所谓真阳之火,道家所谓君火,即先天祖气,医家谓为相火者是也。方此火之自下而上也,行过中焦,必经脾胃,则能腐熟水谷,蒸糟粕而化精微。脾气散精,上归于肺,通调水道,下输膀胱,气化而出,是谓清升浊降,即既济之象也。苟不慎摄生之道,不明正性之理,则必务快其心,逆于生乐,忧患以伤心,寒热以伤肺,饥饱以伤脾,多怒以伤肝,多欲以伤肾,则真气渐衰,精神日损。驯至子后,一阳不以时生,不能上升腐熟水谷,则糟粕无由而化。寅为三阳之候,阳气微则不能应候而化物，故天黎明而泄。其泄亦溏，俗名鸭溏，是为肾泄，亦名大瘕泄。昔人以四神丸治之，予加人参、莲肉，辄获奇效。盖人参补五脏之阳气故也。

论少年人阳痿因于失志，不宜补阳

经曰：肾为作强之官，技巧出焉，藏精与志者也。夫志从士从心，志主决定，心主思维。思维则或迁或改，决定则一立不移，此作强之验也。苟志意不遂，则阳气不舒。阳气者，即真火也。譬夫极盛之火，置之密器之中，闭闷其气，使不得发越，则火立死而寒矣。此非真火衰也，乃闷郁之故也。宣其抑郁，通其志意，则阳气立舒，而其痿立起矣。若误谓阳精不足，过投补火之剂，多致痈疽而殁，可不戒哉！

论似中风与真中风治法迥别，误则杀人

凡言中风，有真假内外之别，差之毫厘，谬以千里。何者？西北土地高寒，风气刚烈。真气空虚之人，猝为所中，中脏者死，中腑者成废人，中经络者，可调理而瘳。治之之道，先以解散风邪为急，次则补养气血，此治真中外来风邪之法也。其药以小续命汤，桂枝、麻黄、生熟附子、羌独活、防风、白芷、南星、甘草之属为本。若夫大江已南之东西两浙、七闽、百粤、两川、滇南、鬼方、荆、扬、梁三州之域，天地之风气既殊，人之所禀亦异。其地绝无刚猛之风，而多湿热之气，质多柔脆，往往多热多痰。真阴既亏，内热弥甚，煎熬精液，凝结为痰，壅塞气道，不得通利。热极生

风,亦致猝然僵仆,类中风证。或不省人事,或语言蹇涩,或口眼歪斜,或半身不遂。其将发也,外必先显内热之候,或口干舌苦,或大便秘涩,小便短赤,此其验也。刘河间所谓此证全是将息失宜,水不制火。丹溪所谓湿热相火,中痰、中气是也。此即内虚暗风,确系阴阳两虚,而阴虚者为多,与外来风邪迥别。法当清热、顺气、开痰,以救其标,次当治本。阴虚则益血,阳虚则补气,气血两虚则气血兼补,久之自瘳。设若误用治真中风药,如前辛热风燥之剂,则轻变为重,重则必死,祸福反掌,不可不察也。初清热则天门冬、麦门冬、甘菊花、白芍药、白茯苓、栝楼根、童便。顺气则紫苏子、枇杷叶、橘红、郁金。开痰则贝母、白芥子、竹沥、荆沥、栝楼仁、霞天膏。次治本,益阴则天门冬、甘菊花、怀生地、当归身、白芍药、枸杞子、麦门冬、五味子、牛膝、人乳、白胶、黄檗、白蒺藜之属;补阳则人参、黄耆、鹿茸、大枣、巴戟天之属。与时消息,则因乎证。

似中风问答

或问:有患似中风证,眠不竟夕而易醒,心脉弦而不洪,多怒,肝脉弦而不长,语言蹇涩不利,多痰声重,小便疾速不能忍,且有余沥,大便燥结,左尺脉浮洪,饮食少,不易消,此何以故?答曰:眠不竟夕而易醒者,心血不足也,故其脉弦而不洪。东垣云:胃虚者多怒,多怒者肝气必不和。经曰:怒则气上逆。加以久病多郁,故益易怒,故肝脉亦弦而不长,弦为血少。此非以智慧观察,以慈忍静定之力和之,未可以药石瘳也。肾属水,冬脉沉，故曰：诸浮者，肾不足也。肾主五液，又主二便，肾家有火，则真阴日亏，津液日少，不能荣养于舌络，舌络劲急，故语言不利；火性急速，故小便疾出而不能忍，且有余沥，而大便亦多燥结也。故其脉应沉实而反浮洪，失常候也。肺者，五脏之华盖，位乎上，象天而属金，喜清肃而恶烦热，热则津液干枯，无以下滴而通水道，或煎熬浓稠而成痰矣。肺热则人参反助邪热而伤肺，故往往声重多痰，壅塞气道，而升降不利也。脾为土脏，胃为之腑，乃后天元气之所自出。胃主纳，脾主消，脾阴亏则不能消，胃气弱则不能纳，饮食少则后天元气无自而生，精血坐是日益不足也。经曰：损其脾者，调其饮食，节其起居，适其寒温。此至论也。不如是则不足以复脾阴。然其要又在戒暴怒，使肝无不平之气，肝和则不贼脾土矣。命门者，火脏也，乃先天真阳之气之所寄，即道家所谓先天祖气，医家所谓真火是也。其壮也有三：一者元禀过厚；二者保啬精气，不妄施泄；三者志气无所怫郁，则年虽迈而犹壮也。不尔则子后一阳不生，不能上升熏蒸糟粕而化精微，以滋后天之元气，是火不生土，而脾胃因之日弱也。法当降气和肝滋肾，气降是阳交于阴也。肝和则脾胃不被贼邪所干，故能纳而能消也。脾胃无恙，则后天之元气日益生长矣。肾足则真阴自生，津液自足，舌络有所荣养，则舌之伸缩自由而言语自利矣。且世无不阴虚而中风者，第须拨去烦恼，一切放下，使心火不炎，则肾亦因之而不燥，此又治之之本也。

论痰饮药宜分治

夫痰之生也，其由非一；其为治也，药亦不同。由于阴虚火炎，上迫乎肺，肺气热则煎熬津液，凝结为痰，是谓阴虚痰火。痰在乎肺而本乎肾，治宜降气清热，益阴滋水。法忌辛温燥热补气等药。由于脾胃寒湿生痰，或兼饮啖过度，好食油面猪脂，以致脾气不利，壅滞为痰，浓厚胶固，甚至流于经络，及皮里膜外，或结为大块，或不思食，或彻夜不眠，或卒尔眩仆，不省人事，或发癫痫，或昔肥今瘦，或叫呼异常，或身重腹胀，不便行走，或泄泻不止，及成瘫痪，种种怪证，皆痰所为。故昔人云：怪病多属痰，暴病多属火。有以夫！此病在脾胃，无关肺肾，治宜燥脾行气，散结软坚。法忌滞泥、苦寒、湿润等药，及诸厚味。由于风寒郁闭，热气在肺，而成痰嗽齁喘，病亦在肺，治宜豁痰除肺热药中，加辛热、辛温，如麻黄、生干姜之属，以散外寒，则药无格拒之患。法忌温补、酸收等药。病因不齐，药亦宜异。利润利燥，及利发散，各有攸当，非可混施也。世以痰饮混称，药亦混投。殊不知痰之与饮，其由自别，其状亦殊。痰质稠黏，饮惟清水，特其色有异，或青或黄，或绿或黑，或如酸浆，或伏于肠胃，或上支胸胁，刺痛难忍，或流于经络四肢，则关节不利。支饮上攻为心痛，为中脘痛，甚则汗出，为呕吐酸水、苦黄水等，种种各异。或发寒热，不思饮食，及不得眠，皆其候也。此证多因酒后过饮茶汤，则水浆与肠胃饮食湿热之气，凝而为饮；或因情抱抑郁，饮食停滞，不得以时消散，亦能成饮。总之必由脾胃有湿，或脾胃本虚，又感饮食之湿，则停而不消，此饮之大略也。治宜燥湿利水，行气健脾，乃为得也。其药大都以半夏、茯苓、参、术为君，佐以猪苓、泽泻以渗泄之，白豆蔻、橘皮以开散之，苏梗、旋覆花以通畅之。东垣五饮丸中有人参，其旨概可见矣。

论疟痢宜从六淫例治

风、寒、暑、湿、燥、火，此天之六淫。其邪自外而入，感之而病，宜随其邪之所在以攻治之。经曰：夏伤于暑，秋必痎疟。是乃暑邪为病也。虽有山岚瘴气发疟一证，治稍不同，然其证大都多热多寒，或热多寒少，或寒多热少，或单热不寒，或单寒不热，头疼骨疼，大渴引饮，口苦舌干，呕吐不思食，或烦躁不得眠，必用白虎汤二三剂，随证增损，解表以祛暑邪，而后随经消息，以除其苦可也。滞下者，俗呼为痢疾，皆缘暑湿与饮食之积滞胶固而成。其证类多里急后重，数登圊而不便，或发热，或口渴，或恶心，不思食何，莫非暑之标证也。必用六一散、黄连、芍药为主，而后随其所苦，为之增损。伤气分则调气益气，伤血分则行血和血，然未有不先治暑而可获效者矣。治病必求其本，其斯之谓欤！

论病由七情生者，只应养性怡神、发舒志气以解之，不宜全仗药石攻治

夫喜、怒、忧、思、悲、恐、惊七者，皆发于情者也。情即神识，有知不定，无迹可寻，触境乃发，滞而难通。药石无知，焉能消其妄执？纵通其已滞之气，活其已伤之血，其默默绵绵之意，物而不化者，能保无将来复结之病乎？只宜以识遣识，以理遣情，此即“心病还将心药医”之谓也。如是庶可使滞者通，结者化，情与境离，不为所转，当处寂然，心君泰定，其何七情之为累哉！

论伤寒温疫、痈疽痘疹、疟疾诸病皆由实邪所发，自里发出于表者吉，由表陷入于里者凶

伤寒、温疫初发，邪在于表，必头疼身热，病属三阳，即于此时急表散之。冬月即病，宜用辛温、辛热以汗之；春温夏热，宜用辛凉、辛寒、甘寒以汗之。汗后身凉脉静，无所伤犯，病不复作而愈。如投药濡滞，或病重药轻，不散之于表，致邪热内结，病属三阴，须下乃愈。内虚之人，不胜下药，多致危殆。又有少阴咽痛等证，则又不宜于下，或成狐惑，虫蚀肛门，种种难治之条，皆失于不早散故也。痈疽皆由荣家实热气逆所结，急宜凉血活血，散结解毒，大剂连进，内外夹攻，务使消散。即势大毒盛，一时不能散尽，亦必十消七八。纵使溃脓，保无大害。若失于救治，使热毒内攻，其膜必坏。膜坏则神人不能救矣。痘疮之害，多在血热，解于一二日内者十全八九，若迟则热毒内攻，陷入于里。肠

胃当之，必致大便作泄，乳食不化，或神昏闷乱，便秘腹胀，则十不救一。除是禀受虚寒，方堪补托，济以温热，可救危急。若夫痧家，便须速用辛寒、甘寒、苦寒之剂，清凉发散，十不失一。假令病重药轻，或治疗后期，或误投温热，则邪热内攻，烦躁闷乱，不可救药矣。疟本暑邪，法当解表。若元气先虚之人，脾胃薄弱，误投破气消食克伐之药，则中气愈虚，邪反内陷，必便脓血。治或失宜，多成腹胀，驯至不救，往往而是。此之四证，皆须急治。要以自里达表者吉，自表陷里者凶。故药宜解散通利，最忌收涩破气，及诸温补。其关乎死生者最大，故特表而出之，俾世人知所先务也。

论五运六气之谬

原夫五运六气之说，其起于汉魏之后乎？何者？张仲景，汉末人也，其书不载也。华元化，三国人也，其书亦不载也。前之则越人无其文，后之则叔和鲜其说。予是以知其为后世所撰，无益于治疗，而有误乎来学，学者宜深辨之。予见今之医师，学无原本，不明所自，侈口而谈，莫不动云五运六气，将以施之治病，譬之指算法之精微，谓事物之实有，岂不误哉！殊不知五运六气者，虚位也。岁有是气至则算，无是气至则不算。既无其气，焉得有其药乎？一言可竟已。其云“必先岁气”者，譬夫此年忽多淫雨，民病多湿，药宜类用二术苦温以燥之，佐以风药，如防风、羌活、升麻、葛根之属，风能胜湿故也。此必先岁气之谓也。其云“无伐天和”者，即春夏禁用麻黄、桂枝，秋冬禁用石膏、知母、芩、连、芍药之谓。即春夏养阴、秋冬养阳之义耳。乃所以遵养天和之道也。昔人谓“不明五运六气，检遍方书何济”者，正指后人愚蒙，不明五运六气之所以，而误于方册所载，依而用之，动辄成过，则虽检遍方书，亦何益哉！予少检《素问》中载有是说。既长游于四方，见天下医师与学士大夫，在在谈说其义，于时心窃疑之。又见性理所载，元儒草庐吴氏，于天之气运之中，亦备载之。予益自信其为天运气数之法，而非医家治病之书也。后从敝邑见赵少宰家藏宋板仲景《伤寒论》，皆北宋善板，始终详检，并未尝载有是说。六经治法之中，亦并无一字及之。予乃谛信予见之不谬，而断为非治伤寒外感之说。予尝遵仲景法治一切外邪为病，靡不响应。乃信非仲景之言，不可为万世法程。杂学混滥，疑误后人，故特表而出之，俾来学知所抉择云。

祝医五则

凡人疾病，皆由前生不惜众生身命，竭用人财，好杀鸟兽昆虫，好棰楚下贱，甚则枉用毒刑，加诸无罪。种种业因，感此苦报。业作医师，为人司命，见诸苦恼，当兴悲悯。详检方书，精求药道，谛察深思，务期协中。常自思惟，药不对病，病不对机，二旨或乖，则下咽不返。人命至重，冥报难逃。勿为一时衣食，自贻莫忏之罪于千百劫。戒之哉！宜惧不宜喜也。

凡为医师，当先读书。凡欲读书，当先识字。字者，文之始也。不识字义，宁解文理？文理不通，动成窒碍。虽诗书满目，于神不染，触途成滞，何由省入？譬诸面墙，亦同木偶。望其拯生民之疾苦,顾不难哉?故昔称太医,今日儒医太医者,读书穷理,本之身心,验之事物,战战兢兢,求中于道。造次之际,罔敢或肆者也。外此则俗工耳,不可以言医矣。

凡为医师,先当识药。药之所产,方隅不同,则精粗顿异,收采不时,则力用全乖。又或市肆饰伪,足以混真。苟非确认形质,精尝气味,鲜有不为其误者。譬诸将不知兵,立功何自?医之于药,亦犹是耳。既识药矣,宜习修事。《雷公炮炙》固为大法,或有未尽,可以意通。必期躬亲,勿图苟且。譬诸饮食,烹调失度,尚不益人,反能增害,何况药物关乎躯命者耶?可不慎诸!

凡作医师,宜先虚怀。灵知空洞,本无一物。苟执我见,便与物对。我见坚固,势必轻人;我是人非,与境角立。一灵空窍,动为所塞,虽日亲至人,终不获益。白首故吾,良可悲已!执而不化,害加于人。清夜深思,宜生愧耻。况人之才识,自非生知,必假问学。问学之益,广博难量。脱不虚怀,何由纳受?不耻无学,而耻下问。师心自圣,于道何益?苟非至愚,能不儆省乎!

医师不患道术不精,而患取金不多。舍其本业,专事旁求。假宠贵人,冀其口吻,以希世重。纵得多金,无拔苦力。于当来世,岂不酬偿?作是思惟,是苦非乐。故当勤求道术,以济物命。纵有功效,任其自酬,勿责厚报。等心施治,勿轻贫贱。如此则德植厥躬,鬼神幽赞矣。

上来所祝五条,皆关切医师才品道术,利济功过。仰愿来学,俯从吾祝,则进乎道而不囿于技矣。讵非生人之至幸,斯道之大光也哉!

神农本草经疏卷二

诸病应忌药总例

补气　人参　黄耆　二术　人胞　红铅

温补　人胞　红铅　白胶　鹿茸　巴戟天　人参　黄耆　二术　淫羊藿　肉苁蓉　补骨脂　当归　狗阴茎　菟丝子　蛇床子

大热　附子　肉桂　仙茅　阳起石　乌头　硫黄　海狗肾　羊肉　雀肉　天雄　葫芦巴

破气　青皮　枳实　枳壳　槟榔　厚朴　牵牛

闭气　银杏　米面食　猪脂油　二术　黄芪

降气　降真香　苏子　郁金　枇杷叶　橘红　沉香　乌药

破血　桃仁　红花　苏方木　延胡索　干漆　五灵脂　花蕊石　乳香　没药　姜黄　三棱　蓬莪　水蛭　虻虫　䗪虫　肉桂　桃枭　穿山甲　麒麟竭

升提发散　升麻　柴胡　川芎　紫苏　麻黄　干葛　羌活　独活　防风　白芷　生姜　细辛　荆芥　前胡　藁本　葱白　薄荷

辛温辛热发散　吴茱萸　干姜　桂枝　麻黄　细辛　羌活　独活　防风　藁本　川芎　白芷　葱白

吐 瓜蒂 栀子 豉 皂荚 藜芦 常山 人参芦 虾汁 盐汤

下 大黄 芒硝 巴豆 牵牛 玄明粉 枳实 厚朴

降泄 山栀 知母 天门冬 玄参

利水 猪苓 泽泻 木通 瞿麦 车前子 葶苈 滑石 海金沙 商陆 茯苓 扁蓄 乌桕根皮 琥珀 芫花 甘遂 大戟 续随子 汉防己 郁李仁

损津液 郁李仁 白矾 矾红 半夏

敛摄 白芍药 五味子 醋 乌梅 白梅 酸枣仁

固涩 龙骨 牡蛎 粟壳 诃黎勒 益智子 山茱萸 桑螵蛸 蛇床子 肉果 莲须 阿芙蓉 金樱子 原蚕蛾

消导 山楂 麦芽 草果 槟榔 三棱 蓬莪 神曲 枳壳 枳实 绿矾 莱菔子 红曲 橘红 砂仁

开窍 龙脑香 麝香 苏合香 檀香 安息香

香燥 沉香 麝香 龙脑香 缩砂蜜 豆蔻 藿香 香附 丁香 乌药 木香

辛燥 火酒 蒜 半夏 南星 二术

辛热 干姜 吴茱萸 胡椒 蒜 莳香 生姜 巴豆 龙脑香

湿润 地黄 当归 肉苁蓉 天门冬 知母 猪脂油 麻仁 栝楼仁

滞腻 猪羊犬肉 鹅 地黄 南面 油腻 炙煿

滑利 冬葵子 榆皮 牛乳 椿根白皮 柿 瓜 李 桃

梨　蜜　青菜　莼菜　酥　茄子

发湿　鳜鱼　南面

苦寒伤胃　山栀　黄檗　黄芩　黄连　大黄　苦参　玄参　知母　卢荟

补命门相火　鹿茸　巴戟天　附子　人胞　红铅　白胶　肉桂　仙茅　阳起石　膃肭脐　淫羊藿　补骨脂　狗阴茎　菟丝子　原蚕蛾

补肾水苦寒　黄檗　天门冬　玄参　知母

酸寒　白芍药　牛膝　乌梅

咸寒　童便　芒硝　玄参　秋石

生冷　菱　梨　菜　李

甘　甘草　饴糖　大枣　蜜

咸　食盐　商陆　碱水　鹿茸　蛤蜊　蛎黄　蛏

续序例下

阴阳表里虚实门

阳虚　即真气虚。其证恶寒,或发热自汗,汗多亡阳。阳虚不发热,单恶寒者居多。

忌破气、降泄、利水、苦寒,又忌辛温发散。

青皮　枳壳　厚朴　牵牛　槟榔已上破气　大黄　石膏　山栀　知母　天门冬　生地黄　栝楼已上降泄　泽泻　木通　瞿麦　木柏根皮　汉防己　葶苈　猪苓　滑石　海金沙　商陆

已上利水　黄芩　黄连　黄檗　玄参　槐花已上苦寒　芍药　乌梅　醋以上酸敛　吴茱萸　麻黄　羌活　独活　前胡　防风　荆芥已上辛热发散

宜补、甘、温、热。

人参　黄耆　二术　炙甘草　当归　白胶　淫羊藿　人胞　红铅　补骨脂　巴戟天　桂　附子　仙茅　鹿茸　大茯香　阳起石　羊肉　雀肉

阴虚　即精血虚。其证为咳嗽多痰，吐血，咯血，嗽血，鼻衄，齿衄，盗汗，自汗，发热，寒热，潮热，骨乏无力，不眠，气急，腰背痛。

忌补气，复忌破气、燥热辛温，又忌大寒大苦伤胃，并升提发散、利水。

人参　黄耆　二术　人胞已上补气　南星　半夏　附子　官桂　桂枝　仙茅　鹿茸　干姜　硫黄　阳起石　海狗肾　丁香　胡椒　乌头　火酒　吴茱萸　乌药　生姜已上燥热辛温　山栀　黄芩　黄连　大黄　芒硝　玄明粉已上大寒大苦伤胃　麻黄　升麻　柴胡　羌活　独活　藁本　川芎　防风已上升提发散　破气利水药见前

宜生精补血，兼清虚热、敛摄、酸寒、甘寒、甘平、咸寒，略兼苦寒。

地黄　柏子仁　人乳　沙苑蒺藜　枸杞子　牛膝　麋角胶　阿胶　沙参　酸枣仁　白芍药　五味子　山茱萸　石斛　麦门冬　薯蓣　牡丹皮　续断　地骨皮　车前子　溺白垽　鳖甲

黄檗　知母　青蒿

表虚　其证自汗恶风，洒淅寒热，喜就温暖，脉浮无力。忌破气、升发、辛热。

麻黄　升麻　防风　柴胡　羌活　独活　前胡　干葛　紫苏　薄荷　白芷　生姜　荆芥已上升发　吴茱萸　桂枝表虚而中寒者不忌　干姜已上辛热　破气药见前

宜补敛、益气实表、甘、酸。

人参　黄耆　白芍药　甘草　桂枝有热者勿用　五味子

里虚　其证洞泄，或完谷不化，心腹痛，按之即止。或腹胀，或伤寒下后痞满。

忌破气、下、苦寒。

大黄　芒硝　巴豆　玄明粉　牵牛以上攻下　黄芩　黄连　山栀　知母　黄檗　天门冬　茗已上苦寒　破气药见前

宜温补、甘、佐以辛热。

人参　炙甘草　术　大枣　糯米　肉桂　附子有热者勿用　干姜

阳实　即表邪热盛。其证头痛发热，遍身骨痛，无汗。

忌补敛、下、大热。

黄耆　人参　二术　桂枝　芍药　五味子　米面食　猪羊犬肉　醋已上补敛　附子　胡椒　干姜　肉桂　蒜　吴茱萸已上大热　下药见前

宜辛寒、发散，天寒略加辛热、辛温佐之。

石膏　知母　葛根　麦门冬　前胡　柴胡　黄芩　紫苏

薄荷　升麻　防风　葱白　荆芥　羌活　麻黄冬月可用，春夏忌之

阴实　即里实。外感证属邪热内结者，其证胸腹硬痛，手不可近，大便七八日不行，或挟热下痢。

忌辛温发散、补敛。

诸药俱见前。

宜下、苦寒、咸寒、甘辛。

大黄　厚朴　枳实　滑石　山栀　黄芩　黄连　蓝　茵陈　芒硝　桃仁

阳厥　即热厥。其证四肢厥逆，身热面赤，唇燥，大渴，口干舌苦，目闭或不闭，小便赤涩短少，大便燥结，不省人事。

忌升发、补敛、燥热、辛温。

诸药俱见前。

宜下、清热、甘寒、苦寒、咸寒。

大黄　芒硝　石膏　黄芩　黄连　山栀　知母　童便

如挟虚有痰者，宜麦门冬、竹沥、芦根汁、梨汁、牛黄、童便。

如妇人热入血室，因而厥者，药中以童便为君，加赤芍药、生地黄、牛膝、牡丹皮、桃仁。甚者大便结燥，加芒硝、大黄下之。通即止，勿尽剂。

阴厥　即寒厥。其证四肢厥逆，身冷，面青蜷卧，手指爪青黯，腹痛，大便溏，或完谷不化，小便自利，不渴，不省人事。

忌下、破气、苦寒、咸寒、酸寒。

食盐　太阴玄精石　童便已上咸寒　芍药　醋已上酸寒

下、破气、苦寒诸药俱见前。

宜补气、温中、甘温、辛热。

人参 干姜 附子 桂 吴茱萸

上盛下虚 属阳盛阴虚。

忌升散、下、助阳、补气、复忌破气、燥热辛温。

诸药俱见阴虚条下。

宜降、益阴、甘寒、酸寒,佐以咸寒、苦寒。

苏子 枇杷叶 麦门冬 枸杞子 生地 沙参 白芍药 山茱萸 五味子 牛膝 童便 玄参 黄檗 天门冬

五脏六腑虚实门

心虚八证 忌升发、破气、苦寒、辛燥、大热。诸药俱见面。

宜补血、甘温、酸敛,佐以咸寒、镇坠。

生地黄 龙眼肉 人参 炙甘草 石斛 酸枣仁 五味子 柏子仁 丹参 茯神 远志 鹿茸 炒盐 丹砂

惊邪 属心气虚、忌升、破气。

诸药俱见前。

宜降、清热、豁痰、平。经曰:惊者平之。

犀角 丹砂 琥珀 真珠 龙齿 金箔 牛黄 代赭石 羚羊角 麦门冬 石斛 桔梗 胆星 麝香 竹沥 天竺黄 远志 鬼臼

癫痫 属心气虚有热,忌补敛、升。诸药俱见前。宜降、清热、豁痰诸药见惊邪条，加贝母、丹参、钩藤钩、郁金、铅丹、神水、白矾。

不得眠　属心血虚有热，忌升、辛燥、热。诸药俱见前。

宜敛、养阴血、清热。

酸枣仁　五味子　龙眼肉　丹参　芍药　人参　石斛　竹叶　生地黄　茯神　远志　黄连　玄参　麦门冬　辰砂六一散　竹茹　木通　生甘草

心烦　属心家有热，忌升、破气、燥热。诸药俱见前。宜清热、生津液、甘寒、甘平、辛酸。

参用不得眠中诸药：

竹叶　麦门冬　生甘草　石斛　丹参　龙眼肉　生地黄　玄参　沙参　茯神　远志　知母　酸枣仁

怔忡　属心血不足。忌、宜俱同心虚。

心澹澹动

忌、宜俱同心虚。

盗汗　属心血虚汗者，心之液也。忌破气、辛散、燥热。诸药俱见前。

宜补敛、清虚热、甘酸、甘平、甘寒、苦寒、咸寒。

生地黄　当归　茯神　龙眼肉　黄耆　五味子　白芍药　酸枣仁　黄芩　黄檗　黄连　牡蛎

伏梁　属心经气血虚，以致邪留不去，忌破血、汗、下。

三棱　蓬莪　姜黄　虻虫　䗪虫　红蓝花　水蛭　桃仁　以上破血

汗、下诸药俱见前。

宜活血、凉血、散热通结、辛咸。

郁金 五灵脂 乳香 没药 当归 延胡索 赤芍药 远志 菖蒲 茯神 牡蛎 参用东垣伏梁丸治之。

肝虚十证 忌收敛、破气、升散、苦寒、下。者药俱见前。

宜辛酸、甘缓。

当归 陈皮 生姜 地黄 甘菊 甘草 胡麻 谷精草 决明子 刺蒺藜 羊牛兔肝

因郁而虚者,加细辛、木香、缩砂蜜、沉水香、川芎、香附。

胸胁痛 属肝血虚,肝气实,因而上逆。忌敛、补气、破血。诸药俱见前。

宜降气、养血和肝、辛甘、平缓。

苏子 郁金 番降香 川通草 当归 生地黄 橘皮 甘草 白芍药 续断 鹿角胶

转筋 属血虚。忌下,复忌升、燥热、闭气、苦寒、破气。

二术 黄耆 银杏 猪脂 羊肉 面已上闭气 余忌药俱见前。宜酸、辛、甘、平。

木瓜 牛膝 当归身 白芍药 石斛 续断 炙甘草 陈皮 缩砂蜜

目光短 属肝血虚及肾水真阴不足。忌破气、升、燥、热。诸药俱见前。

宜补肝兼滋肾、甘温益血、甘寒除热。

甘枸杞 生地黄 甘菊花 沙苑蒺藜 谷精草 五味子

决明子　天门冬　麦门冬

目昏　属肝血虚有热，兼肾水真阴不足。

忌同前目光短。

宜同目光短，加黄檗、羚羊角

目翳　属肝热，兼肾水不足。

忌破气、升、燥热、苦寒。

诸药俱见前。

宜补肝血、除热、退翳。

甘菊花　生地黄　决明子　石决明　沙苑蒺藜　女贞实　青羊胆　羚羊角　犀角　空青　黄连　天龙　伏翼粪　木贼　谷精草　密蒙花　人爪　蝉蜕　玛瑙　石蟹　珊瑚　真珠　琥珀　马目毒公　贝子

亡血过多，角弓反张　属肝血虚有热。

忌风燥、升、破气、下。

诸药俱见前。

宜补血清热、甘寒、甘温、酸寒、咸寒、辛润。

当归　生地黄　白芍药　炙甘草　牛膝　麦门冬　牡丹皮　甘菊花　童便

有汗加人参、黄耆、五味子、酸枣仁。

少腹连阴作痛，按之则止　属足厥阴经血虚。

忌同角弓反张。

宜同角弓反张，加白胶。

偏头痛　属血虚。肝家有热，不急治，久之必损目，忌升、燥、热、苦寒。

诸药俱见前。

宜养血清虚热、甘寒、酸寒、辛寒。

生地黄　天门冬　甘菊花　白芍药　当归　川芎　乌梅　炙甘草　土茯苓　金银藤　黑豆

有实火者,可加黄芩酒炒、大黄酒蒸、芎䓖、雨前茶、石膏。

目黑暗、眩晕　属血虚,兼肾水真阴不足。

忌破气、燥、热、辛温。

诸药俱见前。

宜养血补肝、清热、甘寒、甘平、酸寒、苦寒。

生地黄　枸杞子　甘菊花　当归　薯蓣　五味子　白蒺藜　甘草　山茱萸　白芍药　天门冬　黄檗

肥气　属气血两虚,肝气不和,逆气与瘀血相并而成。

忌破气、下、苦寒。

诸药俱见前。

宜和肝散结气,兼行气血凝滞、甘温、甘平。

川芎　当归　沉香　干姜　肉桂　橘皮　红花　郁金　延胡索　香附　山楂　赤芍药　红曲　砂仁

参用东垣肥气丸治之。

脾虚十二证

忌下、降泄、破气、苦寒。

诸药俱见前。

宜甘温,佐以辛香、酸平。

人参　大枣　黄耆　薯蓣　炙甘草　莲肉　白茯苓　白扁豆　缩砂蜜　橘红　白豆蔻　藿香　木瓜　白芍药　酸枣仁

饮食劳倦、伤脾发热

忌破气、发散、下、苦寒。

诸药俱见前。

宜补中益气、甘温、升、酸。

人参　黄耆　术　炙甘草　大枣　柴胡　升麻　石斛　麦门冬　橘红　白芍药　酸枣仁

饮食不消化　属脾气虚。

忌破气、消导克伐、苦寒，复忌燥。

草果　枳实　槟榔　蓬茂　三棱　绿矾已上消导　余忌药见前。

宜益真气、香、甘温、甘辛。

同脾虚，加谷蘖、麦蘖、肉豆蔻。

伤食　必恶食。

忌润湿、苦寒。

当归　肉苁蓉　锁阳　天门冬　地黄　知母　玄参　猪脂　茄子　酒糟　面食已上湿润

苦寒诸药见前。

宜健脾消导、甘温、辛香。

橘皮　薯蓣　莲肉　白扁豆　白芍药　白茯苓　草果　山楂　麦芽　草豆蔻　缩砂蜜　谷蘖

如腹痛大便不通，宜下之：枳实、槟榔、厚朴、大黄。元气虚人不可下，宜加参、术。

伤肉食，轻者宜蒜、山楂，兼黄连；重者宜矾红、枣肉为丸。服二钱，不可过，终身忌荞麦。

伤面食，宜炒莱菔子。

停饮　为恣饮汤水或冷茶、冷酒所致。

忌下、酸敛、湿润、滞腻。

诸俱见前，加忌栝楼根及仁，桃仁、郁李仁。

宜健脾利水、淡渗，兼辛散。

人参　白术　半夏　茯苓　橘皮　泽泻　猪苓　木通　桑白皮　旋覆花　紫苏　白豆蔻

水肿　属脾气虚。忌破气、下泄、湿润、咸、苦寒。

食盐　商陆已上咸。余忌俱见前。

宜补脾益气、燥湿、利水、辛香、甘温，佐以淡渗。

人参　二术　橘皮　薯蓣　木瓜　薏苡仁　桑白皮　茯苓　赤小豆　香薷　乌蠡鱼　车前子　猪苓　泽泻　姜皮　乌芋　缩砂蜜　通草

脾虚中满　属脾气虚，兼脾阴虚。

忌破气、下、消导、利水、甘。

饴糖　大枣　蜜　甘草已上甘

余忌药俱见前。

昼剧夜静，属脾气虚。

宜补气健脾、甘温、淡渗，佐以辛香。

人参　二术　白芍药　桑白皮　茯苓　车前子　橘红　姜

皮　藿香　缩砂蜜　无热证者佐以桂。

夜剧昼静，属脾阴虚。宜补脾阴，兼制肝清热、甘平、酸寒、淡渗。

酸枣仁　白芍药　石斛　白扁豆　莲肉　橘皮　山药　苏子　五味子　木瓜　桑白皮　车前子　茯苓

噎膈　属气血两虚，由于血液衰少而非痰气壅逆所成。

忌破气、升，复忌下、消导、燥、苦寒、辛热。

诸药俱见前。

宜降、清热润燥，甘温、甘平以益血，略佐辛香以顺气。

苏子　橘红　枇杷叶　人参　白芍药　酸枣仁　龙眼肉　人乳　牛乳　蔗浆　梨汁　韭汁　芦根汁　姜汁　白豆蔻仁

脾泄　属气虚。

忌破气、下、消导、苦寒。

诸药俱见前。

宜温中补气、升清、甘温、甘平，佐以辛香。

人参　术　炙甘草　薯蓣　莲肉　白扁豆　茯苓　车前子　白芍药　升麻　柴胡　肉豆蔻　缩砂蜜　橘皮　木香　丁香　藿香　白莱菔

兼有湿及痰，经年不愈，粪色白者，须服九制松脂。

健忘　属气血两虚。

忌升、燥热，复忌苦寒、辛散。

诸药俱见前。

宜益脾阴，兼补气，酸敛、甘温、甘寒、辛平以通窍。

酸枣仁　白芍药　五味子　人参　炙甘草　黄耆　龙眼肉　柏子仁　麦门冬　丹参　茯苓　茯神　石菖蒲　远志

倦怠嗜卧　属脾气不足。

忌破气、消导、苦寒。

诸药俱见前。

宜补气，兼健脾、甘温、辛香。

人参　白术　黄耆　茯苓　薯蓣　炙甘草　谷蘖　白扁豆　缩砂蜜　橘皮　藿香　白豆蔻

脾虚腹痛　按之则止，属血虚。忌破气、破血、香燥、苦寒。

诸药俱见前。

宜益气补血、甘温、酸平。

人参　炙甘草　龙眼肉　大枣　酸枣仁　石斛　麦门冬　白芍药

痞气　属脾气虚及气郁所致。

忌破气、下、湿润、苦寒。

诸药俱见前。

宜健脾，兼散结滞、甘温、辛香。

人参　白芍药　橘红　缩砂蜜　藿香　吴茱萸　谷蘖　麦蘖　红曲　香附　木香

参用东垣痞气丸治之。

肺虚七证

忌补气、升散、辛燥、温热。

诸药俱见前。

宜清热、降气、酸敛、润燥。

天门冬　麦门冬　苏子　枇杷叶　贝母　沙参　百部　百合　桑白皮　五味子　杏仁　五倍子　蜜　梨　柿

无热者加人参。

齁喘　属肺虚有热,因而痰壅。

忌破气、升、发散、收涩。

诃子　亚芙蓉　粟壳已上收涩　余忌药俱见前。

宜降气、消痰、辛凉、甘寒、苦平。

苏子　枇杷叶　贝母　桑根白皮　栝楼根　竹沥　天门冬　麦门冬　百部　百合　薄荷　马兜铃　款冬花　沙参　前胡　白前　射干

咳嗽吐血痰　属肺热甚。

忌升、破气,复忌补气、破血、辛燥、温热、收涩。

诸药俱见前。

宜降气清热、润肺生津液、凉血益血、甘寒、甘平、咸寒,佐以苦寒。

郁金　生地黄　蒲黄　侧柏叶　茅根　剪草　白及　阿胶　童便　知母

余药肺虚条内参用。

聋哑　属肺热甚。

忌、宜俱同咳嗽。

咽喉燥痛　属水涸火炎肺热之极,此证法所难治。

忌、宜俱同咳嗽。

肺痿　属肺气虚有热。

忌、宜俱同肺虚。

龟胸　属肺热有痰。

忌、宜俱同齁喘咳嗽。

息贲　属肺气虚，痰热壅结所致。

忌破气、辛热、补敛。

诸药俱见前。

宜降气、清热开痰，佐以散结。

橘皮　白豆蔻　白芥子　射干　桔梗　旋覆花　桑白皮参用东垣息贲丸治之。

肾虚　即肾水真阴不足。十八证

忌升、破气、利水、温热、辛燥、补命门相火。

仙茅　巴戟天　葫芦巴　人参　补骨脂　鹿茸　人胞已上补命门相火　余忌药俱见前。

宜滋阴、润、生精补血、除热、甘寒、酸寒、苦寒、咸寒。

地黄　枸杞子　牛膝　人乳　肉苁蓉　柏子仁　胡麻　沙苑蒺藜　杜仲　续断　天门冬　麦门冬　五味子　山茱萸　薯蓣　牡丹皮　菟丝子　车前子　地骨皮　知母　黄柏　鳖甲　青蒿　童便

肾虚腰痛　属精气虚。

忌破气、燥、热。

诸药俱见前。

宜同肾虚。

骨乏无力 属阴精不足,肾主骨故也。

忌、宜俱同肾虚。

骨蒸潮热 属精血虚极,以致阳无所附,火空上炎。

忌、宜俱同肾虚。

传尸劳

忌同肾虚。

宜除热益阴、杀劳虫,兼清镇。

诸药同肾虚,加鬼臼、干漆、漆叶、芦荟、象胆、獭肝、胡黄连、安息香、丹砂、磁石、神水。

五心烦热 属真阴不足。

忌、宜俱同肾虚。

梦遗泄精 属肾虚有火。

忌同肾虚。

宜滋阴、生津补血、除热、酸敛,佐以涩精。

莲花蕊 生甘草 石斛 缩砂蜜 龙骨 覆盆子 鱼胶 莲肉 牡蛎 远志 韭子 桑螵蛸

余药同肾虚条。

小便短涩、热赤频数 属肾虚有火。

忌、宜俱同肾虚。

溺有余沥 属肾气虚。

忌同肾虚。

宜同肾虚,以五味子、黄檗、人参为君,加菟丝子、覆盆子为臣,益智为佐。如觉平日肺家有热,或咳嗽有火者,忌人参,用沙参。

溺血、血淋 属肾虚有火，热伤血分。

忌同肾虚。

宜同肾虚。加侧柏叶、阿胶、茅根、韭白、干地黄、戎盐、蒲黄。

伤精白浊 属房劳过度，以致精伤流出，似白浊证。

忌利小便、燥、辛热。

诸药俱见前。

宜同肾虚。

五淋 属肾虚兼有湿热。

忌同肾虚。

宜同肾虚，加清湿热。

茯苓 黄檗 车前子 石斛 萆解 薏苡仁

精塞水窍不通 属房欲不竟，或思欲不遂，或惧泄忍精，或老人气不足以送精出窍。

忌破气、下、利小便、燥热。

诸药俱见前。

宜行败精，壮实人宜兼泄火。老人宜兼补气血。外治用吮法。

牛膝 生地黄 当归 桃仁 红花 车前子 鹿角霜

齿浮、真牙摇动及下龈软或齿衄 属肾虚有热。

忌同肾虚，又忌当归、芎䓖。

宜益阴、凉血、固肾。

诸药略同肾虚，应以地黄、黄檗、五味子为君，桑椹、牛膝、沙苑蒺藜、鹿茸、天门冬为臣，龙骨、牡蛎为使。

下消 属肾阴虚，火伏下焦。

忌同肾虚。

宜清热，及峻补真气、润、酸敛。

诸药同肾虚，宜以黄檗、五味子、生地黄、天麦门冬、人参为君，石斛、牛膝、知母、人乳、童便为臣，地骨皮、青蒿、侧柏叶为佐。

善恐 属肾气虚，肾藏志故也。

忌破气、苦寒。

诸药俱见前。

宜补气强志、辛平、甘温，佐以辛香。

人参 远志 茯苓 鹿茸 酸枣仁 柏子仁 石斛 沉香水

阴窍漏气 属肾气虚不固，肾主纳气，虚则不能纳，故见是证。

忌破气、降、香燥、辛热。

苏子 郁金 降香 沉水香 橘皮 通草已上降 白豆蔻 木香 香附已上香燥 余忌药俱见前。

宜补真气、酸敛、固涩。

人参 五味子 山茱萸 沙苑蒺藜 覆盆子 枸杞子 益智子 远志 龙骨 牡蛎 金樱子 莲须

参用肾虚条内诸药。

疝 属肾虚,寒湿邪乘虚客之所致。丹溪谓与肾经绝无相干者,误也。又有先因湿邪为病,后成湿热者,药宜分寒热、先后二途。

忌升、破气、苦寒、湿润。

诸药俱见前。

宜补气、通肾气、除湿。又有阴虚有热之人病此,兼宜除热。

人参 黄耆 橘核 合欢子 荔枝核 川楝子 牛膝 木瓜 杜仲 萆薢 巴戟天

虚寒而痛,加桂、茠香、补骨脂、仙茅。

虚热而痛,加黄檗、车前子。湿盛者,加术。

奔豚 属肾虚,脾家湿邪下传客肾所致。

忌同疝,兼忌燥。

诸药俱见前。

宜补气、健脾、辛温、散结。

人参 薯蓣 桂 山茱萸 牛膝 茠香 蛇床子

参用东垣奔豚丸治之。

命门虚 即元阳真火不足。四证

忌下泄、破气、发散、辛寒、苦寒、淡渗、燥、补肾水苦寒药。

黄檗 知母 生地黄 天门冬已上补肾水苦寒药 余药俱见前。

宜益真阳之气、甘温、咸温、甘热、酸敛。

人参 红铅 人胞 鹿茸 白胶 肉苁蓉 菟丝子 枸杞子 覆盆子 五味子 巴戟天 山茱萸 附子 补骨脂 仙茅

阳起石

阴痿 属命门火衰，下焦虚寒。

忌同命门虚。

宜同命门虚，加海狗肾、蛇床子、原蚕蛾、狗阴茎、雀卵、牛膝、白马阴茎。

精寒、精薄 属命门火衰，阳气不足。

忌、宜俱同阴痿。

肾泄 即五更及黎明泄泻者是也，亦名大瘕泄，属命门真火不足。

忌同命门虚。

宜益气、甘温、酸敛。

人参 薯蓣 莲肉 肉豆蔻 砂仁 补骨脂 木香 吴茱萸 五味子

畏寒足冷

忌、宜俱同命门虚。

小肠虚一证

忌破气、辛散、燥热。

诸药俱见前。

宜补气、甘温、酸温。

人参 黄耆 麦门冬 五味子 山茱萸

遗尿 属小肠虚，兼肾气虚。

忌同小肠虚。

宜同小肠虚，兼固涩。

牡蛎　益智子　龙骨　金樱子

胆虚二证

忌汗、吐、下、苦寒、破气、燥。

山栀　瓜蒂　藜芦　盐汤　常山已上吐　余忌药俱见前。

宜甘温、甘平、酸敛，佐以微辛。

人参　当归　谷精草　决明子　木贼草　甘草　竹叶　竹茹　白芍药　酸枣仁

易惊　属胆气虚。

忌破气、升发、燥热。

诸药俱见前。

宜补胆气、甘温、辛温、酸平。

人参　酸枣仁　甘草　竹叶　当归　白芍药　竹茹　橘皮

病后不得眠　属胆虚。

忌、宜俱同胆虚。

胃虚七证

忌下、破气、苦寒、燥热。

诸药俱见前。

宜益气、甘平、甘淡、酸。

人参　白术　白扁豆　莲肉　石斛　橘皮　白茯苓　木瓜　白芍药

兼寒加生姜、白豆蔻、缩砂蜜。

兼热加竹茹、枇杷叶、麦门冬、芦根汁、蔗浆。

胃弱不纳食及不思饮食

忌同胃虚。

宜同胃虚，仍分寒热治。

胃虚呕吐 宜分寒热。

忌、宜俱同胃虚。

霍乱转筋 属胃虚，猝中邪恶气及毒气，兼有停滞所致。转筋与肝经血虚不同。

忌闭气、滞腻、收敛、温补、大热。诸药俱见前。

宜调气和中、辛散、消导。

由于暑，必口渴，或口干、齿燥、口苦、小便短赤。

白梅 白扁豆并叶 丝瓜叶 滑石 石膏 甘草 橘皮 香薷 木瓜 石斛 童溺 食盐 泥浆 缩砂蜜 厚朴

由于寒，则小水清白，不渴不热。

缩砂蜜 丁香 橘皮 藿香

甚者加吴茱萸、肉桂。

外治用杉木、楠材，煎汤浸洗。

绞肠痧 属胃气虚，猝中天地邪恶秽污之气，郁于胸腹间，上不得吐，下不得泻，以致肠胃绞痛异常，胸腹骤胀，遍体紫黑，头顶心必有红发，急寻出拔去之，急以三棱镵针刺委中，挤出热血，可立苏。次用新汲凉水，投入盐两许，恣饮，得吐泻即止。委中穴在两膝下湾横纹中间，两筋之中，刺入一分。

忌温补、敛。

诸药俱见前，切忌火酒、生姜、蒜及谷气、米饮、热汤，入口即死。

宜通窍辟恶、辛散、咸寒。

龙脑香 苏合香 藿香 檀香 乳香 芒硝 童便 煎药亦宜冷服。

中恶腹中疞痛 属胃气虚,恶气客之所致。

忌补、酸敛。

诸药俱见前。

宜辟恶气、通畅胃气、辛散。

龙脑香 檀香 麝香孕妇忌用 牛黄 乳香 苏合香 丹砂 雄黄 鬼臼 藿香 橘皮 木香 沉水香 白豆蔻 远志 石菖蒲 干姜 桂

反胃 属胃气虚。

忌破气、升、苦寒、甘、燥热。

诸药俱见前。

宜补气、降气、和胃、清热、酸敛以制肝。

人参 苏子 橘皮 枇杷叶 木瓜 竹茹 麦门冬 芦根汁 石斛 白茯苓 白芍药 梅酱 蔗浆

若因虚寒而得者,加生姜、术、白豆蔻。

中酒 属胃弱。

忌闭气、升、甘温、燥热、收涩。

诸药俱见前。

宜养胃、酸、辛散、淡渗。

人参 麦门冬 白扁豆 葛花 五味子 梅酱 橘皮 白

豆蔻　黄连　缩砂蜜　白茯苓　泽泻

大肠虚四证

忌破气、下、燥、热。

诸药俱见前。

宜补气、润燥、甘温。

人参　黄耆　麦门冬　五味子　白芍药　炙甘草

虚热便闭不通　属血虚，津液不足。

忌破气、下、燥热、苦温、损津液。

郁李仁损津液　余忌药俱见前。

宜生津液、润燥、凉血、益血。

五味子　麦门冬　芝麻　麻仁　生蜜　天门冬　肉苁蓉　生地黄　当归　芦荟　炙甘草

虚寒滑泄不禁　属气虚。

忌破气、下、湿润、苦寒。

诸药俱见前。

宜补气、升、甘温、酸敛。

人参　黄耆　白术　莲肉　升麻　炙甘草　吴茱萸　肉豆蔻　补骨脂　五味子　木瓜　赤石脂

肠鸣　属气虚。

忌破气、下、苦寒。

诸药俱见前。

宜同大肠虚，加升麻、柴胡以佐之。

脱肛　属气虚，兼有湿热。

忌同大肠虚。

宜补气、升提、除湿热。

人参　黄耆　炙甘草　白术　莲肉　白扁豆　升麻　干葛　柴胡　黄檗　防风　黄连　黄芩　樗根白皮　白芍药

外用五倍子傅之。

膀胱虚三证

忌破气、燥、利小便。

诸药俱见前。

宜补气、酸敛。

人参　五味子　山茱萸　益智子　金樱子

小便不禁　属气血虚。

忌降下、滑润、燥热。

诸药俱见前。

宜同膀胱虚，加牡蛎、龙骨、鹿茸、桑螵蛸、鸡胜胵。

频数不能少忍，加麦门冬、五味子、黄檗、山茱萸、天门冬、鳖甲、牛膝、柏子仁、甘枸杞子。

遗尿　属本经气虚，见小肠虚条内。因膀胱虚亦能致遗尿，故复列此。

忌、宜俱见小肠虚。

膀胱气

忌、宜俱同疝。

三焦虚二证

忌破气、降，复忌升发、苦寒。

诸药俱见前。

宜补中益气,佐以辛温。

人参　黄耆　白术　益智子　沉香　五味子

腹寒　属中气虚。

忌、宜俱同三焦虚。

短气、少气　属气虚。

忌同三焦虚。

宜补气益精、甘温、甘寒、酸温。

人参　黄耆　麦门冬　五味子

心实　即实火实热。五证

忌补敛、升、热、温燥。

诸药俱见前。

宜降火清热,苦寒以折之,辛寒以散之,甘寒以缓之,咸寒以润之。

黄连　犀角　石膏　丹砂　牡丹皮　滑石　生甘草　麦门冬　竹叶　童便

便结燥,加芒硝、大黄。发狂亦如之。

谵语　属心家邪热。

忌、宜俱同心实。

舌破　属心火。

忌、宜俱同心实。

烦躁　属心家邪热及心火内炎。烦属心,躁属肾。

忌、宜俱同心实。

自笑　属心家有热邪。

忌、宜俱同心实。

发狂　属心家有邪热甚。

忌、宜俱同心实。

肝实五证

忌补气、升、酸敛、辛热、辛温、燥。

诸药俱见前。

宜清热降气、苦寒、辛寒、甘寒、酸寒。

橘皮　青皮　苏子　黄连　黄芩　龙胆草　柴胡　生甘草　赤芍药　竹叶　青黛

善怒　怒则气上逆，甚则呕血及飧泄。

忌补、升、热、燥、闭气。

诸药俱见前。

宜降气、清热、甘寒、酸寒、咸寒，佐以辛散。

苏子　郁金　番降香　生甘草　青黛　麦冬　生地黄　赤芍药　橘皮　蒲黄　当归　延胡索　砂仁　香附　童便

善太息，忽忽不乐。

忌、宜俱同善怒。

胁痛呕血　属肝气逆，肝火盛，肝血虚。

忌、宜俱同善怒。

发搐　属肝家邪热，热则生风，风主掉眩故也。

忌同善怒。

宜清热、降气、利小便、缓中。

生地黄　白芍药　黄连　丹砂　羚羊角　童便　苏子　麦门冬　生甘草　竹叶　甘菊花　白茯苓　木通

目赤肿痛　属血热。

忌同肝实善怒。

宜凉血清热、甘寒、苦寒、酸寒。

生地黄　赤芍药　甘草　甘菊　谷精草　密蒙花　荆芥　黄檗　大黄　黄连　连翘　玄参　山栀　竹叶　龙胆草　空青　曾青　木通　童便

外治:铜青、芒硝、石胆、蕤核。

急者宜以三棱针刺破眼眶肿处,捋出热血,立解。迟则血贯瞳人,目损矣。

脾实　即湿热邪胜。六证

忌湿润、收涩、滞腻、热、咸、甘。

诸药俱见前。

宜除湿清热、利小便、辛散、风燥、苦寒。

术　山栀　猪苓　泽泻　滑石　车前子　茯苓　白豆蔻　防风　干葛　黄连　枳实

蛊胀　由于脾家湿热积滞,或内伤瘀血停积而成。

忌补气、甘温、燥热。

诸药俱见前。

宜除湿、清热、利小便、消积。

木通　防己　车前子　猪苓　泽泻　茯苓　葶苈　乌蠡鱼　桑白皮　山楂　红曲　三棱　蓬术

易饥 属脾家邪火。

忌升、辛热、大热、香燥。

沉香 麝香 龙脑 缩砂蜜 豆蔻 藿香已上香燥 余忌药俱见前。

宜清火除热、生津液、益脾阴、甘寒、苦寒、酸寒。

黄连 青黛 连翘 山栀 石膏 竹叶 麦冬 石斛 白芍药 酸枣仁

口唇生疮

忌温燥、热。

诸药俱见前。

宜甘寒、酸寒、苦寒、辛寒。

麦门冬 生地黄 甘草 白芍药 乌梅 黄连 黄檗 玄参 连翘 栝楼根 干葛 石膏 龙胆草 大青 竹叶

口糜

忌、宜俱同口唇生疮。

中消 属脾家实火。

忌破气、下、温燥、热。

诸药俱见前。

宜服诸药同口唇生疮,加人参。

湿热腹痛 按之愈甚。

忌闷气、酸敛、温热、燥。

诸药俱见前。

宜利小便,兼升提、苦寒。

滑石　车前子　木通　黄连　黄芩　升麻　柴胡　葛根　防风

不愈加熟大黄，即“土郁则夺之”之义也。

肺实八证

忌敛涩、补气、升、燥热、酸、咸。

诸药俱见前。

宜降气、润、甘寒、苦寒，佐以辛散。

苏子　枇杷叶　桑白皮　天门冬　贝母　栝楼根　杏仁　白前　前胡　知母　车前子　桑黄　石膏　黄芩

喘急　属肺有实热及肺气上逆。

忌同肺实。

宜同肺实，加桔梗、甘草、栝楼仁、玄参、青黛。

气壅　属肺热气逆。

忌、宜俱同肺实。

声重痰稠　属肺热。

忌同肺实。

宜同肺实，加薄荷、竹沥。

肺痈　属肺热极。

忌同肺实。

宜清热、消痰、降火、解毒散结、甘寒、辛寒。

桑白皮　桑黄　黄芩　贝母　栝楼根　薏苡仁　蕺菜　虎耳草　鼠粘子　连翘　甘草　败酱草　百年腌芥菜汁

肺胀闷　属肺热。

忌同肺实。

宜同肺实，并参用肺痈诸药。

吐脓血、血痰，咳嗽嗽血　属肺家火实热甚。此正“邪气胜则实”之谓。

忌同肺实。

宜清热降气、凉血、豁痰。

童便　苏子　枇杷叶　桑白皮　麦门冬　剪草　蒲黄　生地黄　天门冬　百部　桑黄　百合　薏苡仁　甘草　贝母　白芍药　白及　梧梗　款冬花　紫菀

喉癣　属肺热。

忌同肺热。

宜同肺实，加鼠粘子、玄参、射干。

上消　属肺家实火及上焦热。

忌同肺实。

宜降气、清热、补肺、生津、甘寒、苦寒、酸寒、辛寒。

苏子　麦门冬　枇杷叶　桑白皮　桔梗　百部　百合　黄芩　天门冬　沙参　黄连　栝楼根　葛根　知母　玄参　石膏　甘草　五味子　白芍药　篁竹叶　芦根　冬瓜　人乳　天酒

肾无实，故无泻法。

命门实二证

忌补气、温、热。

诸药俱见前。

宜苦寒、甘寒、咸寒。

黄檗　知母　玄参　天门冬　麦门冬　牡丹皮　车前子　木通　泽泻

强阳不倒　属命门火实，孤阳无阴所致。此证多不治。

忌同命门实。

宜同命门实，加五味子、童便、生地黄。

水窍涩痛　属命门实火。

忌同命门实。

宜清热、利窍、甘寒、苦寒、咸寒，佐以淡渗。

黄檗　知母　车前子　生地黄　天门冬　生甘草　黄芩　牛膝　麦门冬　童便　茯苓　木通

小肠实一证

忌敛涩、补气。

诸药俱见前。

宜通利、淡渗、苦寒、甘寒、咸寒。

车前子　白茯苓　木通　生甘草　黄檗　知母　黄芩　黄连　牛膝　麦门冬　生地黄　童溺

小水不利，及赤或涩痛尿血。

忌、宜俱同小肠实。

胆实二证

忌汗、吐、下。

诸药俱见前。

宜和解、辛寒、甘寒、苦寒、辛温。

柴胡　黄芩　半夏　生姜　甘草　橘皮　龙胆草

口苦耳聋胁痛，往来寒热。

忌同胆实。

宜用仲景小柴胡汤，随所见兼证加减。

鼻渊　属胆移热于脑。

忌辛温、燥、热。

诸药俱见前。

宜清热、补脑、甘寒、甘平，佐以辛寒。

天门冬　甘菊花　生地黄　沙苑蒺藜　山茱萸　沙参　薄荷　柴胡　辛夷　黄芩　玄参　知母

胃实六证

忌升、补敛、辛温、燥、热、湿润。

诸药俱见前。

宜下。如邪未结，宜清热发散、苦寒、辛寒、甘寒。

大黄　枳实　知母　石膏　葛根　竹叶　大青　小青　青黛　麦冬　甘草

谵语发狂、发斑，弃衣而走，登高而歌　属胃家邪热实。

忌同胃实。

宜同胃实。如大便结者，加芒硝，亟下之；发斑者，加鼠粘子、玄参、栝楼根，多用石膏为君。便结亦加大黄下之。

口臭，数欲饮食　属胃火。

忌同胃实。

宜清热降火、苦寒、甘寒、辛寒。

黄连　青黛　连翘　麦门冬　石斛　芦根汁　竹叶　石膏

嘈杂 属胃火。

忌同口臭。

宜同口臭，略兼消导。

山楂 麦芽 橘红 神曲

口淡 属胃热。

忌、宜俱同口臭。

呕吐 属胃火者，必面赤，小便短赤或涩，大便多燥，口苦或干渴。

忌同胃实。

宜同胃实，加枇杷叶、竹茹、木瓜、芦根、橘皮、通草、白茯苓。

吞酸 属胃火。

忌同胃实。

宜同嘈杂。

大肠实四证

忌补敛、燥、热。

诸药俱见前。

宜润下、苦寒、辛寒。

生地黄 麻仁 桃仁 黄连 黄芩 槐花 大黄 石膏 知母 枳壳

便鞕闭

忌同大肠实。

宜同大肠实，加芒硝、猪胆、槟榔、郁李仁、石蜜。

肠风下血 属大肠湿热。

忌下、燥、热。

诸药俱见前。

宜清热凉血、兼升、甘寒、苦寒。

生地黄 槐花 地榆 黄连 黄芩 荆芥 防风 甘草 红曲 白芍药 侧柏叶 白头翁 蒲黄 鸡子 葛谷

脏毒 属血热。

忌同肠风下血。

宜同肠风下血,加忍冬、麦门冬,倍加地榆、蒲黄。

肠痈 属大肠实火。

忌同肠风下血。

宜下、苦寒、解毒。

大黄 白药子 白芷 白及 白敛 连翘 忍冬藤 天明精 甘草 黄耆 生地黄 明矾 黄蜡 生蜜已上三味作丸

膀胱实一证

忌燥、热、收涩。

诸药俱见前。

宜润、淡渗。

知母 黄檗 车前子 木通 瞿麦 滑石 茯苓 猪苓 泽泻

癃闭 属膀胱实热。

忌破气、发散、燥、热。如属水液不足,兼忌利小便。

诸药俱见前。

宜同膀胱实,佐以升提。

升麻　柴胡

三焦实三证

忌补敛、升、燥热。

诸药俱见前。

宜降、清热、调气、甘寒、苦寒、咸寒。

苏子　麦门冬　知母　黄檗　玄参　山栀　黄芩　黄连　童便

喉痹　即缠喉风。属少阳相火、少阴君火并炽。经曰:一阴一阳结为喉痹。一阴者,少阴君火也。一阳者,少阳相火也。

忌同三焦实。

宜辛散,佐以苦寒、咸寒。急则有针法、吹法、吐法。

鼠粘子　山豆根　射干　黄连　黄檗　知母　玄参　童便　苏子　麦门冬　贝母　甘草　生犀角　山慈菇　苦桔梗　续随子

急治用胆矾、朴硝、牛黄为末,和匀吹入喉中。又法:用明矾三钱,巴豆七粒去壳,同矾煅,矾枯,去巴豆,即取矾为细末,吹入喉中,流出热涎即宽。

头面赤热　属上焦火升。

忌同三焦实。

宜降、清热、甘缓,佐以酸敛。

苏子　枇杷叶　天门冬　麦门冬　玄参　薄荷　栝楼根　梨　柿　蔗　童便　白芍药　五味子

赤白游风　属血热,热则生风,故善游走,俗名水丹。小儿多患此,大人亦时有之。

忌同三焦实。

宜清热、凉血,兼行血、辛寒、甘寒、苦寒、咸寒。

生地黄　黄连　黄檗　生甘草　牡丹皮　蒲黄　红蓝花　连翘　玄参　鼠粘子　牛膝　蓝汁　苎根　童便　赤芍药

宜兼外治,砭出热血,及用漆姑草、慎火草捣烂敷之,即易愈。

六淫门

风　诸暴强直,支痛软戾,里急筋缩,皆属于风。

真中风　猝僵仆,口噤不言,不省人事。如遗尿,直视,口开,手撒,汗出如珠,属不治证。西北高寒之地有之,东南无。

忌破气、下、吐、苦寒、酸敛。

诸药俱见前。

宜辛甘发散、峻补真气。

桂枝　附子　甘草　独活　羌活　天麻　麻黄　防风　芎䓖　细辛　藁本　蔓荆实　牛黄　辛夷　牡荆实　白芷　人参　黄耆

有痰加竹沥、南星、半夏、姜汁。

类中风　口眼歪斜,语言謇涩,半身不遂,口噤不言,四肢不举,痰涎壅盛,昏眊不省人事。

忌汗、吐、下,大忌破气、温热、苦寒,及一切治风湿辛燥发散,并开窍走真气、行血诸药,慎勿犯之,犯之则轻必重,重必毙。

麝香　苏合香　檀香　龙脑香　安息香已上开窍走真气
余忌药俱见前。

宜滋补,阳虚者补气,阴虚者补血,阴阳两虚则气血双补,兼宜清热、降气、豁痰,及保脾胃。

天门冬脾胃薄弱者勿多用　麦门冬　荆沥　苏子　栝楼根　贝母　橘红　枇杷叶　甘草　竹沥　童便　霞天膏　梨汁　黄檗

次益血,于前药中加胡麻仁　石斛　牛膝　生地黄　五味子　甘菊花　枸杞子　何首乌　薯蓣　菟丝子　白芍药　丹参　山茱萸　白蒺藜　酸枣仁　柏子仁　车前子　竹叶　羚羊角　鳖甲　木瓜　青蒿　远志　栝楼仁　沙参　巴戟天　茯苓　茯神

如便闭,加肉苁蓉、当归,倍麻仁。

如兼气虚,加人参、黄耆。有肺热者勿入人参。

感冒风寒　俗名伤风。其证或头疼身热,轻者则否,鼻必塞,兼流清涕,必恶风寒,或声重,或声哑,甚者痰壅气喘咳嗽。

忌补气、酸敛、闭气。

诸药俱见前。

宜发散、辛甘、温。

芎䓖　细辛　藁本　防风　甘草　荆芥　白芷　前胡　桑白皮　桔梗　紫苏　薄荷　杏仁　石膏

伤风热

忌同感冒风寒。

宜辛寒、甘寒、发散。

石膏　知母　甘草　竹叶　麦门冬　前胡　桔梗　薄荷　葛根　桑白皮

久而不愈者属虚。阳虚者,加人参、黄耆;阴虚者,加五味子、地黄,倍门冬、白芍药。

寒　诸病上下所出水液,澄澈清冷,症瘕㿗疝坚痞,腹满急痛,下利清白,食已不饥,吐利腥秽,屈伸不便,厥逆禁固,皆属于寒。

凡中寒,必本于阳虚。

忌破气、苦寒、下、甘寒、辛寒。

诸药俱见前。

宜补气、散寒、辛甘、温热,轻者解表,重者温补。

桂枝　干姜　麻黄　人参　附子　黄耆

伤寒　冬月即病,宜从仲景法。

伤寒古今时地不同,因之六经,治法宜异。夫伤寒者,大病也。时者,圣人所不能违者也。以关乎死生之大病,而药不从时,顾不殆哉!仲景,医门之圣也。其立法造论,后之明师,如华佗、孙思邈辈,莫不宗之。汉末去古未远,风景犹厚,形多壮伟,气尚敦庞。其药大都为北方感寒即病而设。况南北地殊,厚薄不侔,故其意可师也,其法不可改也。循至今时,千有余年,风气浇矣,人物脆矣。况在荆、扬、交、广、梁、益之地,与北土全别,故其药则有时而可改。非违仲景也,实师其意,变而通之,以从时也。如是则法不终穷矣,故作斯议,条列其方,稍为损益,以从时地。俾后之医师，知所适从，庶几患斯疾者，可免于夭枉尔！

辨验外感真伪法

凡外感必头疼。其疼也，不间昼夜。探其舌本，必从喉咙内干出于外，多兼烦躁。不烦躁者，即轻证也。不头疼而发热，不发热而头疼，头虽疼而有时暂止，口虽干而舌本不燥，骨虽疼而头不疼，虽渴而不欲引饮，至夜或偶得寐，遇食不好亦不恶，居处虽若尪怯，而神气安静。凡若此者，皆非伤寒也。

三阳治法总要

太阳病　其证发热，恶寒恶风，头痛项强，腰脊强，遍身骨痛，脉虽浮洪而不数，多不传经。烦躁脉数急者，是欲传经。宜先发汗以解表邪。其药以羌活汤为主：羌活三钱，前胡二钱，甘草八分，葛根二钱，生姜三片，枣二枚，杏仁九粒，去皮，研烂。

水煎服。秋深冬月应用此方，亦可量加紫苏、葱白。如冬月天气严寒，感邪即病，服此方不得汗，本方加麻黄一钱，生姜四片，共前七片，得汗，勿再服。

如病人自觉烦躁，喜就清凉，不喜就热，兼口渴，即欲传入阳明也。若外证头疼，遍身骨疼不解，或带口渴、鼻干、目疼、不得卧，即系太阳阳明证。羌活汤中加石膏、知母、麦冬，大剂与之，得汗即解。

如自汗烦躁，头疼、遍身骨疼不解者，羌活一钱，桂枝七分，石膏一两二钱，麦冬六钱，知母三钱，竹叶一百二十片，白芍药二钱，甘草八分。

如冬月即病太阳证，恶寒、畏风、头疼、遍身骨疼、自汗、不渴，宜用桂枝八分，芍药二钱，甘草一钱，大枣二枚，生姜一片。

太阳病不解，热结膀胱，其人如狂，血自下，下之愈。其外证不解者，不可下，当先解表。表证罢，少腹急结者，乃可下之，桃仁承气汤。无蓄血证，大承气汤。

正阳阳明病　正阳阳明者，胃家实热是也。其证不大便，自汗，潮热，口渴，咽干，鼻干，呕或干呕，目眴眴不得眠，畏人声，畏木声，畏火，不恶寒反恶热，或先恶寒不久旋发热，甚则谵语狂乱，循衣摸床，脉洪大而长。宜急解其表，用竹叶石膏汤，大剂与之。不呕，无汗，与葛根汤，亦须大剂。若表证已罢，脉缓，小便利，是病解矣。

若表证罢后，邪结于里，大便闭，小便短赤，宜用调胃承气汤或小承气汤下之。下后，按其腹中不作痛而和，病即已解。如作痛，是燥粪未尽也。再用前药下之，以腹中和，二便通利为度。

阳明病，不能食。若其人本虚，勿轻议下。

阳明病，头眩，咳而咽痛者，用葛根、甘草、桔梗、麦冬四味浓煎，数数与之。

阳明病无汗，小便不利，必中懊憹者，当发黄。急用栀子、麦冬、淡豆豉，大剂浓煎与之。如已见身黄，急加茵陈为君主之。

阳明病衄血，此缘失于发汗，宜用荆芥二钱，葛根三钱，麦门冬五钱，牡丹皮一钱五分，蒲黄二钱，茅根二两，侧柏叶二钱，生地黄三钱，浓煎与之，兼饮童便。

阳明病心下硬满者，此邪未入于腹中，慎勿下之。用竹叶石膏汤，加栝楼一个，捣碎，桔梗二钱，黄连一钱。

阳明病邪结于里，汗出身重，短气，腹满而喘，潮热，手足濈然汗出者，此大便已鞕也。六七日已来，宜下之，用小承气汤。不行，换大承气汤，勿大其剂。若大便不硬者，慎勿轻下。

阳明病发汗不解，腹满急者，亟下之。伤寒六七日，目中不了了，睛不和，无表证，大便难，宜承气汤下之。

阳明病，下之早，外有热，手足温，不结胸，心中懊憹不能食，但头汗出，栀子豉汤主之。

阳明病，发潮热，大便溏，胸满不去者，与小柴胡汤去人参，加栝楼、黄连。

阳明病自汗出，或发汗后，小便利，津液内竭，大便虽硬，不可攻之。须俟其自大便，或用蜜导、胆导法通之。大下后，六七日不大便，烦不解，腹满痛，本有宿食，宜再用承气汤下之。

食谷欲呕，属阳明，非少阳也。胸中烦热者，竹茹汤主之。竹茹三钱，麦门冬五钱，枇杷叶三大片，芦根三两。内无热证者，小便利，口不渴，此为阳明虚也。吴茱萸汤主之。吴茱萸二钱，人参三钱，生姜一钱五分，大枣三枚，水煎，日三服。

凡阳明病多汗，津液外出，胃中燥，大便必鞕，鞕则谵语，以小承气汤下之。若一服谵语止者，勿再服。

阳明病谵语，发潮热，脉滑而数者，小承气汤主之。服药后腹中转气者，更与一服。若不转气者，勿更与之。若服药后次日不大便，脉反微涩者，里虚也，为难治，勿复议下。

阳明病，下血谵语者，此为热入血室，汗止在头。用荆芥三钱，葛根三钱，黄芩一钱五分，麦冬五钱，牡丹皮一钱五分，生蒲黄二钱，浓煎，以童便对饮之。

阳明病脉浮紧，咽燥口苦，腹满而喘，发热汗出，恶热身重。若下之，则胃中空虚，客气动膈，心中懊憹，舌上有胎者，栀子豉汤主之。若渴欲饮水，舌燥者，白虎汤加人参主之。若脉浮，发热口渴，小便不利者，猪苓汤主之。

阳明病，协热下利者，宜六一散。心下痞者，以黄连栝楼汤调服之。脉浮迟，表热里寒，下利清谷者，四逆汤主之，附子、干姜、甘草。

趺阳脉浮而涩，小便数，大便鞕，其脾为约，麻子仁丸主之，麻仁十三两，芍药四两，枳实四两，大黄八两，厚朴三两，杏仁六两，蜜丸如梧子大，每用十丸，日三服。

阳明实则谵语，虚则郑声。郑声者，重语也。直视、谵语、喘满者死。下利者亦死。

发汗多，若重发其汗，谵语脉短者死，脉和者，不死。

若吐、若下后不解，不大便五六日，或至十余日，日晡时发潮热，不恶寒，独语如见鬼状。若剧者，发则不识人，循衣妄撮，惕而不安，微喘直视，脉弦者生，涩者死。涩者阳证见阴脉也。微者但发热谵语者，大承气汤下之。利，勿再服。

阳明病发狂，弃衣而走，登高而歌，此阳明实也。以承气汤亟下之。如便不结者，大剂白虎汤灌之。石膏四两，麦冬二两，知母一两五钱，加大青一两，甘草七钱。

太阳阳明病协热下利者，宜六一散，以黄连煎汤调服之。

太阳阳明并病六七日，表证仍在，其人发狂者，以热在下焦，少腹当硬满，小便自利，下其血乃愈，当用桃仁承气汤。

又二阳并病，太阳证罢，潮热，汗出，大便难，谵语者，宜大承气汤。

少阳病 其证口苦，咽干，目眩，往来寒热，胸胁痛，胸满或痛，耳聋。脉法弦细，头痛发热者，属少阳。少阳不可发汗，发汗则谵语。胃和者，当自愈；不和者，则烦而悸。

伤寒三日，少阳脉小者，欲已也。

凡太阳病不解，传入少阳者，胁下硬满，干呕不能食，往来寒热，未经吐下，脉沉紧者，与小柴胡汤，柴胡二钱四分，人参九分，黄芩九分，甘草九分，半夏一钱五分，生姜九分，大枣二枚，水煎，温服，日三。加减法：若胸中烦而不呕，去半夏、人参，加栝楼实一枚。若心下痞鞕，去大枣，加牡蛎二钱半。若渴者，去半夏，加人参、栝楼根。若腹中痛者，去黄芩，加芍药三钱。若心下悸，小便不利者，去黄芩，加茯苓二钱。若不渴，外有微热者，去人参，加桂一钱，夏勿用。温覆，取微汗愈。若咳者，去人参、大枣，加五味子一钱，少佐以干姜。

阳明少阳并病，必下利，脉滑而数，有宿食也。当承气汤下之。若吐、下、发汗、温针，谵语，柴胡汤证罢，此为坏病。知犯何逆，以法治之。

三阳合病，脉大上关上，但欲睡眠，目合则汗，药用百合一两，麦门冬五钱，炙甘草一钱，知母二钱，竹叶五十片，栝楼根二钱，鳖甲如法三钱，白芍药二钱。

三阳合病，腹满身重，谵语遗尿，白虎汤加百合主之。

伤寒六七日，无大热，其人烦躁者，此为阳去入阴故也。

伤寒三日，三阳为尽，三阴当受邪，其人反能食而不呕，此为三阴不受邪也。

三阴治法总要

三阴病 其证有二。一者病发于三阳，不时解表，以致邪热传入于里。虽云阴分，病属于热。粪结宜下，腹满不可按宜下，有燥粪协热下利宜下。腹痛下利，宜芍药、黄芩、炙甘草以和之。如便脓血，即加滑石、黄连，佐以升麻、干葛。如邪虽入里，粪犹未结，宜清其热。渴者用白虎汤、竹叶石膏汤。不渴或心下痞者，宜黄连、黄芩、芍药、枳壳、麦冬、栝楼辈以清之。或邪未结于下焦，少腹不坚痛，而误用芒硝以伐真阴，洞泄不已，元气将脱，宜用人参、白术、炙甘草、大枣、干姜、芍药，大剂与之。不止，佐以升提，升麻、葛根、柴胡之类。

若从无阳邪表证，从不头疼发热，寒邪直中阴经，此必元气素虚之人，或在极北高寒之地，始有是证。法宜温补以接其阳，附子、人参、干姜、官桂，大剂与之。阳回寒退，即以平补之剂调之。勿过用附、桂，以防其毒。

三阴各经见证，悉从仲景《伤寒论》法治之。如少阴咽痛，咽中生疮，声不出，用苦酒汤，到咽即效。故知古人立法，非今人可及也。

春温夏热病大法

冬伤于寒,至春变为温病,大都头疼发热,或渴或不渴。三阳证俱然,亦间有先微寒后即发热者,大抵发热其常也。药用辛温,佐以辛寒,以解表邪。太阳宜羌活汤,阳明宜白虎汤,无汗不呕者,间用葛根汤。少阳往来寒热等证,不可汗、吐、下,宜和解,小柴胡汤。渴者,去半夏,加栝楼根;耳聋,热盛,去人参,加麦冬、知母、栝楼根,渴亦加之。

至夏变为热病,其表证大约与春温同,但热比于温,则邪气更烈耳。解表用白虎汤、竹叶石膏汤。有太阳证则加羌活,有少阳证则加柴胡、黄芩。如发斑,白虎汤、竹叶石膏汤,加玄参、栀子、桔梗、鼠粘子、连翘、大青、小青、青黛,大剂与之。二证若大便秘,宜按之。其邪已结于内,便鞕宜察,邪结中焦,小承气汤、调胃承气汤下之;邪结下焦,少腹坚痛,始用大承气汤下之。

伤寒、温疫,其不可治及难治者,皆属下元虚。

伤寒、温疫,三阳证中,往往多带阳明者,以手阳明经属大肠,与肺为表里,同开窍于鼻,足阳明经属胃,与脾为表里,同开窍于口。凡邪气之入,必从口鼻,故兼阳明证者独多。

邪在三阳,法宜速逐,迟则胃烂发斑,或传入于里,则属三阴。邪热炽者,令阴水枯竭,于法不治矣。此治之后时之过也。

伤寒阴阳易之为病,其人身体重,少气,少腹里急,或引阴中拘挛,热上冲胸,头重不欲举,眼中生花,膝胫拘急者,烧裈散主之。取妇人中裈近阴处,剪,烧灰,以水和服方寸匕,日三。小便即利,阴头微肿则愈。妇人病,取男子裈裆烧灰。

大病差后,劳复者,枳实栀子汤主之:枳实三枚,栀子十四枚,豉一升,绵裹,以清浆水七升,空煮取四升,内枳实、栀子,煮取二升,下豉,更煮五六沸,去滓,温分再服。覆令微似汗。若有宿食者,加大黄如博棋子大五六枚。

伤寒差已后,更发热者,小柴胡汤主之。脉浮者,以汗解之。脉沉实者,以下解之。

百合病者,百脉一宗,悉致其病也。其证神思常默然,饮食不美,亦不恶,如寒无寒,如热无热,口苦,小便赤,百合地黄汤主之。汗后者,百合知母汤。下后者,滑石代赭汤。吐后者,百合鸡子汤。

近代医师鲁莽,既不明伤寒治法,又不识杂证类伤寒,往往妄投汗、下之药,以致虚人元气,变证丛生。元气本虚之人,未有不因之而毙者矣。戒之哉!汗、下之药,焉可尝试也!

时气伤寒除阴证不可服

苦参一两,水、酒各一碗,煎八分。重者水、醋各半服之。一汗而愈。不论伤寒久近,立效。本草云:天行尤良。

暑　诸病喘呕,暴注下迫,霍乱转筋,身热瞀郁,小便浊赤,皆属于暑。

忌破气、升,复忌下、湿润、辛温、辛燥、热、发散、闭气。

诸药俱见前。

宜清暑益气、健脾、甘寒、甘温、辛寒、酸寒、苦寒。

黄连　香薷　葛根　石膏　知母　甘草　人参　黄芪　白

术　白扁豆　神曲　橘皮　白茯苓　木瓜　麦门冬　五味子　白芍药　白梅　乌梅

大约用清暑益气汤、香薷饮、生脉散。凡病暑之人，其气必虚。暑伤气，无气以动，故当补气为本。惟肺热多火者，忌人参、术。

中暑　猝昏晕，急以童便灌入即省。

忌、宜俱同暑。

又方：用丝瓜叶一片，白盐梅肉一枚，并取核中仁，共研如泥，新汲水调灌，立瘥。兼治中暑霍乱有神。

太阳病中暍

忌同暑。

宜人参白虎汤。有肺热火病人，不能服参者，用竹叶石膏汤。脾胃作泻者，水调六一散。

霍乱　见胃虚条内。

忌、宜俱同。

疰夏　由于脾胃薄弱，胃家有湿热，及留饮所致。

忌同前。

宜益气健脾、酸寒、苦寒、淡渗。

人参　白术　半夏　橘皮　白茯苓　白扁豆　白芍药　木瓜　泽泻　兼服生脉散。

湿　诸痉强直，积饮痞膈，中满霍乱，吐下体重，胕肿肉如泥，按之不起，皆属于湿。经曰：地之湿气，感则害人皮肉筋脉。故其病筋骨疼痛，腰重痛不可转侧，身重，四肢不利。湿在上，病呕吐、头重、胸满；湿在中，病腹胀、中满、泄泻；湿在下，病足胫跗肿、脚气臁疮久不愈。

忌湿润、甘、咸。

诸药俱见前。

宜散、渗泄、燥、辛、苦。

木瓜　薏苡仁　术　石斛　萆薢　石菖蒲　茯苓　佐以防风　葛根

寒湿加半夏、五加皮，风湿加独活，湿热加黄檗、车前子、木通，甚者加汉防己。

脚气　由于湿热。

忌温燥、湿热、补气，复忌破气、升。

诸药俱见前。

宜清热、除湿、利小便、甘平、酸寒、苦寒、辛温、淡渗。

黄檗　石斛　麦门冬　木瓜　石菖蒲　车前子　茯苓　木通　泽泻　萆薢　防己

燥　诸涩枯涸，干劲皴揭，皆属于燥。角弓反张，筋挛急不舒，舌强不能言，二便闭涩，口渴，口干舌苦，皮肤皴揭，毛发脆折，津液不生，血枯胃槁，以致饮食不化，噎膈吐食。

忌升散、破气、下、辛燥、大热、温。

诸药俱见前。

宜润、益血、辛、甘寒、酸寒、咸寒，有热证者宜兼清热。

麦门冬　当归　地黄　肉苁蓉　酥　人乳　牛乳　蜜　胡桃　甘菊花　麻仁　胡麻　柏子仁　人参　松实　天门冬　五

味子 酸枣仁 白芍药 蔗浆 芦根汁 童便 梨汁 韭汁 佐以姜汁

火 诸热瞀瘈，暴瘖冒昧，躁扰狂越，骂詈惊骇，胕肿疼酸，气逆上冲，禁栗如丧神守，嚏呕，疮疡，喉痹，耳鸣及聋，呕涌溢食不下，目昧不明，暴注，瞤瘈，暴病暴死者，皆属于火。

忌补敛、升发、闭气、辛燥、温热。

诸药俱见前。

宜降折、下、咸寒、苦寒、辛寒、甘寒。

大黄 童便 芒硝 黄芩 黄连 黄檗 连翘 石膏 山栀 玄参 生甘草 知母 天门冬 麦门冬 生地黄 蓝汁

虚者宜甘寒、咸寒以滋水，不宜用苦寒伤胃。

猝眩仆、九窍流血 多不治。

忌同火。

宜服童便 盐汤 竹沥 蓝汁 梨 生犀角汁

猝心痛

忌同火。

宜服山栀 白芍药 延胡索 生甘草 盐汤 苏子

目暴赤肿痛甚 见肝实条内。忌、宜俱同。

二便忽闭 以利小便为先。

忌同火。

宜降润、苦寒、甘寒、辛寒、利窍。

大黄 苏子 生蜜 麻仁 桃仁 石膏 知母 天门冬 麦门冬 黄芩 山栀 滑石 泽泻 猪苓 车前子 木通 海

金沙

头面赤肿

忌同火。

宜清热解毒、发散、苦寒、辛寒、甘寒、咸寒。

甘菊花　鼠粘子　连翘　荆芥　薄荷　蝉蜕　大黄　玄参　石膏　知母　竹叶　生甘草　童溺

忽大渴思冰水

忌同火。

宜润、生津液、辛寒、甘寒、咸寒。

石膏　知母　玄参　麦门冬　竹叶　栝楼根　五味子　梨汁　蔗浆　童便　凉水　冰

口干舌苦

忌、宜俱同火。

暴瘖

忌同火。

宜降气、发音声、苦、甘寒、辛凉、咸寒。

苏子　枇杷叶　贝母　桔梗　百部　竹沥　梨汁　天门冬　麦门冬　甘草　薄荷　玄参　桑白皮　童便

暴注

忌同火。

宜利水、苦寒、酸寒。

茯苓　黄连　黄芩　白芍药　生甘草　葛根　滑石　木通

虚者加人参、莲肉、白扁豆。

躁扰狂越，骂詈惊骇

忌同火。

宜清镇、苦寒、辛寒、咸寒。

丹砂　牛黄　黄连　黄芩　山栀　滑石　石膏　知母　童便

大便闭者，加大黄下之。不行，加芒硝。

禁栗如丧神守

忌同火。

宜同躁扰狂越。

气逆冲上

忌同火。

宜降气、酸敛、甘寒、苦寒、咸寒。

苏子　枇杷叶　橘红　五味子　番降香　山茱萸　白芍药　麦门冬　石斛　黄檗　牛膝　桑白皮　童溺

瞤瘈瞀瘈

忌同火。

宜清热和肝、酸寒、苦寒、辛寒、甘寒。

白芍药　生甘草　竹叶　玄参　黄连　黄檗　生地黄　甘菊花　麦门冬　知母　石膏

杂证门

疟　经曰：夏伤于暑，秋必痎疟。其证大都多热多寒，或热多寒少，或寒多热少，或单热不寒，或单寒不热，或先寒后热，或先热后寒，或有汗、无汗，或汗少、汗多，或自汗、盗汗，或头疼骨痛，或大渴引饮，口苦舌干，或呕吐不思食，或烦躁不得眠，或大便燥结，或泻利，或连发，或间发，或三日发，或发于阳，或发于阴，要皆中气不足，脾胃虚弱，暑邪乘虚客之而作。虽随经随证，投药解散，必先清暑益气，调理脾胃为主。有伤食者兼消导夺食，有风兼散风，有老痰伏饮者兼豁痰逐饮，感瘴疠者兼消瘴疠，汗多者固表，无汗者解表，泄利者升发，兼利小便，便燥者兼益阴润燥。病有阴阳，药分气血，证有缓急，治因先后，人有虚实，法异攻补。久而不解，必属于虚。气虚者补气，血虚者补血，两虚者气血兼补，非大补真气，大健脾胃，不得瘳也。

忌破气、吐、下。

诸药俱见前。

疟必由于中气虚，破气则伤中气，邪不得解，甚则中满不思食，作泄，恶寒，口干，惟伤食宜消，不同此法。

误下则邪气陷于内，变为滞下，或腹满肿胀，呕恶不思食。凡属破气、下泄药，切戒勿施。

宜清暑益气、健脾开胃，兼消痰。

宜分脏腑手足六经所见证施治。

先清暑：热多者宜服白虎汤加减：硬石膏自一两至四两，知母自四钱至二两四钱，竹叶自一百片至四百片，麦门冬自八钱至三两二钱，粳米自一小撮至二大撮。病人素虚或作劳者，加人参自三钱至一两。

有痰加广橘红三钱，竹沥一杯。大渴者，加栝楼根三钱至六钱。不渴者，用清暑益气汤。

兼饮食停滞者，加枳实、青皮、草果一二剂，食消即止。勿多服，多服则损中气。其药俱宜黄昏煎，以井水澄冷，须露一宿，五更时温服。盖疟乃暑邪为病，暑得露则散也。

足太阳经属膀胱，其证令人腰痛，头痛头重，寒从背起，先寒后热，熇熇暍暍然，热止汗出难已，或遍身骨痛，小便短赤。

羌活一钱至三四钱　广陈皮去白，二钱五分　黄芩二钱　前胡二钱　甘草炙，五分　猪苓一钱　知母二钱五分

若口渴者，即兼阳明，宜加石膏、麦门冬，倍知母。渴而汗少，或无汗，并加葛根。

若涉深秋或入冬，无汗，宜多加姜皮。

因虚而无汗，或汗少者，加人参三五钱，麦门冬四五钱，佐以姜皮二三钱，露一宿，发日五更温服。

因虚汗多者，加黄耆三四钱，桂枝七八分。汗止，即去桂枝，不可多服。

若病人素有热者，勿服桂枝，以芍药、五味子代之。

若发于阴，并加当归。

小便短涩或赤者，与六一散二三服。

有湿者，以猪苓、茯苓代滑石。下午服理脾健胃药。

橘红二钱五分　白豆蔻五分　白茯苓三钱　山楂三钱　麦芽炒，三钱　藿香一钱　人参三钱　白术二钱　白芍药三钱　白扁豆三钱

有肺火者，去人参、白术，加麦门冬五钱，石斛三钱，乌梅肉

一枚。

停食者必恶食，加山楂。伤肉食者加黄连、红曲。伤谷食者加枳实、草果各七分。伤面食者加炒莱菔子。食消即已，不可多服，多服则损中气。

胃家素有湿痰者，其证不渴、寒多，方可用半夏、橘红、二术，大剂与之。呕甚者兼用姜皮。

足阳明经属胃，其证发热头疼，鼻干，渴欲引饮，目眴眴不得眠，甚则烦躁，畏火光、人声、木声。宜服大剂竹叶石膏汤。无汗或汗少不呕者，可加干葛二三钱。

病人虚而作劳者，加人参。

汗多，加白术。

痰多，加贝母、橘红，得汗即解。

寒热俱甚，渴甚，汗多，寒时指爪皆紫黯者，加桂枝七八分。

久而不解属气虚，用人参两许，姜皮两许，煎成露一宿，五更温服。下午服理脾健胃药如前方，加减亦如之。

足少阳经属胆，其证往来寒热，口苦，耳聋，胸胁痛，或呕。宜服小柴胡汤。

渴者，去半夏，加石膏、麦门冬。

肺家有热者，去人参，加知母，倍门冬。

有痰不渴者，本方加贝母三钱至八钱，术、茯苓各三钱，姜皮一钱至三四钱。

病人阴虚而有热者，虽呕吐忌用半夏、生姜，误投则损人津液，令人声哑，宜用竹茹、橘皮、麦门冬、白茯苓、乌梅以代之。

以上三阳经疟邪客之者，其证多热多渴，亦易得汗，药宜大剂，急逐暑邪，毋使迟留，则病易愈。继以理脾开胃，大补真气，蔑不瘳矣。邪在三阳，药宜辛寒，如石膏、知母、柴胡；甘寒，如葛根、麦门冬、竹叶、粳米；苦寒，如黄芩之属为君，乃可以散暑邪，除热渴，坠头痛。兼寒甚者，则间用辛温，如姜皮、桂枝以为向导，以伏其邪，则病易退。凡寒甚者，病因于虚。或作劳者，亦因于虚，皆宜甘温。以人参、黄耆、术为君，佐以辛甘，如桂枝、姜皮之属。脾胃虚弱，饮食不消者，则补之以参、术，佐以消导，如白豆蔻、麦芽、砂仁、草豆蔻、枳实、橘皮、山楂之属。在阴分者，则以当归、牛膝为君，佐以姜、桂。如热甚而渴者去姜、桂，加知母、麦门冬、竹叶、牛膝、鳖甲。

足厥阴经属肝，其证先寒后热，色苍苍然，善太息，甚者状如欲死，或头疼而渴。

宜先服三黄石膏汤加柴胡、鳖甲、橘皮，以祛暑邪。后用当归两许，橘皮三四钱，鳖甲四五钱，牛膝两许，柴胡一二钱，浓煎露一宿，发日五更温服。

如热甚而渴，加栝楼根三四钱，麦门冬五六钱，竹叶一百片，知母三四钱，鳖甲五六钱。

如脾胃薄弱，或溏泄，去当归，加人参三五钱。

如有肺火，不可服参者，只照本方，多服自愈。

寒多或寒甚，指爪青黯者，加桂枝、姜皮、人参。

足太阴经属脾，其证先寒后热，或寒多。若脾疟，必寒从中起，善呕，呕已乃衰，然后发热，热过汗出乃已。热甚者或渴，否则不渴喜火。

宜服桂枝汤、建中汤。

病人虚者，以人参、姜皮各两许浓煎，露一宿，五更温服。

有痰者，宜加术、橘皮各三四钱。

足少阴经属肾，其证寒热俱甚，腰痛脊强，口渴，寒从下起，小便短赤。

宜先服人参白虎汤加桂枝，以祛暑邪，后用鳖甲四五钱，牛膝两许，热甚者加知母、麦门冬各四五钱。寒甚者加桂枝钱许。

呕则兼加姜皮三四钱。如热甚而呕者，去桂枝、姜皮，加竹茹三钱，人参、橘皮各三四钱。用牛膝、桂枝者，肝肾同一治故也。

疟病多挟痰。以故热痰须用贝母为君，自三钱至八钱，竹沥、竹茹、栝楼根、橘红、白茯苓，称是以佐之。甚者可加霞天膏。如寒痰发疟，寒多不渴者，用半夏、白术、橘皮为君，多加生姜皮。

疟病多挟风。有风者必用何首乌为君，白术、橘皮为臣，葛根、姜皮、羌活以佐之。不头痛者除羌活。

暑邪盛，解散不早，陷入于里，则变为滞下。急投芩、连、芍药、滑石、红曲、甘草，佐以葛根、升麻、柴胡，以表里分消之。脾胃薄弱者，加人参、扁豆、莲肉，大剂与之，以愈为度。滞下若愈，疟亦随止，即不止，其热必轻，仍随经随证以治之，不烦多药而自止也。

又，暑热湿之邪内伏，百药不效者，用独雄丸立愈。

凡劳疟，病人阴不足，或作劳，或房劳，病发于阴，或间日一发，或三日一发。三日一发为病深，须以鳖甲、牛膝、何首乌为君，橘皮为佐。发于夜而便燥者，加当归。脾胃薄弱者勿加，佐以姜皮，热甚勿入。大剂与之，日三乃瘥。

附录：诸疟主治

热多 宜贝母 石膏 麦门冬 橘红 干葛 滑石 竹叶 牛膝 知母 黄芩 柴胡 白茯苓 乌梅 何首乌 牡蛎 鳖甲

寒多 宜桂枝 姜皮 人参 二术 黄耆 当归 橘红 半夏 草豆蔻 白豆蔻 炙甘草

汗多 宜人参 白术 黄耆 秋冬加桂枝

无汗 宜干葛 柴胡 石膏 羌活 姜皮 人参 苍术

疟母 宜鳖甲 射干 牡蛎 三棱 缩砂蜜 桂 橘皮 青皮 人参

凡疟疾多热，久不解者，其人必本阴虚，法当益阴除热，非鳖甲、牛膝不能除也。多寒而久不解者，其人必本阳虚，非人参、白术、黄耆不能除也。

【按】疟有山岚瘴气、停痰留饮而发者，古方类用常山、砒霜等吐之。今人误执其方，见疟辄用，不知二药有大毒，损人真气，犯之多致危殆。慎之！慎之！

滞下 俗呼痢疾。其证腹痛便脓血，或赤或白，或赤白相杂，或下纯血，或下紫黑血块，或如豆汁，或如鱼冻，或如屋漏水，或下纯黄积粪。多里急后重，数登圊而不得便，小便短赤不利，或发热，或口渴，甚则呕恶不思食。此皆暑湿之邪与饮食积滞胶固肠胃而作，必先祛暑渗湿安胃为主。伤气分则调气益气，伤血分则和血补血，挟瘀血则行血。药虽因证而设，要皆以补养胃气为急。故其证以噤口痢为最重，胃气一绝则不可治矣。故曰：安谷则昌，绝谷则亡。俗治多藉口“迎而夺之”之说，辄用大黄、朴硝，及误用巴豆、牵牛，以致洞泄肠开而毙。又有妄投诃子、粟壳、亚芙蓉、肉豆蔻收涩之剂，以致便闭腹胀，或湿热上攻，肢节肿胀拘挛，痛不可忍，难以救疗。慎之！慎之！

忌破气、闭气、收涩、燥、温热、咸寒、滑腻。

诸药俱见前。

宜清热消积、开胃气、升、利小便。

黄连　黄芩　白芍药　红曲　山楂　广橘红　升麻　葛根　甘草　滑石　莲肉　白扁豆　乌梅

如胃弱，加人参三四钱，莲子四十粒，橘红二钱，升麻七分。

如腹痛，以黄连四钱，白芍药三钱，炙甘草一钱五分，黄檗一钱，升麻七分煎服。

如里急，同上药加当归二钱。

如后重甚，加槟榔一钱五分，枳壳一钱五分，木香汁七匙。

如口渴，去木香，倍滑石。

如小便赤涩短少，或不利，亦倍之。

赤多，倍乌梅、山楂、红曲。白多，加吴茱萸七分。

恶心欲呕，即噤口痢，多用人参、莲肉、扁豆、白芍药，以绿色升麻七分佐之。

久痢不止，加肉豆蔻一钱，人参三钱，砂仁一钱五分，白茯苓二钱。

凡滞下，非元气壮实，多啖能食之人，慎勿轻用大黄、巴豆、牵牛等下药。

复有毒痢一证，或痧毒内陷下脓血，各药不效者，加忍冬藤为君，地榆、丹砂、犀角汁饮之。

凡产后滞下，积滞虽多，腹痛虽极，不可用大黄等药行之，致伤胃气，遂不可救。但用人参、白芍、当归、红曲、升麻、益母草、炙甘草、滑石末足矣。若恶露未尽，兼用乳香、没药各七分五厘，炒砂仁一钱，久之自愈。血虚可加阿胶三钱。

凡胎前滞下，宜用黄芩、黄连、白芍、炙甘草、橘红、赤曲、枳壳、莲肉，略用升麻。未满七月，勿用滑石。

泻利　俗称泄泻，因于湿。

忌湿润、破气、下、苦寒、滑利。

诸药俱见前。

宜安胃补脾、升、利小便。

人参　白茯苓　莲肉　白扁豆　白术　车前子　升麻　橘红　藿香　木瓜　干葛　炙甘草　白莱菔

虚寒者，加肉豆蔻、补骨脂、吴茱萸。

虚热者，去白术，加川黄连，倍芍药、莲肉。

暑湿为病则小水短赤，或口渴。倍用姜炒黄连为君，佐以干葛、升麻。

由于感风寒者，二术、吴茱萸、砂仁、陈皮、干姜、紫苏主之。

若由饮食停滞者，兼消导，山楂、麦芽、神曲、陈皮、肉豆蔻。

五疸 方书所载五疸，酒、食、大饥后、过饱、女劳失治而成。然其证必由湿热伤脾及饮食停滞。又有瘀血发黄一证，方所不载。分别一误，则药不对证，多致不救。慎之！慎之！

忌破气、闭气、下、咸、滑利、滞腻、润、燥热，有瘀血者兼忌酸寒。

诸药俱见前。

宜清热、利水、除湿、养胃气，有停滞者宜消积滞，有瘀血者宜行血。

茵陈蒿 黄连 苜蓿酒疸非此不愈 栀子 紫草 栝楼根 秦艽 黄芩 滑石 车前子 白藓皮 仙人对坐草 白茯苓 连钱草一名蟹靥草，一名九里香，取汁，入姜汁少许，饮之良。

虚者，加人参。

停滞者，加红曲、橘红、谷麦蘖、山楂。

瘀血，加琥珀、牡丹皮、红曲、红花、桃仁、延胡索、蒲黄、五灵脂、韭。

元气壮实者，服前药瘀血不行，可加熟大黄。虚者勿用。

痰

由于热：忌燥、温热、补敛、升。

诸药俱见前。

宜降、润、清热、苦寒、辛寒，佐以咸寒。

苏子 橘红 天门冬 枇杷叶 麦门冬 黄芩 桑白皮 薄荷 百部 栝楼根 栝楼仁 桔梗 贝母 蛤粉 竹沥

童便

胶固者加霞天膏,并用猫儿刺。

由于风寒:忌补敛、湿润、酸、咸。

诸药俱见前。

宜降气、辛散。

橘红　苏子　杏仁　天麻　前胡　半夏　南星　葛根　桑白皮　薄荷　白前　生姜汁

由于湿:忌润、咸、酸、滞腻、发湿。

诸药俱见前。

宜健脾、燥湿、辛散,佐以淡渗。

人参　二术　橘红　半夏　桑白皮　白茯苓　泽泻

饮　如涎而薄者,或如涎而稠者,伏于胸中及脾胃间,或吐酸水、苦水、黄水、绿水,或伏而不吐,上支心胸胃脘,作痛不可忍,按之不得下,或发寒热,呕吐不能饮食。

忌、宜俱同脾虚证内停饮条。

诸气　气有余即是火。

忌升、闭气、酸敛、滞腻。

诸药俱见前。

虚者宜降、补敛、调、温、酸、辛、甘。

苏子　枇杷叶　橘红　麦门冬　芦根汁　甘蔗　番降香　沉水香　白豆蔻　郁金　甘草　童便　白芍药　五味子

因虚极而气不得行者,加人参。

实者宜破散、香燥、辛苦、辛寒。

枳壳　青皮　槟榔　厚朴　木香　沉香　香附　乌药　降香　藿香　缩砂蜜

郁

忌酸敛、滞腻、补气、闭气。

诸药俱见前。

属情抱者宜开发志意，调气散结，和中健脾。

远志　贝母　郁金　石菖蒲　香附　苏子　橘红　白豆蔻　木香　苏合香　缩砂蜜　麦门冬

属五脏者，木郁达之，宜升、吐。

升麻　柴胡　川芎　瓜蒂　人参芦

火郁发之，宜散。

升麻　葛根　柴胡　防风　羌活

土郁夺之，宜下。

槟榔　枳实　厚朴　大黄

金郁泄之，宜降。

橘红　苏子　桑白皮　猪苓　泽泻　茯苓　木通

水郁折之，宜利。

茯苓　海金沙　猪苓　泽泻　木通　赤小豆　车前子　乌蠡鱼

关格　不得大小便为关，是热在丹田也。吐逆水浆不得下为格，是寒反在胸中也。是阴阳易位，故上下俱病。先投辛香通窍下降之药以治其上，次用下泄苦寒之药以通二便。比急证，法难缓治。纵有里虚，通后再补。

忌升、补敛、闭气、酸。

诸药俱见前。

宜降下、辛寒、辛温。

沉香　白豆蔻　丁香　苏子　龙脑香　苏合香　橘红　生姜　藿香

次用大黄　黄檗　知母　滑石　木通　车前子　牛膝

哕　俗呼呃逆。久病沉痼而发者，属真气虚，多不治。

忌破气、升、散。

诸药俱见前。

宜补敛、甘温、甘寒。

人参　黄耆　炙甘草　麦门冬　五味子　益智子　白芍药　石斛

伤寒失下而发者，忌补敛、酸、燥热、滞腻。

诸药俱见前。

大便硬闭宜下，大小承气之类。便不鞕闭，按之腹中和软，未经汗吐者，宜辛寒解表，白虎汤之类。

因气逆冲上而发者，忌升、补。

诸药俱见前。

宜降气、甘寒、咸寒。

苏子　橘红　枇杷叶　竹茹　芦根汁　麦门冬　童便

因痰水停膈而发者，忌升、润、苦寒、甘寒、酸寒。

诸药俱见前。

宜降气、开痰、辛散。

橘红 苏子 贝母 桑白皮 半夏 旋覆花 生姜 白豆蔻

吐血、咯血、鼻衄、齿衄、耳衄、舌上出血

忌升提发散、下、破血、补气、闭气、破气、温热、辛燥，复忌极苦寒伤胃。

诸药俱见前。

宜降气、清热、凉血益阴，兼行血、咸寒、酸寒、甘寒。

苏子 麦门冬 橘皮 枇杷叶 降香 郁金 天门冬 沙参 牛膝 阿胶 生地黄 枸杞子 五味子 鳖甲 白芍药 犀角汁 牡丹皮 青蒿 剪草 白药子 童便 侧柏叶 小蓟 茅根 棕灰 藕节 当归 蒲黄

蓄血 俗名内伤。或积劳，或多怒，或饱后行房，或负重努力，或登高坠下，或奔逐过急，皆致蓄血。其证多发热，其热类外感而不头疼、不作渴。天明少间，至午复剧。有汗，汗多剂颈而还，自汗，无气以息，目光短，不思饮食，不得眠，二便自利，小便或赤，大便或泄。

忌破气，复忌补气、下、苦寒、辛燥。

诸药俱见前。

宜行血、辛温，佐以咸寒，瘀血行后宜补血益脾，和肝。

桃仁 红蓝花 延胡索 桂有火之人勿用 郁金 当归尾 苏方木 乳香 番降香 没药 穿山甲 䗪虫 赤芍药 五灵脂 蒲黄 红曲 麒麟竭 韭汁 童便 桃枭

甚者用大黄、花蕊石。瘀行则止，勿过剂。如元气虚，脾胃素弱者，慎勿轻用大黄。如瘀血行后，宜生地黄、川续断、白胶、当归身、麦门冬、牛膝、白芍药、炙甘草、酸枣仁、大枣、龙眼肉、枸杞子、山茱萸。

头痛

挟风寒者：忌补敛。

诸药俱见前。

宜辛温、发散。

羌活　防风　细辛　荆芥　薄荷　川芎　藁本　升麻　白芷　蔓荆子　生姜　葱白

挟邪热者：忌同挟风寒。

宜辛寒、苦寒、解散。

石膏　薄荷　黄芩酒炒　芽茶　黑豆　乌梅　甘菊花　土茯苓

热极目昏便燥者，加酒蒸大黄。

挟痰者：忌升、补敛、酸甘、滞腻。

诸药俱见前。

宜豁痰降气、辛燥。

苏子　橘红　贝母　半夏　前胡　竹沥　术　天麻

阴虚者：忌辛热发散。

诸药俱见前。

宜补血益阴、酸敛、甘寒、酸寒。

生地黄　甘菊花　当归　天门冬　麦门冬　枸杞子　黄檗　白芍药　忍冬　五味子　乌梅

眉棱骨痛

忌、宜俱同阴虚头痛。

齿痛

忌升、补敛、燥热、辛温。

诸药俱见前。

宜清热凉血、苦寒、辛寒、甘寒、咸寒。

麦门冬　生地黄　赤芍药　牡丹皮　竹叶　知母　黄连　黄芩　黄檗　玄参　石膏　薄荷　苏子　甘草　童便

上下龈属胃与大肠火,宜石膏　熟大黄　麦门冬　黄芩　黄连　赤芍药　生地黄　生甘草　青黛　细辛　西瓜皮灰　薄荷　枇杷叶　苏子　木通

真牙浮动及黑烂,属肾虚有火,已见肾虚条内,忌、宜俱同。

胃脘痛

因火者,忌补敛、燥热。

诸药俱见前。

宜降、苦寒、甘寒、咸寒、辛寒。

苏子　橘红　黄连　山栀　麦门冬　炙甘草　石膏　知母　玄参　童便

因寒者:忌破气、滞腻、苦寒。

诸药俱见前。

宜辛温发散。

橘皮　草豆蔻　益智子　丁香　桂　白术　藿香　白豆蔻　缩砂蜜　吴茱萸　厚朴　香附　干姜

因宿食者：忌升、补敛、苦寒。

诸药俱见前。

宜消导，兼降气。

山楂　橘皮　草果　红曲　枳实　术　槟榔　草豆蔻　青皮　厚朴　谷麦蘖　缩砂蜜

因脾胃虚弱以致食停者：消导药中加人参。

因瘀血者：忌补气、酸敛。

诸药俱见前。

宜辛温、苦温以行血。

桃仁　延胡索　红曲　红花　山楂肉　牡丹皮　韭菜　通草　番降香　郁金　肉桂　三棱　童溺　琥珀　菴闾子　牛膝　赤芍药

因血虚者，按之则痛止：忌破气，复忌补气、燥热、辛温。

诸药俱见前。

宜润、补敛、甘寒、甘温。

麦门冬　炙甘草　酸枣仁　石斛　白芍药　生地黄　当归

因虫者：忌补、升、发散、甘。

诸药俱见前。

宜杀虫、苦、酸。

锡灰　苦楝根　槟榔　鹤虱　雷丸　使君子　芜荑　薏苡仁根　大黄　乌梅

因恼怒者：虚弱人忌破气，壮实人忌补气，总忌酸敛、升。

诸药俱见前。

宜降气、辛温。

苏子　枇杷叶　白豆蔻　番降香　缩砂蜜　木香　橘红　延胡索　五灵脂

因痰饮者:忌、宜俱见痰饮证下。

腹痛

因于寒:忌苦寒、下利。

诸药俱见前。

宜温中、辛散。

白术　厚朴　干姜　吴茱萸　桂　炙甘草　木香　缩砂蜜　橘皮

因于热,火在少腹则绞痛,忌辛热、香燥、补敛。

诸药俱见前。

宜甘、苦寒。

山栀仁　麦门冬　石斛　白芍药　甘草　桔梗　黄芩　黄连　滑石　木通　戎盐

诸痛不可按,属实,忌补气、大热。

诸药俱见前。

宜破散、疏利、苦寒。

枳实　青皮　槟榔　三棱　滑石　蓬莪茂　木通　大黄有积滞宜用,无者勿用

诸痛可按,属虚。忌破气、破血、下利、发散。

诸药俱见前。

宜补气血、甘温、酸敛。

人参　黄耆　二术　生地黄　当归　炙甘草　白芍药　薯蓣　酸枣仁　五味子

痹　拘挛而痛也。因风、寒、湿三者合而成。风气胜者为行痹，寒气胜者为痛痹，湿气胜者为着痹。

忌下、收敛、酸寒、苦寒、咸寒。

诸药俱见前。

宜辛散、行气、燥湿、甘温、淡渗。

漆叶　续断　黄耆　甘草　甘菊花　萆解　防己　白术　防风　羌活　独活　秦艽　牛膝　木瓜　天麻　茯苓　泽泻　菖蒲　车前子　桑寄生　狗脊　蔓荆实　杜仲　白藓皮　石斛　细辛　松节　松叶　葈耳　原蚕沙　威灵仙　海风藤

痿　属湿热。经曰：治痿独取阳明。

忌破气、升、辛热发散。

诸药俱见前。

宜大补气血、清热除湿、甘寒、甘温、苦寒、酸寒。

人参　黄耆　二术　炙甘草　生地黄　麦门冬　白芍药　木瓜　石斛　薏苡仁　黄檗　茯苓　泽泻　车前子　木通　黄连　黄芩

交肠　其病大小便易位而出。或因大怒，或因醉饱，遂至脏气乖乱，不循常道。法当宜吐以开提其气，使阑门清利，得司泌别之职，则愈矣。

忌破气、燥热。

诸药俱见前。

宜升清降浊，兼补气、淡渗。

升麻　柴胡　苏子　降香　橘红　人参　术　茯苓　泽泻　猪苓　木通　滑石　车前子

鬼疰、尸疰、飞尸、客忤　此系天地阴邪杀厉之气乘虚中人，或遍身青黯，或忽消瘦声哑，面色青黄不定，或忽惊厥，目直视，手握拳，或遍身骨节疼痛非常。

忌破气，复忌补气、升、燥热、酸敛。

诸药俱见前。

宜辟恶气、安神镇心、辛香发散、金石镇坠。

牛黄　丹砂　苏合香　天竺黄　琥珀　沉水香　龙脑香　乳香　安息香　檀香　木香　麝香　真珠　雄黄　鬼臼　龙齿　犀角　金银箔　虎骨　代赭石　天灵盖　獭肝　生地黄　菖蒲　远志

妇人门

赤白带下　妇人多忧思郁怒，损伤心脾，肝火时发，血走不归经，所以多患赤白带也。白带多是脾虚。盖肝气郁则脾受伤，脾伤则湿土之气下陷，是脾精不守，不能输为荣血，而下白滑之物矣，皆由风木郁于地中使然耳。法当开提肝气，补助脾元。宜以补中益气汤，加酸枣仁、茯苓、山药、黄檗、苍术、麦门冬之类，浓煎，不时饮之。再用六味地黄丸中加牡蛎粉、海螵蛸、杜仲、牛膝，蜜丸，光大如豆。空心饥时吞下五六钱。阴虚火炽加枸杞子、五味子、黄檗。白带多属气虚，补气健脾，治法之要领也。

带下如浓泔而臭秽特甚者，湿热甚也，且多有湿痰下坠者，宜苍术、白术、黄檗、黄芩、车前子为主，佐以升提。

带下如鸡子清者，脾肾虚极也。面色必不华，足胫必浮，腰腿必酸，宜五味子、八味丸。间用开脾养心之剂，如归脾汤之类。阴虚有火，宜八味丸中加五味子、菟丝子、车前子、黄檗。叔和云：崩中日久为白带，漏下多时骨水枯。盖言崩久气血虚脱，而白滑之物下不止耳。此证虽有气血寒热之分，要归总属于虚。

赤淋多因于心火、肝火时炽不已，久而阴血渐虚，中气渐损，遂下赤矣。治宜养心为主，兼以和肝缓中，凉血清气。

赤带久不止则血虚，宜胶艾四物汤加便煅牡蛎粉、酸枣仁、麦门冬。

标急而元气不甚惫者，先救其标；标急而元气衰剧者，则当本而标之可也。

忌破气、降、温热。

诸药俱见前。

宜补敛、清热、辛甘、苦寒，佐以淡渗。

生地黄　人参　白芍药　阿胶　山茱萸　黄檗　五味子　麦门冬　白胶　枸杞子　续断　杜仲　牛膝　白茯苓　车前子　泽泻　蛇床子　香附　补骨脂　牡蛎　艾　二术

血枯经闭　由于脾胃薄弱，气血不生。

忌破气、破血、燥热、腻膈滑肠、升发、苦寒。

诸药俱见前。

宜补脾胃、甘温、甘平。

人参　莲肉　酸枣仁　白扁豆　甘草　茯苓　薯蓣　橘红　白芍药　缩砂蜜　菟丝子　牛膝　牡丹皮　白胶　阿胶　芡实　麦门冬

经行先期　为血热。

忌升、补气、辛温、燥热。

香附　当归　乌药　艾已上辛温

余忌药俱见前。

宜凉血清热、补肝肾，兼降气、甘寒、酸寒、苦寒。

生地黄　牡丹皮　白芍药　天门冬　麦门冬　枸杞子　杜仲　青蒿　枇杷叶　苏子　鳖甲　阿胶　黄檗　黄芩　知母

经行后期　为血虚。

忌行血、破气、燥热、苦寒。

诸药俱见前。

宜补肝肾、甘温、酸温。

熟地黄　薯蓣　人参　菟丝子　山茱萸　杜仲　续断　阿胶　艾　五味子　当归　枸杞子　白胶　牛膝

月事过多　属心火盛，脾气弱。

忌破气、降、辛温、苦寒。

诸药俱见前。

宜凉血、敛摄、酸平、甘寒。

麦冬　生地泻泄禁用　青蒿　生甘草　牡丹皮　白芍药　酸枣仁　五味子

崩中　属气血两虚有热。

忌破气、行血、降、温热、辛燥、苦寒。

诸药俱见前。

宜补气血，兼清热、甘温、甘寒、酸敛。

人参　黄耆　生地黄　熟地黄　地榆　芍药　白胶　阿胶　香附　续断　甘草　麦门冬　山茱萸　杜仲　五味子　白茅根　蒲黄炒　桑耳灰　侧柏叶　艾叶　木耳灰

热入血室　类伤寒，或经事适来忽住，或届期不行，忽发大热、口渴，或厥，但不头疼为异于伤寒耳。

忌补气、温燥、辛燥、收敛、下泄、大热、升发。

诸药俱见前。

宜行血清热、甘寒、咸寒、苦寒。

生地黄　牡丹皮　蒲黄　苏木　牛膝　延胡索　麦门冬　犀角　白芍药　黄芩　童溺　荆芥穗

如便闭，加大黄。

种子　内分男、女，气虚、血虚、精寒、血热、火炽、精滑，因证选用。

忌破气、破血、燥、过用辛热。

诸药俱见前。

宜调气补血，男子宜固精。

桑螵蛸温，平，治男子精滑　柏实甘，温，治男子精滑精寒

海狗肾咸，热，治男子精寒　鱼胶平，治男子精滑

阳起石热，治男子精寒　覆盆子甘，温，治男子精滑

车前子咸，寒，治男女火炽　鹿茸温，咸，治男子精寒

莲须甘，温，治男子精滑　巴戟天温，治男子精寒

何首乌苦，温，益男子气血　牛膝苦，平，治男子血虚阴痿

补骨脂辛，温，治男子精寒阴弱　沙苑蒺藜甘，平，男子固精益阴

白胶温，平，治男女气血两虚精寒　肉苁蓉温，酸，咸，治男女血虚精寒

黄檗苦，寒，治男女火炽　人参微温，治男女气虚、脾胃薄弱

麦门冬甘，寒，男女血热　五味子酸，温，治男女精滑精寒

山茱萸酸，温，治男女精滑精寒　天门冬苦，寒，治男女火炽

莲肉甘，平，治男女胃弱精滑　熟地黄甘，寒，男女益血生精

白薇温，平，女　当归辛温，女　白芍药酸寒，女　紫石英温，女　艾叶辛温，女

妊娠恶阻

忌破气、升散、燥热、苦寒、滑肠、腻膈。

诸药俱见前。

宜顺气、甘寒、酸寒。

苏子　橘红　枇杷叶　白茯苓　麦门冬　芦根　竹茹　木瓜　白芍药　竹叶　人参　缩砂蜜　白梅　乌梅

安胎

忌破气、破血、升散、辛热、辛燥。

诸药俱见前。

八月以后及胎前滞下者，方可用枳壳，气虚者不用。

三月以前宜养脾胃，四月以后宜壮腰肾，补血益阴，顺气，总

宜清热。

茯苓　麦门冬　薯蓣　人参　芍药　白术　橘红　炙甘草　缩砂蜜　艾叶　杜仲　生地黄　益母草　白胶　阿胶　续断　黄芩　枸杞子　青蒿子　桑寄生　鲤鱼　乌雌鸡　葱白

胎漏　属气血虚有热。

忌、宜俱同安胎条。

难产

忌破气、破血、收敛。

诸药俱见前。

宜补气血、滑利、润。

人参　柞树枝　鱼胶　冬葵子　千里马　白芷梢　牛膝　桂心　当归　芎䓖　益母草　百草霜　石燕　弓弩　麻油　猪脂　酒　生鸡子　兔头　滑石　麝香

预防血晕　腹痛坐草时，即用苏木菊花心者一两，生地黄一两，降香末二钱，水三碗，煎一碗，加童便半碗，儿堕地即饮之，永无恶血冲心之患。房中常打醋、炭，万一血晕亦须此药。更以家宝丹一丸，灌下神效。

凡妇人气弱者，无气力送子出产门，须服人参。此药能兼治横生、倒产，世医不知也。

凡临产交骨不开，惟浓煮柞木枝汤，饮之则自开。柞木俗名一叶一刺，其木枝干直上，每一叶下必发一刺。

胞衣不下，用乳香、没药末各七分五厘，麝香一分，芒硝一钱五分，研细。以酒调服，立下。饮热童便以滋药力，更妙。

产后诸病

忌破气、升、汗、吐、下、燥、苦寒、大热。

诸药俱见前。

宜行血,次宜补血清热,总宜补养肝脾肾、辛温、甘寒、酸寒。

苏木 黑豆 鹿角末 红花 乳香 没药 牛膝 炮姜 当归脾胃弱者勿用 桃仁胃弱者禁用,亦不可过用 桂天寒无火之人可用 益母草 泽兰 干地黄 续断 白胶 杜仲 山茱萸 人参 青蒿 麦门冬 白芍药 五味子

产后少腹痛 按之痛甚有结块,名儿枕痛。

忌酸敛、补气、破气、升、下、汗、燥。

诸药俱见前。

宜行血活血散结,兼健脾。

延胡索 红蓝花 牡丹皮 苏方木 山楂肉 益母草 蓬莪茂 蒲黄 白胶 当归 黑豆 生地黄 泽兰 牛膝 五灵脂 缩砂蜜 橘红 童便 桃仁 干姜

痛极加乳香、没药各六七分。天寒加桂,暑月勿用,肺热有火勿用。

产后少腹痛按之即止者 属血虚。

忌行血、破气、汗、吐、下、燥、苦寒、大热。

诸药俱见前。

宜补血、补脾、和肝。

干地黄 白芍药 当归 续断 白胶 阿胶 牛膝 人参 酸枣仁 麦门冬 炙甘草 大枣 薯蓣 橘皮

产后泄泻

忌消导、滑肠、腻膈、发散、生冷、破气、苦寒。

诸药俱见前。

宜温中补气、健脾开胃。

人参　甘草　薯蓣　莲肉　扁豆　茯苓　白芍药　橘皮　车前子　肉豆蔻内热津液不足者少用　藿香　五味子　补骨脂内热火炽者勿用　缩砂蜜

产后发热或自汗盗汗

忌苦寒、发散、升提、破气、破血、下、辛燥、大热、寒滑伤脾。

诸药俱见前。

宜补血、凉血、补肝、补心、生津液，兼敛摄实表。

干地黄　炙甘草　白芍药　五味子　麦门冬　酸枣仁　牡丹皮　童便　青蒿　鳖甲　泽兰　黑豆　黄耆　人参肺热者禁用

产后头痛　由于血虚。

忌发散、破血、升提、辛燥、大热。

诸药俱见前。

宜益血、凉血、降、甘温、甘寒，佐以酸寒。

生地黄　甘菊花　乌梅　麦门冬　苏子　童便　甘草　当归　白芍药　黑豆　五味子　鳖甲

产后发渴　由于血虚有热。

忌同产后发热。

宜同产后发热，加蔗浆，倍麦门冬、五味子。

产后气喘 由于气血两虚。

忌同产后发热。

宜补气血、润肺、下降。

人参 橘红 生地黄 天门冬 麦门冬 苏子 枇杷叶 栝楼仁 栝楼根 童便 五味子 竹茹

产后恶寒 由于气血两虚。

忌同产后发热。

宜补气血、温中、甘温,佐以辛温。

人参 黄耆 炙甘草 干地黄 龙眼肉 当归 炮干姜

产后小便不利或短赤 由于肾水真阴不足。

忌利小便,余忌同产后发热。

诸药俱见前。

宜生津液、益阴、补血、凉血、清热、甘温、甘寒、酸寒。

天门冬 麦门冬 生地黄 枸杞子 山茱萸 白芍药 车前子 牛膝 五味子 青蒿子 鳖甲 竹叶

产后大便闭结 由于血枯内热。

忌补气、行血、辛热、燥、下、升、苦寒。

诸药俱见前。

宜益血、凉血、润燥、滋肝肾、生津液。

生地黄 熟地黄 天门冬 麦门冬 五味子 蔗浆 牡丹皮 肉苁蓉 当归 麻仁 人乳 蜜

产后不得眠

忌同产后大便闭结。

宜补心、降心火、补肝、补脾阴,兼清内热。

生地黄　麦门冬　茯神　丹参　沙参　酸枣仁　白芍药　竹叶　远志　莲肉　龙眼肉

产后腹胀　由于阴血虚、脾阴虚。

忌破气宽中、升提发散、消导、吐、下、甘、苦寒、咸寒、大热、温燥、滞腻。

诸药俱见前。

宜益脾阴、补脾、和肝、酸寒、收敛、甘温。

白芍药　酸枣仁　人参　茯苓　石斛　橘皮　薯蓣　五味子　木瓜　莲实　车前子　芡实

产后恶心欲呕或吐　由于胃虚。

忌升提发散、湿润、滞腻、苦寒、生冷、燥热。

诸药俱见前。

宜降气、补气、安胃、酸寒,佐以辛温。

苏子　枇杷叶　竹茹　人参　橘红　麦门冬　白芍药　藿香　石斛　木瓜　白豆蔻　生姜

由于寒,倍生姜、白豆蔻、藿香。由于热,倍竹茹,去生姜、白豆蔻、藿香。

下乳汁

漏芦　狗四足　猪四足　麦门冬　人参　栝楼仁　土瓜根　葵子　猪胰　木通

小儿门

痘疮

血热证：忌温补、燥热。

天灵盖 鸡冠血 桑蠹 鲮鲤甲 人齿 官桂 附子 丁香 木香 冰片已上燥热 余忌药俱见前。

宜凉血、活血、解毒、甘寒、苦寒。

犀角 生地黄 人中黄 紫草 黄连 麦门冬 牡丹皮 白芍药 童溺 连翘 金银花 玄参 贝母 蝉蜕 鼠粘子

虚寒证：忌汗、吐、下、苦寒、酸寒。

诸药俱见前。

宜辛甘发散、补气、温，疮密者佐以解毒。

人参 红铅 黄耆 甘草 桂枝 丁香 当归胃弱，大便不闭者禁用 莲肉 糯米 大枣 龙眼肉 干葛 木香 忍冬藤

痧疹 此证多有呕吐者，勿治呕吐，但治痧毒，则呕自止，况呕中便有发散之义。

忌破气、温补、酸敛、燥热、辛温、滞腻。

诸药俱见前。

宜清热透肌、辛寒、甘寒、苦寒。

石膏 鼠粘子 赤柽木即西河柳 知母 甘草 玄参 麦门冬 连翘 薄荷 竹叶 黄连 黄芩 葛根 黄檗 蝉蜕 栝楼根 青黛 蔗浆 贝母

如冬月，佐之以辛散，荆芥、麻黄去节沫，蜜酒炒，只可用一剂。

痧疹者，手太阴肺、足阳明胃二经之火热发而为病者也。小儿居多，大人亦时有之。殆时气瘟疫之类欤？其证类多咳嗽，多嚏，眼中如泪，多泄泻，多痰，多热，多渴，多烦闷，甚则躁乱，咽痛，唇焦神昏，是其候也。治法当以清凉发散为主。药用辛寒、甘寒、苦寒以升发之。惟忌酸敛，最宜辛散。误施温补，祸不旋踵。辛散如荆芥、西河柳、干葛、石膏、鼠粘子、麻黄；清凉如玄参、竹叶、栝楼根、青黛、薄荷；甘寒如麦门冬、生甘草、蔗浆；苦寒如黄芩、黄连、黄檗、贝母、连翘。随证轻重，制剂大小，中病则已，毋太过焉。

痧疹乃肺胃邪热所致，初发时必咳嗽，宜清热透毒，不得止嗽。疹后咳嗽，但用贝母、苦梗、甘草、薄荷、栝楼根、玄参、麦门冬，以清余热、消痰壅，则自愈，慎勿用五味子等收敛之剂。多喘，喘者邪热壅于肺故也。慎勿用定喘药，惟应大剂竹叶石膏汤加西河柳两许，玄参、薄荷各二钱。如冬天寒甚，痧毒郁于内，不得透出者，加蜜酒炒麻黄一剂，立止。凡热势盛者，即用白虎汤加西河柳，忌用升麻，服之必喘。多泄泻，慎勿止泻，惟用黄连、干葛、升麻、甘草，则泻自止。疹家不忌泻，泻则阳明之邪热得懈，是亦表里分消之义也。疹后泄泻及便脓血，皆由邪热内陷故也。大忌止涩，惟宜升散，仍用升麻、甘草、干葛、黄连、白芍药、白扁豆。便脓血则加滑石末，必自愈。

疹后牙疳最危，外用牡黄牛粪尖，煅存性，研极细，加真片脑一分，研匀吹之；内用连翘、干葛、荆芥穗、升麻、玄参、黄连、甘草、生地黄,水煎,加生犀角汁二三十匙调服。缓则不可救药。

痧后元气不复,脾胃薄弱者,宜用白芍药、炙甘草为君,莲肉、山药、白扁豆、麦门冬、青黛、龙眼肉为臣。多服必渐强,慎勿轻用参、术。

痧后生疮不已,余热未尽故也。宜用金银花、荆芥穗、连翘、玄参、甘草、怀生地、鳖虱胡麻、黄连、木通,浓煎饮之良。

痧疹不宜依证施治,惟当治本。本者,手太阴、足阳明二经之邪热也。解其邪热,则诸证自退矣。

呕吐 因伤乳食者。

忌升、苦寒。

诸药俱见前。

宜温中、消导。

橘皮 缩砂蜜 枳实 厚朴 谷麦蘖 草果 山楂 红曲 半夏 人参

因寒者:忌破气、升、苦寒。

诸药俱见前者。

宜辛热、温中。

藿香 橘皮 丁香 人参 白术 生姜 半夏 白豆蔻

因暑者:忌升、破气、温热。

诸药俱见前。

宜清暑、补气、安胃,兼利小便。

黄连 香薷 人参 木瓜 茯苓 竹茹 石斛 橘皮 甘草 白扁豆 麦门冬 白梅 滑石 木通 泽泻

有虫者：忌升、甘。

诸药俱见前。

宜酸敛，佐以苦寒。

白芍药　五味子　木瓜　黄连　楝根　乌梅　槟榔　榧子肉　木香　使君子

总之，数呕吐宜安胃，久则宜补气。

泄泻

总忌破气、下、滑利、滞腻。

诸药俱见前。

因食者：宜和胃消食。

橘皮　草果　红曲　谷麦蘖　白豆蔻　白术　山楂　白茯苓　肉豆蔻　缩砂蜜

因湿者：宜燥脾、利水。

二术　橘皮　木瓜　茯苓　泽泻　车前子　石斛　黄连　薯蓣　猪苓　升麻　葛根

因暑者：前药中加人参、莲肉、白扁豆。

总之当补脾胃，兼升，兼利小便。

急惊

忌补敛、升、燥热。

诸药俱见前。

宜降、清热、镇坠、豁痰、和肝。

丹砂　琥珀　牛黄　天竺黄　贝母　竹沥　钩藤钩　僵蚕　茯神　犀角　金箔　胆星　真珠　全蝎　龙脑　麝香　白

檀香

慢惊 多因久吐泻，大病后阴阳两虚而成。

忌破气、下、升、苦寒，及治急惊药。

诸药俱见前。

宜补脾健胃、和肝益气、甘温、酸平，佐以辛热。

人参 黄耆 茯苓 白芍药 甘草 龙眼肉 酸枣仁 石菖蒲 远志 麦门冬 茯神 冬瓜仁 橘红

疳积

忌破气、酸敛、燥热。

诸药俱见前。

宜除疳热，兼消导、苦寒、甘寒，佐以辛寒、辛温。

胡黄连 川黄连 肉豆蔻 谷麦糵 神曲 山楂 木香 橘皮 白芜荑 使君子 芦荟 白术 白芙蓉花 五谷虫 雷丸 青黛 厚朴

诸虫

忌升、甘。

诸药俱见前。

宜杀虫、酸寒、苦寒，佐以辛寒。

槟榔 雷丸 使君子 苦楝根 锡灰 鹤虱 芦荟 芍药 乌梅 黄连 黄芩 牵牛

胎毒

忌补敛、燥热、辛温。

诸药俱见前。

宜凉血清热、解毒，兼发散于外。勿从外治，以致热毒内攻。

生地黄　玄参　牡丹皮　黄檗　黄连　忍冬藤　甘草　连翘　麦门冬　贝母　犀角　荆芥　鼠粘子　牛黄

外科

疠风

忌破气、酸敛、燥热、下。

诸药俱见前。

宜凉血、杀虫、祛风、苦寒，佐以辛寒辛平。

豨莶　天门冬　甘菊花　生地黄　青黛　漆叶　苦参　何首乌　鳖虱胡麻仁　白芷　荆芥　天麻　续断　羌独活　半枝莲　白花蛇　乌梢蛇　皂角刺

痈疽先后发渴

忌升、破气、辛温、燥热、吐、下。

诸药俱见前。

宜活血、凉血、解毒散结。

生地黄　连翘　忍冬藤　白芷　白及　白敛　茜草　紫花地丁　夏枯草　甘菊花　地榆　贝母　鼠粘子　黄檗　栝楼根　乳香　没药　芍药　生绿豆　半枝莲　白药子　红药子　黄蜡　明矾

已溃者加人参、黄耆、麦门冬、五味子。

肿疡

忌、宜俱同痈疽。先后发渴，更忌当归。

痈疽毒气攻心，发谵语

宜以生绿豆粉、丹砂、乳香，为丸服之。

溃疡

忌闭气、苦寒、破气，又忌躁。

诸药俱见前。

宜补气血、甘、酸温，佐以解毒。

人参 红铅 胎骨 黄耆 当归 地黄 芍药 甘草 白及 白敛 忍冬藤 甘菊花 贝母 薯蓣 大枣 五味子 麦门冬

散毒外傅

雄黄 雌黄 粉锡 矾石 龙脑香 松脂 地榆 水银粉 铁锈 白及 白敛 漏芦 檗木 青葙子 楝实 蔄茹 石灰 铁浆 苦参 菖蒲 槲皮 葵根 柳华 五加皮 梓叶 苎根 紫草 马鞭草 艾灸

止痛排脓外傅

白及 白敛 大黄 乳香 没药 丹砂 红药子 龙脑 金华 白药子 麦饭石 米醋 蜜

去瘀肉外傅

巴豆膏 轻粉 粉霜 乌梅 肉灰

蚀脓外傅

蛀竹屑 蔄茹 雄黄 白芷 大黄 巴豆 地榆 枯矾

长肉收口外傅

仙人杖烧油 人参 金华 白蜡 黄蜡 血竭 蛀竹屑

枯矾末　黄芩末　珠末　象牙末　铅丹　红粉霜　胡粉　芝麻油　猪蹄汤

疔疮

忌补敛、温热。

诸药俱见前。

宜凉血活血、解毒、祛风、汗、下。

生甘草　辟虺雷　茜草　生地黄　贝母　紫花地丁　白药子　大黄　金银花　苍耳草　连翘　夏枯草　鼠粘子　矾石已上内　半枝莲　牛黄　蟾酥　红药子　白及　白敛已上内外　龙脑　铁锈　桑硇　铜青　雄黄已上外

瘰疬马刀疮附　同属少阳胆经，治法亦同。

忌补气、辛热、酸敛。

诸药俱见前。

宜清热散结、和肝凉胆、苦寒、甘寒、咸寒，佐以辛寒。

连翘　玄参　忍冬藤　紫背天葵　乳香　麝香　夏枯草　鼠粘子　贝母　天明精　没药　薄荷　肥皂荚　皂角子　何首乌　柴胡　黄芩　甘草　昆布　牡蛎　鳖甲　栝楼根　恶实　漏芦　守宫煅　猫头　天荷叶　映山红　海藻　海蛤　苏合油　雄黄　矾石　斑猫　蟾酥　鳖虱胡麻　回燕窝泥

瘿瘤

忌、宜俱同瘰疬，兼宜薜荔、半夏、文蛤、南星、通草、生姜。

痔有内外二证

忌破气、降、燥热、辛温。

诸药俱见前。

宜凉血、活血，除大肠热，兼升。去血过多者宜补血、甘寒、苦寒、酸寒，佐以辛寒。

生地黄　五倍子　黄连　黄芩　白芍药　地榆　猬皮　大小蓟　黄檗　侧柏叶　槐实　皂荚灰　熊胆　升麻　鳖甲　红蓝花　龙脑香　茜草　黄耆　赤石脂　猪悬蹄　蛇蜕　榧实　白矾　金银花　青黛　象牙末　蛀竹屑　牛角鰓　白蜡

通肠漏

忌破气、下、发散、温燥、辛热。

诸药俱见前。

宜凉血、清利湿热、解毒、消漏管、补气血、长肉。

槐实　黄连　黄芩　青黛　地榆　白及　忍冬藤　半枝莲　生地黄已上凉血解毒　猪悬蹄　黄牛角鰓　刺猬皮　蛀竹屑　明矾　金头蜈蚣已上消漏管　黄耆　熟地黄　当归　人参　白芍药　五味子　牛膝　山药　枯矾　黄蜡　白蜡　麻皮灰　铅华　月经布　没食子已上补气血长肉　天明精　地骨皮俱要鲜者　皮硝　文蛤已上煎浓汤熏洗

乳岩、乳痈、内外吹

忌补气、升、温补、辛热、燥、酸敛。

诸药俱见前。

宜散结气、和肝、凉血活血、清热解毒。

贝母　橘叶　连翘　栝楼根　山慈菇　山豆根　蒲公英　紫花地丁　黄连　甘草　柴胡　白芷　青皮　橘皮　牡鼠粪

王不留行　乳香　没药　漏芦　夏枯草　忍冬藤　栝楼仁　头垢　人爪　鲮鲤甲　半枝莲　茜根

阴蚀即下部䘌疮

忌同乳岩。

宜凉血活血、除热散毒、苦寒、辛寒。

青黛　茜草　苦参　鲜地骨皮　黄檗　小蓟　艾叶　马鞭草　木瓜　牛膝　木通　全蝎外　蛇床子外　橄榄核外　蛀竹屑外　猪脊髓外　青葙子外　腻粉外　官粉外　杏仁外　珠末外　皂角末外　铅丹外　象牙末外　龙脑香外　白僵蚕外　粉霜外　烟膏外　天灵盖外　滴乳石外　白蜡外

金疮

忌破气、闭气、升散、酸敛、苦寒、冷涩、燥、酸寒。

诸药俱见前。

宜止血、和血、凉血、甘温、甘寒，佐以辛温。

地黄　䗪虫　当归　续断　牛膝　甘草　麦门冬　地榆　半夏　茜草　白胶　杜仲　芎䓖　乳香　没药　艾叶　水杨花　钓樟根　黄荆子炒黑　王不留行　古钱　自然铜　狗头骨　黄麻皮灰　芦竹箨　韭　大小蓟内外　刘寄奴内外　花蕊石内外　麒麟竭内外　古石灰外　白蜡外　降香外　海螵硝外　桑柴灰外　人骨灰外　紫檀末外　三七外

破伤风

忌同金疮。

宜同金疮，佐以祛风药，如白芷、荆芥、防风、柴胡之属。

跌扑损伤

忌同金疮。

宜同金疮。有瘀血停滞者，宜加行血药，如桃仁、红花、苏木、自然铜、䗪虫、千年灰、古文钱之属。

踒折挫闪

忌、宜俱同金疮、跌扑。

火灼

忌燥热及寒物涂罨。

井泥　冰　凉水　芭蕉根　醋已上寒物涂罨　余忌药俱见前。

宜拔散火毒、辛散、润、甘寒、辛寒、苦寒。

柴胡　葛根　甘草　升麻　黄连　麦门冬　连翘　栝楼根　石膏　黄檗　鸡子油　柏白皮　生胡麻　食盐　豆酱　黄芩　地榆　山栀

外用好酒满浸伤处，温即易之。如遍体被伤，用酒满浸，时时易之即不死。一方用蜜水润之。一方石灰水和生芝麻油敷，治已烂臭甚者，神验。一方用黏米炒黑，为末，将菜汁调敷，神效。

漆疮

宜蟹　茱萸皮　鸡子白　杉材　石蟹　漆姑草　韭菜炒热罨上　井中苔萍

神农本草经疏卷三

玉石部上品

总七十三种，今疏其要者一十四种。

丹砂　云母　石钟乳　矾石　芒硝　朴硝　玄明粉　滑石　空青　紫石英　赤石脂　无名异　绿矾　铁锈

丹砂

味甘，微寒，无毒。主身体五藏百病，养精神，安魂魄，益气明目，通血脉，止烦满消渴，益精神，悦泽人面。杀精魅邪恶鬼，除中恶腹痛，毒气，疥瘘诸疮。久服通神明不老，轻身神仙。能化为汞。作末名真朱。光色如云母，可析者良。恶磁石，畏碱水。

【**疏**】丹砂本禀地二之火气以生，而兼得乎天七之气以成。色赤法火，中含水液。为龙为汞，亦曰阴精。七为阳火之少，故味甘微寒而无毒，盖指生砂而言也。《药性论》云：丹砂为清镇少阴君火之上药，辟除鬼魅百邪之神物。安定神明则精气自固，火不妄炎则金木得平，而魂魄自定，气力自倍。五脏皆安则精华上发，故明目。心主血脉，心火宁谧，则阴分无热而血脉自通，烦满自止，消渴自除矣。杀精魅邪恶鬼，除中恶腹痛者，阳明神物，故应辟除不祥，消散阴恶杀厉之气也。久服通神明不老者，古之真人，飞丹炼石，引纳清和，配以金铅，按之法象，自能合丹道而成变化也。青霞子及太清服炼灵砂法云：能重能轻，能暗能明，能黑能白，能神能灵。一斛人擎，力难举升；万斤遇火，轻速上腾。鬼神寻求，莫知所在。先禀气于甲，受气于丙，出胎见壬，结魄成庚，增光归戊，阴阳升降，各本其原。非虚语矣！

【主治参互】丹砂研飞极细，令状如飞尘，以甘草、生地黄浓煎，调分许，与儿初生时服之，能止胎惊，解胎毒。

同真珠、琥珀、金箔、牛黄、生犀角、天竺黄、滑石末，治儿急惊，有神。

入六一散，治暑气伏于心经，神昏口渴，及泄泻如火热。

入补心丹，镇心神，定魂魄。

入乳香托里散，散痈疽热毒，发热疼痛，及毒气攻心发谵语。

【简误】丹砂为八石之主，故列石部之首。体中含汞，汞味本辛，故能杀虫、杀精魅，宜乎《药性论》谓其有大毒。若经伏火，及一切烹炼，则毒等砒、硇，服之必毙。自唐以来，上而人主，下而缙绅，曾饵斯药，鲜克免者。戒之！戒之！

云母

味甘，平，无毒。主身皮死肌，中风寒热，如在车船上。除邪气，安五藏，益子精。明目，下气，坚肌，续绝补中，疗五劳七伤，虚损少气，止痢。久服轻身延年，悦泽不老，耐寒暑，志高神仙。一名云珠，色多赤；一名云华，五色具；一名云英，色多青；一名云液，色多白；一名云砂，色青黄；一名磷石，色正白。泽泻为之使，忌羊血,用矾石则柔烂。

【疏】云母《本经》载其味甘,气平,详其主治,亦应有温。韩保升曰:云母色白而主肺,此石药中温良之品也。以其法金,故主身皮死肌,及中风寒热,如在车船上。甘能缓,温能和,故除邪气。石性镇坠,能使火下,火下则水上,是既济之象也。故安五脏,益子精,明目,久服轻身延年。《别录》主下气,坚肌,续绝补中,疗五劳七伤,虚损少气,久服悦泽不老,耐寒暑,志高神仙,皆此意也。其曰止痢者,久痢则肠胃俱虚,甘温足以回其虚,下坠足以去其积,故亦主之也。

【主治参互】云母得铅丹熬成膏,可贴一切痈疽疮毒。和以升丹细末,更著奇效。

《经验方》云:青城山丈人观主康道丰治百病云母粉方:用云母一斤,析开,揉入大瓶内,筑实封固,以十斤顶火煅赤取出,却拌香葱、紫连翘草二件,合捣如泥,后以夹绢袋盛,于大水盆内摇取粉,余滓未尽,再添草药重捣取粉。于木盆一面贮灰,于灰上印一浅坑,铺纸倾粉在内,候干焙之,以面糊丸梧子大。遇有疾者,服之无不效。知成都府辛谏议,曾患大风,众医不愈,道丰进此,服之神验。

《千金方》服食云母法:上白云母二十斤,薄劈,以露水八斗作汤,分半淘净二次。又作二斗汤,纳芒硝十斤,木器中浸二十日,取出绢袋盛,悬屋上,勿见风日,令燥。以鹿皮为囊揉之,从旦至午,筛滓复揉,得好粉二十斤,搅糊,入竹筒内,薄削封口漆固,北垣南下入地六尺,覆土。春夏四十日,秋冬三十日出之,当成水。若洞洞不消,更埋三十日。此水能治万病,及劳气风疼。每以温水一合和服之,日三服。十日小便当变黄,二十日腹中寒澼消,三十日龋齿更生,四十日不畏风寒,五十日诸病皆愈,颜色日少,长生神仙。

《深师方》:治痰饮头痛,往来寒热。云母粉二两,炼过,常山一两,为末。每服方寸匕,汤服取吐,忌生葱、生菜。

仲景《金匮》方:治牝疟多寒。云母烧二日夜,龙骨、蜀漆烧去腥,等分为末。发前浆水服半钱。

《千金方》治赤白久痢,积年不愈。饮调云母粉方寸匕服,神效。

又方,治妇人带下,水和云母粉方寸匕,神效。

《积德堂方》治妇人难产,经日不生,云母粉半两,温酒调服,入口即产,不顺者即顺,万不失一。陆氏云:此是何德扬方也。已救三五十人。

《千金方》治风疹遍身,百计不愈。煅云母粉,清水调服二钱良。

又方:治一切恶疮,用云母粉傅之。

《圣惠方》治火疮败坏。云母粉和生羊髓傅之。

《事林广记》治金疮出血,云母粉傅之,绝妙。

《千金翼》治风热汗出,水和云母粉,服三钱,不过再服,立愈。

【**简误**】云母性虽甘平,终属石种,与脏腑气血,实非同类,只宜用以治病取效。若夫益精明目,轻身延年,耐寒暑,志高神仙,皆必不然之论也。始俟世人试过,乃敢信耳。

石钟乳

味甘,温,无毒。主咳逆上气,明目益精,安五藏,通百节,利九窍,下乳汁,益气,补虚损,疗脚弱疼冷,下焦伤竭,强阴。久服延年益寿,好颜色,不老,令人有子。不炼服之,令人淋。蛇床为之使。恶牡丹、玄参、紫石英。

【疏】石钟乳禀石之气而生。《本经》谓其味甘,气温,无毒。吴普曰:神农辛。斯言近之。甄权以为有大毒,或是经火之故。应云味甘辛,气大温,其性得火则有大毒,乃为得之。其主咳逆上气者,以气虚则不得归元,发为斯证。乳性温而镇坠,使气得归元则病自愈,故能主之也。通百节、利九窍、下乳汁者,辛温之力也。疗脚弱疼冷者,亦是阳气下行之验也。甄权主寒嗽、通声者,辛以散邪结,温以祛寒气故也。其他种种补益之说,当是前人好事者溢美之辞。夷考其性,恐无是理,未足信也。

【主治参互】石钟乳得牛黄、白蜡、象牙末、真珠、乳香、没药、桦皮灰、龟板灰,俱存性细研,枯白矾、蛀竹屑、红铅,治广疮结毒,烂环鼻梁,及阴蚀阳物,有神。

孙真人《千金翼》钟乳煎:治风虚劳损,腰脚无力,补益强壮。用钟乳粉炼成者三两,以夹绢袋盛之,牛乳一大升,煎减三之一,去袋饮乳,分二服,日一作。不吐不利,虚冷人微溏无所苦。一袋可煮三十度,力尽别作袋。每煎迄,须濯净,令通气。其滓和面,煨鸡子食之,此崔尚书方也。

《宣明方》治一切劳嗽，胸膈痞满，焚香透膈散，用鹅管石、雄黄、佛耳草、款冬花，等分为末。每用一钱，安香炉上焚之，以筒吸烟入喉中，日二次。

《圣济总录》治肺虚喘急，连绵不息。生钟乳粉光明者五钱，蜡三两和化，饭甑内蒸熟，研丸如梧子大。每水下一丸。

《外台秘要》治乳汁不通，气少血衰，脉涩不行，故少乳。炼成钟乳粉二钱，浓煎漏芦汤调下，或通草等分为末，米饮服方寸匕，日三服。

【简误】石钟乳辛温，若加火炼，有毒无疑。纵治虚寒，尚须审察，况病涉温热者耶？世人病阴虚有热者十之九，阳虚内寒者百之一。是以自唐迄今，因服钟乳而发病者不可胜纪，服之而获效得力者不闻一二。其于事理，可以烛照。经曰：石药之性悍。味斯言也，则其大略可概见已。慎毋轻信方士之言，致蹈前人覆辙。尊生之士，宜安常处，顺以道理，自持修短有命，无惑乎长年之说，庶不为其所误矣。

矾石

味酸，寒，无毒。主寒热，泄痢，白沃，阴蚀恶疮，目痛，坚骨齿，除固热在骨髓，去鼻中息肉。炼饵服之，轻身不老增年。岐伯云：久服伤人骨，能使铁为铜。生河西山谷，及陇西武都石门。甘草为之使。恶牡蛎，畏麻黄。

【疏】矾石味酸，气寒而无毒。其性燥急，收涩解毒，除热坠浊。盖寒热泄痢，皆湿热所为。妇人白沃，多由虚脱，涩以止脱故也。阴蚀恶疮,亦缘湿火。目痛多由风热,除固热在骨髓,坚齿者,髓为热所劫则空,故骨痿而齿浮。矾性入骨除热,故亦主之。去鼻中息肉者,消毒除热燥湿之功也。

【主治参互】矾石即白矾,得巴豆同煅令枯。取矾研末,以鹅翎管吹入喉中,流出热涎立解。喉痹其证,俗呼为缠喉风是也。

皮肤疥癣,脓窠、坐板、肥疳等疮,皆资其用,各合所宜以施之。

得硫黄、雄黄、白附子、海金沙、蜜陀僧,擦汗斑殊效。一年者去皮一次,十年者去皮十次。擦后坐卧勿当风,勿行房摇扇。

制半夏,能散湿痰及食积痰,兼除五饮。

同芒硝可烧水银成粉,治一切疮中有虫。

得黄蜡和丸,名蜡矾丸,治一切疮毒有神。凡治痈疽,当服之以护膜,膜苟不破,虽剧必瘥。

陈师古方:中风痰厥,四肢不收,气闭膈塞者,白矾一两,牙皂角五钱,为末。每服一钱,温水调下,吐痰为度。

《简要济众方》:牙齿肿痛,白矾一两烧灰,大露蜂房一两微炙,每二钱水煎,含漱去涎。

《千金方》:鼻中息肉:用明矾一两,蓖麻仁七粒,盐梅肉五个,麝香一字,捣丸,绵裹塞之,化水自下也。

夏子益《奇疾方》:发斑怪证:有人眼赤鼻张,大喘,浑身出斑,毛发如铜铁,乃热毒气结于下焦也。白矾、滑石各一两为末。水三碗,煎减半,不住,服尽即安。

《永类钤方》:烂弦风眼,白矾煅一两,铜青三钱,研末,汤泡澄清,点洗。

《千金方》:脚气冲心:白矾三两,水一斗五升,煎沸浸洗。张仲景《金匮》方:女劳黄疸,日晡发热而反恶寒,膀胱急,少腹满,目尽黄,额上黑,足下热,因作黑疸。其腹胀如水状,大便必黑,时溏,此女劳之病,非水也,自大劳大热交接后入水所致。腹满者难治。用矾石烧,硝石熬黄,等分为散。以大麦粥汁和服方寸匕,日三服。病从大小便去。

又《金匮》方:妇人白沃,经水不利,子脏坚癖,中有干血,下白物:用矾石三分烧,杏仁一分,研匀,蜜丸枣核大,纳入肠中,日一易之。

《千金翼》:妇人阴脱作痒,矾石烧研,空心酒服方寸匕,日三。

刘禹锡《传信方》:蛇咬蝎螫:烧刀矛头令赤,置白矾于上,汁出,热滴之,立瘥。此神验之方也。

【简误】白矾,《本经》主寒热泄痢,此盖指泄痢久不止,虚脱滑泄,因发寒热。矾性过涩,涩以止脱,故能主之。假令湿热方炽,积滞正多,误用收涩,为害不一。慎之! 妇人白沃,多由虚脱。故用收涩以固其标,终非探本之治。目痛不由弩肉及有外障,亦非所宜。除固热在骨髓,仅可资其引导,若谓其独用,反有损也。矾性燥急而能劫水,故不利齿骨。齿者骨之余故也。岐伯云:久服伤人骨。故凡阴虚内热,火炽水涸,发为咽喉痛者,不宜含此。目痛由阴虚血热者,亦不宜用劫水损骨之药,岂可炼服，轻身不老增年？徒虚语耳！

芒硝

味辛、苦，大寒。主五藏积聚，久热胃闭，除邪气，破留血，腹中痰实结搏，通经脉，利大小便及月水，破五淋，推陈致新。生于朴硝。

【疏】芒硝禀天地至阴极寒之气所生，故味苦辛，性大寒，乃太阴之精，以消物为性，故能消五金八石，况乎五脏之积聚，其能比之金石之坚哉？久热即是邪热，伤寒热邪结中焦，或停饮食则胃胀闭，少少投之，可立荡除。除邪气者，寒能除热故也。破留血者，咸能软坚，辛能散结也。邪热盛则经脉闭，热淫于内，治以咸寒，结散热除则经脉自通，二便自利，月水复。此五淋中，惟石淋、膏淋为胶结难解。病由于积热，非得辛苦大寒之药，以推荡消散之，不能除也。推陈致新，总述其体用之功耳。由朴硝再煎而成，故曰生于朴硝。

【主治参互】入仲景大承气汤，治伤寒七八日后，邪结下焦，少腹按之坚痛，下之愈。

又治伤寒邪热失汗，蓄血少腹，或先因内伤留血下焦，入桃仁承气汤，下之愈。

《千金方》疗漆疮，用汤渍芒硝令浓，涂之，如干即易之。

《子母秘录》治小儿赤游，行于体上下，至心即死。以芒硝纳汤中，取浓汁以拭丹上。

《百一选方》治疗关格，大小便不通，胀满欲死，两三日则杀人。以芒硝三两,纸裹三四重,炭火烧之,令内一升汤中尽服,当先饮汤一升已,吐出乃服之。

《孙真人食忌》:主眼有翳,取芒硝一大两,置铜器中,急火上炼之,放冷后,以生绢细罗,点眼角中。每夜欲卧时一度点,妙。

姚和众方:治小儿重舌,马牙硝涂于舌上下,三日效。

《简要济众方》治小儿鹅口。用马牙硝擦舌上,日五度,效。

《梅师方》治火焰丹毒,水调芒硝末涂之。

《信效方》治死胎不下。用芒硝末二钱,童便温服。

《三因方》:治风热喉痹及缠喉风。玉钥匙:用焰硝一两半,白僵蚕一钱,白硼砂半两,脑子一字,研匀,取少许,数数吹之。

《普济方》治重舌、鹅口,用竹沥同焰硝点之。

朴硝

味苦、辛,寒,大寒,无毒。主百病,除寒热邪气,逐六府积聚,结固留癖,胃中食饮热结,破留血闭绝,停痰痞满,推陈致新,能化七十二种石。炼饵服之,轻身神仙。炼之白如银,能寒能热,能滑能涩,能辛能苦,能咸能酸。入地千岁不变。色青白者佳,黄者伤人,赤者杀人。

【疏】朴硝乃初次煎成者,其气味烈于芒硝,主治皆同。总为除邪热,逐六腑积聚,结固留癖,胃中食饮停滞因邪热结,停痰痞满,破留血闭绝之要药。与芒硝功用曾无少别,文具芒硝条下,兹不复疏。

【主治参互】《圣惠方》治时气头痛不止，用朴硝二两，捣罗为散，用生油调涂于顶上。

又方：治乳石发动烦闷，及诸风热，用朴硝炼成者半两，细研如粉，每服以蜜水调下一钱匕，日三四服。

《简要济众》治小便不通膀胱热。白花散：朴硝不以多少，研为末，每服二钱匕，温茴香酒调下，无时服。

入紫雪：疗伤寒，温疫，温疟，一切积热烦热，狂呼叫走，瘴疫毒疠，卒死脚气，五尸五注，心腹诸疾，疞刺切痛，解诸热毒，邪热发黄，蛊毒鬼魅，野道热毒，小儿惊痫百病。黄金一百两、石膏、寒水石、磁石。滑石备三斤，捣碎，水一斛，煮四斗，去滓。入犀角屑、羚羊角屑、青木香、沉香各五两，玄参洗焙、升麻各一斤，炙甘草八两，丁香一两，入前汁中，煮取一斗五升，去滓。入炼朴硝十斤，硝石三十二两，于药汁中微火煎之，用柳木不住搅，至水气欲尽，倾水盆中。待欲凝，入麝香一两二钱半，朱砂末三两，搅匀收之。每服一二钱，凉水服。临时加减，甚者一两。

碧雪：治一切积热，天行时疾，发狂昏愦，或咽喉肿塞，口舌生疮，心中烦躁，或大小便不通，胃火诸病。朴硝、芒硝、马牙硝、硝石，石膏水飞、寒水石水飞各一斤，以甘草一斤，煎水五升，入诸药同煎，不住手搅，令消熔得所，入青黛一斤，和匀，倾盆内，经宿结成雪。为末，每含咽，或吹之，或水调服二三钱。欲通利，则热水服一两。

刘禹锡《传信方》治热壅，甘露饮：凉胸膈，驱积滞。芒硝末一大斤，用蜜十二两，和匀，入新竹筒内，半筒已上即止，不得令满。却入炊甑中，令有药处在饭内，其虚处出在上，蒸之。候饭熟，取出，绵滤入磁钵内，竹篦搅匀勿停手，待凝，取入磁盒。每卧时含半匙，渐渐咽之。如要通利，即多服之。

《简便方》治赤眼肿痛，朴硝置豆腐上蒸化，取汁收点。

《外台秘要》治喉痹肿痛，用朴硝一两，细组含咽，立效。或加丹砂一钱。气塞不通，加生甘草二钱半，吹之。

孙真人方：治口舌生疮，用朴硝含之良。

夏之益《奇疾方》：灸疮飞蝶，因艾灸火疮痂退落，疮内鲜肉片子飞如蝶状，腾空飞去，痛不可言，是血肉俱热怪病也。用朴硝、大黄各半两，为末，水调下，微利即愈。

《史记·仓公传》云：菑川王美人，怀子不乳，来召淳于意。意往，饮以莨菪药一撮，以酒饮之，旋乳。意复诊其脉躁，躁者，有余病，即饮以消石一剂，出血豆比五六枚而安。此去蓄血之验也。

《炮炙论》治头痛欲死，用消石末吹鼻中即愈。

《圣惠方》治赤眼肿痛。用消石末，临卧时，以铜箸点黍米大，入目眦，至旦，以盐水洗去之。

玄明粉

味辛、甘，性冷，无毒。治心热烦躁，并五藏宿滞症结，明目，退膈上虚热，消肿毒。此即朴硝炼成者。

【疏】玄明粉，即芒硝投滚汤沸化，夜置冰霜之下，结起在水面上者。用白莱菔切片，煮汁投硝，以结起多次者为上。其色莹白，其味辛咸，沉而降，阴也。入手少阴、足厥阴、阳明经。其治邪热在心烦躁者，经曰：热淫于内，治以咸寒，佐之以苦。并主五藏宿滞症结者，即燥粪、结痰、瘀血、宿食之谓。辛能散结，咸能软坚，兼能润下，苦能下泄，故主之也。目为血热所侵，必赤肿作痛异常，硝物峻利，加以苦辛咸寒之极，故能散热结，逐热血。目病既去，必自明矣。退膈上虚热者，当作实热。邪解心凉，故热退也。消肿毒者，即软坚散结之功也。

【主治参互】《集简方》热厥气痛：玄明粉三钱，热童便调下。

《伤寒蕴要》伤寒发狂，玄明粉二钱，朱砂一钱，末之，冷水服。

《圣济总录》鼻血不止：玄明粉二钱，冷水服。

【简误】硝者，消也。五金八石，其坚莫比，惟硝能销之。苟非大辛、至咸、极苦、最烈之味，其能消化之乎？消石、朴硝，一经澄炼，便名芒硝、马牙硝、风化硝、甜硝。若经煅过，即名玄明粉。究其功用，无坚不磨，无结不散，无热不荡，无积不推，可谓直往无前，物无留碍之性也。《别录》谓炼饵服之，轻身神仙，失其本矣。故仲景于诸承气汤用之，非邪结下焦、坚实不可按者不用，恐其误伐下焦真阴故也。病不由于邪热深固，闭结难通，断不可轻投。至于血涸津枯，以致大肠燥结，阴虚精乏，以致大热骨蒸；火炎于上，以致头痛目昏，口渴耳聋咽痛，吐血衄血，咳嗽痰壅，虚极类实等证，切戒勿施。庶免虚虚之咎，而无悔不可追之大错也。至如唐玄宗所召道士刘玄真，谓服玄明粉，遂无病长生中所载有益精壮气，助阳补阴，不拘丈夫妇人，幼稚襁褓，不问四时冷热俱治之说,乃是荒唐不经之语。不识本章,何缘载入?岂历代董修儒臣,本不知医,但广异闻,未暇核实而误收之耶?正所谓尽信书,则不如无书也。

滑石

味甘,寒,大寒,无毒。主身热泄澼,妇子乳难,癃闭,利小便,荡胃中积聚寒热,益精气,通九窍、六府津液,去留结,止渴,令人利中。久服轻身耐饥长年。石韦为之使,恶曾青。

【疏】滑石,石中之得冲气者也。故味甘淡,气寒而无毒。入足太阳膀胱经,亦兼入足阳明、手少阴、太阳、阳明经。用质之药也。滑以利诸窍,通壅滞,下垢腻,甘以和胃气,寒以散积热。甘寒滑利以合其用,是为祛暑散热,利水除湿,消积滞,利下窍之要药。《本经》用以主身热泄澼,女子乳难,荡胃中积聚寒热者,解足阳明胃家之热也。利小便癃闭者,通膀胱,利阴窍也。其曰益精气、久服轻身、耐饥长年,此则必无是理矣。《别录》:通九窍津液,去留结,止渴,令人利中者,湿热解,则胃气和而津液自生;下窍通,则诸壅自泄也。丹溪用以燥湿,分水道,实大肠,化食毒,行积滞,逐瘀血,解燥渴,神脾胃,降心火,偏主石淋,皆此意耳。

【主治参互】和甘草为益元散,又名天水散、六一散、太白散。解中暑、伤寒、疫疠,并汗后遗热、劳复诸疾,兼解两感伤寒,百药、酒食、邪热毒,烦满短气,腹胀闷痛,淋闷涩痛,疗身热呕吐泄泻,肠澼下痢赤白,除烦热,胸中积聚寒热,止渴消蓄水。妇人催生下乳，治吹乳，乳痈，牙疮，齿疳。此药大养脾胃之气，通九窍六腑，去留结，通经脉，消水谷，安魂定魄，乃神验之仙药也。刘河间《伤寒直格》本方：白滑石水飞过六两，粉甘草一两，为末。每服三钱，蜜少许，温水调下。实热则用新汲水调下，解利则葱豉汤下，通乳用猪肉面汤调下，催生用香油浆水调下。凡难产或死胎不下，皆由风热燥涩，结滞紧敛，不能舒缓故也。此药力至，则结滞顿开而瘥矣。如用以治痢，照雷公炮制：用牡丹皮同煮过，加丹砂水飞细末，每两一钱，名辰砂六一散。治心经伏暑，下痢纯血，烦躁口渴，神昏不爽。

《圣惠方》治膈上烦热多渴，利九窍，滑石二两，捣水三大盏，煎二盏，去滓，入粳米煮粥食。

《千金方》治女劳黄疸，日晡发热恶寒，少腹急，大便溏黑，额黑。滑石、石膏等分，研末。大麦汁服方寸匕，日三，小便大利，愈。腹满者难治。

《圣惠方》治乳石发动，烦热烦渴。滑石粉半两，水一盏，绞白汁，顿服。

《广利方》气壅关格不通，小便淋结，脐下妨闷兼痛。滑石粉水调服一两。

杨氏《产乳》：小便不通。滑石末一升，车前汁和涂脐之四畔，方四寸，干即易之。冬月水和。

《圣惠方》治妇人转胞，因过忍小便而致。滑石末，葱汤服二钱。

《普济方》伏暑水泄，白龙丸：滑石火煅过一两，硫黄四钱，为末,面糊丸绿豆大。每用淡姜汤随大小服。

又方:治伏暑或吐,或泻,或疟,小便赤,烦渴。玉液散:用桂府滑石烧四两,藿香一钱,丁香一钱,为末,米汤服二钱。亦治霍乱。

王氏《痘疹方》治痘疮狂乱,循衣摸床,大渴引饮,用益元散一两,加朱砂飞过二钱,冰片三分,麝香一分,用灯心汤调二三钱服。

《普济方》治风毒热疮,遍身出黄水。桂府滑石末傅之,次日愈。先以虎杖、豌豆、甘草等分,煎汤洗后乃搽。

《集简方》治脚指缝烂:滑石一两,石膏煅半两,枯矾少许,研掺之。

夏子益《奇疾方》,载白矾石条内。

【简误】滑石本利窍去湿,消暑除热,逐积下水之药。若病人因阴精不足内热,以致小水短少赤涩或不利;烦渴身热,由于阴虚火炽水涸者,皆禁用。脾肾俱虚者,虽作泄,勿服。

空青

味甘、酸,寒,大寒,无毒。主青盲耳聋,明目,利九窍,通血脉,养精神,益肝气,疗目赤痛,去肤翳,止泪出,利水道,下乳汁,通关节,破坚积。久服轻身延年不老,令人不忘,志高神仙。能化铜、铁、铅、锡作金。生益州山谷,及越巂山有铜处。铜精熏则生空青,其腹中空。三月中旬采,亦无时。

【疏】空青感铜之精气而结,其味甘酸,其气大寒,无毒可知已。色青法木,故入肝而主目盲。目者肝之窍,瞳子神光属肾,肝肾虚则内热,怒则火起于肝,故生内外障翳,此目病所由成也。甘寒能除积热,兼之以酸,则火自敛而降矣。热退则障自消,目自明。耳者肾之窍,水涸火炎故耳聋,肾家热解则火息水生而听复聪矣。九窍不利,无非火壅。肝家有火则血热气逆,故血脉不通。凉肝除热则精气自益,阴足火清,则窍自利而血脉自通,精神自长矣。目赤痛,肤翳泪出,皆肝气不足之候,益肝气则诸证自除矣。其曰利水道,下乳汁,通关节,破坚积者,皆以热除则气血和平,阴气自复,五脏清宁则诸证自解。圣药神功,于斯显矣。

【主治参互】空青得真珠、贝子、珊瑚、石决明,点目中内外障翳有神。

《千金方》:眼目䀮䀮不明,空青少许,渍露一宿,点。

《圣济总录》:肤翳昏暗,空青二钱,蕤仁去皮一两,片脑三钱,细研,日点。明目去翳障。

上珍之药,一时难购。明目外,无别用,故不著"简误"。

紫石英

味甘、辛,温,无毒。主心腹咳逆邪气,补不足,女子风寒在子宫,绝孕十年无子,疗上气,心腹痛,寒热邪气结气,补心气不足,定惊悸,安魂魄,填下焦,止消渴,除胃中久寒,散痈肿,令人悦泽。久服温中,轻身延年。

【疏】紫石英禀土中之阳气以生,《本经》:味甘,气温,无毒。《别录》:加辛。雷公言大温。独李当之言大寒者,是味其性矣。

味厚于气，阳中之阴，降也。入手少阴、手厥阴、足厥阴经。少阴主心，属阳而本热，虚则阳气衰而寒邪得以乘之，或为上气咳逆，或为气结寒热心腹痛。此药温能除寒，甘能补中，中气足，心得补，诸证无不瘳矣。惊悸属心虚，魂魄不安亦由心君怯弱，无以镇压诸经。兹得镇坠之力，而心君有以镇摄，即重以去怯之义也。其主女子风寒在子宫，绝孕无子者，盖女子系胎于肾及心包络，皆阴脏也，虚则风寒乘之而不孕，非得温暖之气，则无以祛风寒而资化育之妙。此药填下焦，走肾及心包络，辛温能散风寒邪气，故为女子暖子宫之要药。补中气，益心肝，通血脉，镇坠，虚火使之归元，故又能止消渴，散痈肿，令人悦泽，及久服轻身延年也。凡入丸散，用火煅醋淬七次，研末水飞过，晒干入药。

【主治参互】同白薇、艾叶、白胶、当归、山茱萸、川芎、香附，治女人子宫虚寒，绝孕无子。

张文仲《备急方》虚劳惊悸，补虚止惊，令人能食。紫石英五两，打如豆大，水淘一遍，以水一斗，煮取三升，细细服。

仲景《金匮方》治风热瘈疭及惊痫，风引汤：紫石英、白石英、寒水石、石膏、干姜、大黄、龙齿、牡蛎、甘草、滑石等分，㕮咀，水一升，煎去三分，食后温呷，无不效者。

【简误】紫石英，其性镇而重，其气暖而补，故心神不定，肝血不足，及女子血海虚寒不孕者，诚为要药。然而止可暂用，不宜久服，凡系石类皆然，不独石英一物也。妇人绝孕由于阴虚火旺，不能摄受精气者忌用。

赤石脂

味甘、酸、辛，大温，无毒。主养心气，明目益精，疗腹痛泄澼，下痢赤白，小便利，及痈疽疮痔，女子崩中漏下，产难胞衣不出。久服补髓好颜色，益智不饥，轻身延年。白石脂功用大略相同。石脂有五色，旧经同一条，今用唯赤、白二者，余皆不用。

【疏】赤石脂禀土金之气，而色赤则象火，故其味甘酸辛，气大温无毒。气薄味厚，降而能收，阳中阴也。入手阳明大肠，兼入手足少阴经。经曰：涩可去脱。大小肠下后虚脱，非涩剂无以固之，故主腹痛肠澼，及小便利，女子崩中漏下也。赤者南方之色，离火之象，而甘温则又有入血益血之功，故主养心气，及益精补髓，好颜色也。血足则目自明，心气收摄则得所养而下交于肾，故有如上功能也。痈疽因荣气不从所生，疮痔因肠胃湿热所致，甘温能通畅血脉，下降能涤除湿热，故主之也。其主难产胞衣不出者，以其体重下降，而酸辛能化恶血，恶血化则胞胎无阻滞之患矣。东垣所谓胞衣不出，涩剂可以下之，此之谓也。不饥轻身延年，乃方士炼饵之法耳。凡泄利肠澼，久则下焦虚脱，无以闭藏。其他固涩之药，性多轻浮，不能达下，惟石脂体重而涩，直入下焦阴分，故为久利泄澼之要药。

【主治参互】《和剂局方》冷痢腹痛，下白冻如鱼脑者，桃花丸主之。赤石脂煅研，干姜炮，等分为末，蒸饼为丸。量大小服，日三服。

仲景方：伤寒下利，便脓血不止，桃花汤主之。赤石脂一斤，一半全用，一半末用，干姜一两，粳米半升，水七升，煮米熟，去滓，每服七合。纳末方寸匕，日三服，愈乃止。

《千金翼方》：痰饮吐水无时节者，其原因冷饮过度，遂令脾胃气弱，不能消化饮食，饮食入胃，皆变成冷水，反吐不停，赤石脂散主之。赤石脂一斤，捣筛，服方寸匕，酒食自任，稍加至三匕。服尽一斤，则终身不吐痰水，又不下利，补五脏，令人肥健。有人患痰饮，服诸药不效，用此遂愈。病人虚者宜之。

【简误】火热暴注者，不宜用。滞下全是湿热，于法当忌。自非的受寒邪、下利白积者，不宜用。崩中，法当补阴清热，不可全仗收涩。滞下本属湿热积滞，法当祛暑除积，止涩之药定非所宜。慎之！慎之！

无名异

味甘、平，无毒。主金疮折伤内损，止痛，生肌肉。

【疏】无名异禀地中阴水之气以生，《本经》：味甘、气平、无毒。苏颂：咸寒。咸能入血，甘能补血，寒能除热，故主金疮折伤内损，及止痛生肌肉也。苏颂：醋摩傅肿毒痈疽者，亦取其活血凉血之功耳。

【主治参互】《集验方》打伤肿痛：无名异为末，酒服，赶下四肢，瘀血皆散矣。

《多能鄙事》损伤接骨：无名异、甜瓜子各一两，乳香、没药各一钱，为末。每服五钱，热酒调服，小儿三钱。服毕，以黄米粥涂纸上，掺左顾牡蛎末裹之，竹篦夹住。

谈野翁《试验方》:临杖预服无名异末,临时温酒服三五钱,则杖不甚痛,亦不甚伤。

除折伤肿毒外,无他用,故不著“简误”

绿矾

凉,无毒。治喉痹,蚛牙,口疮,及恶疮疥癣。酿鲫鱼,烧灰和服,疗肠风泻血。一名皂矾,煅赤醋淬为矾红,又名青矾。

【疏】绿矾气味所禀与白矾同,其酸涌涩收,燥湿解毒,化涎之功,亦与白矾相似而力差缓。《本经》主喉痹者,酸涌化涎之功也。蚛口疮、恶疮疥癣者,燥湿除热解毒之功也。肠风泻血者,消散湿热之后复有收涩之功也。然而诸治之外,又善消积滞,凡腹中坚,肉积,诸药不能化者,以矾红同健脾消食药为丸,投之辄消。

【主治参互】得红曲、山楂、肉豆蔻,消肉积。加麦芽、橘皮、草果、槟榔、三棱、蓬莪,消一切肉积,及米面食坚积。脾病黄肿,用绿矾四两,煅成赤珠子,当归四两,酒浸七日焙,百草霜三两,为末,以浸药酒,打糊丸梧子大。每服五丸至七丸,温水下。一月后黄去,立效。

杨真人《济急方》酒黄水肿,黄肿积痛:青矾半斤,醋一大碗,和匀,瓦盆内煅干为度,平胃散、乌药顺气散各半两,为末,醋煮糊丸梧子大,姜汤下二三十丸。

《救急方》食劳黄病,身目俱黄:青矾,锅内安炭煅赤,米醋拌为末,枣肉和丸梧子大。每服二三十丸,食后姜汤下。

《圣惠方》腹中食积：绿矾二两研，米醋一大碗，瓷器煎之，柳条搅成膏，入赤脚乌一两研，丸绿豆大。每空心温酒下五丸。

谈野翁《试验方》走马疳疮：绿矾煅红，以醋拌匀，如此三次，为末，入麝香少许，温浆水漱净，掺之。应加龙脑、雄黄、蓬砂、芒硝。

【简误】绿矾、矾红，虽能消肉食坚积，然能令人作泻，胃弱人不能多用。服此者终身忌食荞麦，犯之立毙。

铁锈

主恶疮疥癣，和油涂之。蜘蛛虫等咬，和蒜磨傅之。一名铁衣。

【疏】铁锈得金气之英华，其味应辛、苦，气应寒。恶疮疥癣，湿热所生。蜘蛛虫咬，毒气伤血。辛苦能除湿热，寒能解热毒气，故主之也。又秘法：取露天入土者，研极细，同蟾酥、脑、麝，以金针刺入疔疮中，令至根，然后以药塞入，能拔疔根，辄效。盖疔肿未有不因肝经风热所致，此药属金，善能平木，故有如是之功。

《普济方》疔肿初起，多年土内锈钉，火煅醋淬，刮下锈末，研细。每用少许，人乳和，挑破傅之。

神农本草经疏卷四

玉石部中品

总八十七种，今疏其要者一十八种

雄黄　石硫黄　食盐　水银　石膏　金屑　灵砂　水银粉　磁石　凝水石　阳起石　蜜陀僧　铁落　珊瑚　玛瑙　太阴玄精　土蜂窝上细土　胡燕窝内土

雄黄

味苦、甘，平、寒、大温，有毒。主寒热，鼠瘘，恶疮，疽痔，死肌，疗疥虫䘌疮，目痛，鼻中息肉，及绝筋破骨，百节中大风，积聚癖气，中恶腹痛，鬼疰，杀精物恶鬼邪气，百虫毒。胜五兵，杀诸蛇虺毒，解藜芦毒。悦泽人面。炼食之，轻身神仙。饵食之，皆飞入人脑中，胜鬼神，延年益寿，保中不饥。得铜可作金。

【疏】雄黄禀火金之性，得正阳之气以生。《本经》：味苦，平，气寒，有毒。《别录》：加甘，大温。甄权言辛，大毒，察其功用，应是辛苦温之药，而甘寒则非也。气味俱厚，升也阳也。入足阳明经。其主杀精物恶鬼邪气，及中恶腹痛鬼疰者，盖以阳明虚则邪恶易侵，阴气胜则精鬼易凭，得阳气之正者，能破幽暗，所以杀一切鬼邪，胜五兵也。寒热、鼠瘘、恶疮、疽痔、死肌，疥虫䘌疮诸证，皆湿热留滞肌肉所致，久则浸淫而生虫。此药苦辛，能燥湿杀虫，故为疮家要药。其主鼻中息肉者，肺气结也；癖气者，大肠积滞也；筋骨断绝者，气血不续也。辛能散结滞，温能通行气血，辛温相合而杀虫，故能搜剔百节中大风积聚也。虺蛇阴物，藜芦阴草，雄黄禀纯阳之气，所以善杀百虫蛇虺毒，及解藜芦毒也。《别录》：复有目痛及悦泽人面之语，悉非正治。炼饵之法，出自仙经。以铜为金，亦黄白术中事耳。

【主治参互】同红、白药子、白及、白敛、乳香、没药、冰片，傅一切肿毒痈疽。

研细末，入猪胆内，套指头上，治天蛇疔毒发于中指。

同金头蜈蚣、牛角腮、猪悬蹄、猬皮、象牙末、黄蜡、白矾，治通肠漏。

同漆叶、苦参、刺蒺藜、白芷、荆芥、天麻、鳖虱胡麻、半枝莲、豨莶、百部、天门冬，治大麻风眉毛脱落。

治暑毒疟痢，百法不效，用雄黄研细，水飞九次，竹筒盛，蒸七次，再研，蒸饼和丸梧子大。每服甘草汤下七丸，日三服。其辞云：暑毒在脾，湿气连脚。不泄则痢，不痢则疟。独炼雄黄，蒸饼和药。别作治疗，医家大错。此昔人梦中所得之方，今试之辄效。

《圣惠方》伤寒狐惑，虫食下部，痛痒不止。雄黄半两，烧于瓶中，熏其下部。

《肘后方》五尸疰，病发则变痛无常，昏恍沉重，缠结脏腑，上冲心胁，即身中尸鬼接引为害也。雄黄、大蒜各一两，杵丸弹子大，每热酒服一丸。

夏氏《奇疾方》筋肉虫，有虫如蟹，走于皮下，作声如小儿啼，为筋肉之化。雄黄、雷丸各一两，为末，掺猪肉上炙熟，吃尽自安。

《积德堂方》广东恶疮：雄黄一钱半，杏仁三十粒去皮，轻粉一钱。为末，洗净，以雄猪胆汁调上，二三日即愈。百发百中，天下第一方也。出武定侯府内。入龙脑少许尤良。

【简误】雄黄杀蛇虫咬毒，及傅疥癣、恶疮、疔肿，辟鬼魅邪气，在所必用。然而性热有毒，外用易见其所长，内服难免其无害。凡在服饵，中病乃已，毋尽剂也。

石硫黄

味酸，温、大热，有毒。主妇人阴蚀，疽痔恶血，坚筋骨，除头秃，疗心腹积聚邪气，冷癖在胁，咳逆上气，脚冷疼弱无力，及鼻衄，恶疮，下部䘌疮，止血，杀疥虫。能干汞，中其毒者，黑铅煎汤解之。或食冷猪血。

【疏】石硫黄禀火气以生，《本经》：味酸，气温，有毒。《别录》：大热。黄帝、雷公：咸，有毒。气味俱厚，纯阳之物也，入手厥阴经。经曰：寒淫于内，治以温热。冷癖在胁，咳逆上气，寒邪在中也，非温剂无以除之。又曰：硬则气坚，咸以软之。心腹积聚邪气，坚积在中也，非咸剂无以软之。命门火衰，则为脚冷疼弱无力。下焦湿甚，则为阴蚀、疽痔、䘌疮。酸温能补命门不足，大热能除下焦湿气，故主之也。其主头秃、恶疮、疥虫者，悉取其除湿杀虫之功耳。《本经》又主坚筋骨，及《别录》疗鼻衄止血者，皆非其所宜。夫热甚则骨消筋缓，火载血上则错经妄行，岂有大热之物反能疗是证哉？无是理也。

【主治参互】入鸡子，同艾叶煮食，治妇人白带因于虚寒者。

《圣惠方》：诸疮弩肉，如蛇出数寸：硫黄末一两，肉上薄之，即缩。

《救急良方》疥疮有虫：硫黄末，以鸡子煎香油调搽，极效。

【简误】硫黄，古方未有服饵者。《本经》所用，止于治疮蚀，攻积聚，冷气脚弱等，而近世遂为常服。丸散如来复丹、半硫丸、金液丹、黑龙丹，及诸方书所载者，不可缕指，称其功用，亦未能殚述。然而人身之中，阳常有余，阴常不足，病寒者少，病热者多。苟非真病虚寒，胡可服此大热毒药？假令果系虚寒证，法当补气以回阳，亦何须藉此毒石哉！世人徒知其取效良捷，而不知其为害之酷烈也。戒之！戒之！

食盐

味咸，温，无毒。主杀鬼蛊邪疰毒气，下部䘌疮，伤寒寒热，吐胸中痰澼，止心腹卒痛，坚肌骨。多食伤肺，喜咳。

【疏】盐禀水气以生。《洪范》：润下作咸。《素问》：水生咸。此盐之根源也。《本经》：味咸。《别录》：咸温无毒。察其本具气味，则是咸寒，而非温也。气薄味厚，阴也，降也。入足少阴，亦入手少阴、足阳明、手太阴、阳明经。其主肠胃结热，喘逆胸中病，及伤寒寒热者，皆热邪在阳明也。经曰：热淫于内，治以咸寒。正此之谓也。五脏苦欲补泻云:心欲软,急食咸以软之,以咸补之。心虚则邪热客之而卒痛,咸寒能除热补心,故主心腹卒痛也。凡湿热在下焦,则为匶疮;留著经络,则肌骨软。咸寒能除湿热,故主之也。或以为咸能软坚,又何以坚肌骨?不知肌骨软缓,皆湿热所致,经曰:热则骨消筋缓。又曰:体重胕肿,肉如泥,皆属于湿。如夏月湿热大盛,则肉食易于溃散,得盐性之咸寒,乃能坚久不腐也。咸味涌泄,所以能吐胸中痰澼,及鬼蛊邪疰毒气,悉皆吐出也。多食伤肺喜咳者,肺主清肃,多食则咸味渍入肺窍,故令咳也。日华子:以之助水脏,及霍乱心痛,金疮,明目,止风泪邪气,一切虫伤,疮肿火灼,通大小肠,疗疝气。诸治悉取其入肾入心,走血软坚,除热润下之功耳。

【主治参互】炒盐三钱,以炒砂仁五钱,为末泡汤,井水澄冷,灌下。治霍乱心腹绞痛,有效。一味炒,作汤,治心经火热作痛。

柳柳州纂《救三死方》治霍乱上不得吐,下不得泻,气绝欲死者,用盐一大匙,熬令黄,童子小便一升,合和温服,少顷吐下,即愈也。

孙真人方:卒中尸遁,服盐汤取吐,效。

甄权《药性论》中恶心痛,盐如鸡子大,青布裹,烧赤,纳酒中,顿服。当吐恶物愈。

唐瑶《经验方》风热牙痛:以槐枝煎浓汤二碗,入盐一斤,煮干炒研,日用揩齿,以水洗目。

《梅师方》:蜈蚣咬人,嚼盐涂之,或盐汤洗之,妙。

《经验方》:蚰蜒咬毒,形如大风,眉鬓皆落,惟浓煎盐汤,浸身数遍即愈。浙西将军张韶病此,每夕蚰蜒鸣于体,一僧用此方而安。蚰蜒畏盐故也。

【简误】《内经》曰:咸走血,血病无多食咸,多食则脉凝泣而色变。凡血病及喘嗽、水肿、消渴,法所大忌。以其或伤肺引痰,或泣血脉,或助水邪,或走精液故也。

水银

味辛,寒,有毒。主疥瘘痂疡,白秃,杀皮肤中虱,堕胎除热。以傅男子阴,阴消无气。杀金、银、铜、锡毒。熔化还复为丹,久服神仙不死。一名汞。得铅则凝,得硫则结,并枣肉、人唾研则散。别法煅为腻粉、粉霜,得紫河车则伏,得川椒则收。

【疏】水银从石中迸出为石汞,从丹砂中出者为朱里汞,即丹砂中液也。禀至阴之气而有汞,故其味辛,其气寒而有毒,善能杀虫,其气下走无停歇。故《本经》以之主疥瘘痂疡,白秃,杀皮肤中虱,及堕胎除热也。至阴之精,能消阳气,故不利男子阴也。神仙不死之说,必得铅华相合,乃能收摄真气,凝结为丹。即道家所谓太阳流珠常欲去,人卒得金华,转而相因之旨也。伏炼五金为泥,以其性能杀金、银、铜、锡毒也。熔化还复为丹,亦出仙家烹炼耳。

【主治参互】得矾石、丹砂、芒硝、雄黄、黑铅,入阳城罐内,如法升炼,名红粉霜。能止痛生肌。少加冰片,研匀,擦广疮有效。制法具矾、轻粉。

同大风子、蛇床子、樟脑、轻粉、枯矾、雄黄、胡桃油，治疥癣虫疮。

《肘后方》一切恶疮：水银、黄连、胡粉熬黄各一两，研匀傅之。干则以唾调。

【简误】陈藏器曰：水银入耳，能食人脑至尽，入肉令百节挛缩，倒阴绝阳。人患疮疥，多以水银涂之。性滑重，直入肉，宜谨之。头疮切不可用，恐入经络，必缓筋骨。寇宗奭云：水银入药，虽各有法，极须审谨，有毒故也。历举学士大夫惑于方士之说，服煅炼水银暴卒者，不可胜数。妇人误服，多致绝孕。其为毒害昭昭矣。惟宜外傅，不宜内服。入口为厉，可不戒哉！

石膏

味辛、甘，微寒、大寒，无毒。主中风寒热，心下逆气、惊喘，口干舌焦不能息，腹中坚痛，除邪鬼，产乳金疮。除时气头痛身热，三焦大热，皮肤热，肠胃中膈气，解肌发汗，止消渴烦逆，腹胀暴气，喘息咽热，亦可作汤浴。坚白明莹者良。浙人呼为寒水石者真。

【疏】石膏禀金水之正，得天地至清至寒之气，故其味辛甘，其气大寒而无毒。阴中之阳，可升可降。入足阳明、手太阴、少阳经气分。辛能解肌，甘能缓热，大寒而兼辛甘，则能除大热。故《本经》主中风寒热，热则生风故也。邪火上冲，则心下有逆气及惊喘。阳明之邪热甚，则口干舌焦不能息。邪热结于腹中，则腹中坚痛。邪热不散，则神昏谵语，同乎邪鬼。肌解热散汗出,则诸证自退矣。惟产乳金疮,非其用也。《别录》除时气头痛身热,三焦大热,皮肤热,肠胃中膈气,解肌发汗,止消渴烦逆,腹胀暴气,喘息咽热者,以诸病皆由足阳明胃经邪热炽盛所致,惟喘息咽热,略兼手太阴病。此药能散阳明之邪热,降手太阴之痰热,故悉主之也。甄权亦用以治伤寒头痛如裂,壮热如火。日华子:用以治天行热狂,头风旋,揩齿。东垣用以除胃热、肺热,散阳邪,缓脾益气者,邪热去则脾得缓,而元气回也。洁古又谓止阳明经头痛,发热恶寒,日晡潮热,大渴引饮,中暑及牙痛者,无非邪在阳明经所生病也。理阳明则蔑不济矣。足阳明主肌肉,手太阴主皮毛,故又为发斑、发疹之要品。起死回生,功同金液。若用鲜少,则难责其功。世医罔解,兹特表而著之。

【主治参互】仲景白虎汤,专解阳明邪热,其证头疼壮热,口渴烦躁,鼻干,目眴眴不得眠,畏人声、木声,畏火。若劳役人病此,元气先虚者,可加人参,名人参白虎汤。发斑阳毒盛者,白虎汤加竹叶、麦门冬、知母,以石膏为君,自一两至四两,麦门冬亦如之。知母自七钱至二两,竹叶自百片至四百片,粳米自一大撮至四大撮。甚则更加黄连、黄檗、黄芩,名三黄石膏汤,自一剂到四剂。妇人妊娠病此者,亦同。

伤寒汗后烦热不解,竹叶石膏汤主之。

小儿痧疹发热,口渴唇焦,咳嗽多嚏,或多痰,或作泄,竹叶石膏汤加赤柽木枝两许,贝母、栝楼根各二三钱主之。发斑亦同。甚者加三黄。

疟疾头痛,壮热多汗,发渴,亦用竹叶石膏汤二三剂主之。

虚者加人参,后随证施治。

中暑用白虎汤,虚者加人参。

太阳中暍,亦用竹叶石膏汤。

胃家实热,或嘈杂,消渴善饥,齿痛,皆须竹叶石膏汤主之。

【简误】石膏本解实热,祛暑气,散邪热,止渴、除烦之要药。温热二病多兼阳明,若头痛,遍身骨痛而不渴、不引饮者,邪在太阳也,未传阳明不当用。七八日来邪已结,里有燥粪,往来寒热,宜下者勿用。暑气兼湿作泄,脾胃弱甚者,勿用。疟邪不在阳明则不渴,亦不宜用。产后寒热由于血虚,或恶露未尽;骨蒸劳热由于阴精不足,而不由于外感。金疮下乳,更非其职。宜详察之,并勿误用。

金屑

味辛,平,有毒。主镇精神,坚骨髓,通利五脏,除邪毒气。服之神仙。寇宗奭曰:不曰金而更屑字者,是已经磨屑可用之义,必须烹炼煅屑为箔,方可入药。苏颂曰:金屑古方不见用,惟作金箔入药甚便。又古方有金石凌、红雪、紫雪辈,皆取金银煮汁。此通用经炼者,假其气尔。生金有毒,能杀人,且难解。有中其毒者,惟鹧鸪肉可解之,性恶锡,畏水银。

【疏】金屑禀西方刚利之性,善能制木。体重而降,亦能镇心。心气怯则惊邪易入,精神不安,五脏皆为之病。肝经风热则为惊痫失志,魂魄飞扬。肝属木而畏金,与心为子母之脏,故其病同一源,治亦同法。《本经》主镇惊,通利五脏邪气,及甄权疗小儿惊伤五脏，风痫失志，镇心安魂魄者，亦兼实则泻其子之义也。《本经》又主坚骨髓者，以肝心平、风热退，则精血生，骨髓自坚矣。服之神仙，乃出之仙经，非医方所述也。

【主治参互】入至宝丹，治中风不语气绝，中恶蛊毒尸疰，难产血晕等证。

入牛黄清心丸，治诸风缓纵不随，语言蹇涩，恍惚怔忡，痰涎壅塞，惊恐怕怖，或喜怒无时，癫狂昏乱。

入紫雪，治内外烦热，口舌生疮，狂呼叫走，瘴疫毒疠卒死，温疟，五尸，五疰，蛊毒，卒黄，小儿惊痫百病。红雪治疗略同。

金箔镇心丸：治小儿风壅痰热，惊悸谵妄，心神不宁。

磨细屑，挑开疔疮头上，没入，能拔疔根。作针，针疔疮，纳药拔疗。

【简误】《太清法》云：金禀中宫阴己之气，性本刚，服之伤肌损骨。予见今之以难求死者，服金一二分，则心腹剜痛，肠胃如裂而毙。其为损伤肌骨，概可见矣。惟作箔入药，可为镇心安神之用。如或止因心气虚，以致神魂不安，并无惊邪外入者，当以补心安神为急，而非金箔所能定矣。

灵砂

味甘，温，无毒。主五藏百病，养神，安魂魄，益气明目，通血脉，止烦满，益精神，杀精魅恶鬼气。久服通神明，不老轻身神仙，令人心灵。一名二气砂。

【疏】灵砂，硫、汞制而成。乃水火既济，二气交合，夺造化之功,窃阴阳之妙,可以变化五行,升降气血,为除邪养正。扶危救急之灵丹也。故能主五脏百病,益精神,安魂魄,及益气养神也。其主明目,通血脉,止烦满,杀精魅恶鬼气者,特其余事耳。得阴阳之妙,故能令人心灵。心灵则神明自通,不老轻身神仙所自来矣。又能主上盛下虚,痰涎壅盛,头旋吐逆,霍乱反胃,心腹冷痛诸证,更为镇坠之神丹也。

修治用水银一两,硫黄六铢,细研,炒作青砂头,后入水火既济炉,抽之如束针纹者,成就也。又按胡演《丹药秘诀》云:升灵砂法:用新锅安逍遥炉上,蜜揩锅底,文火下烧,入硫黄二两熔化,投水银半斤,以铁匙急搅作青砂头。如有焰起,喷醋解之。待汞不见星,取出细研,盛入水火鼎内,盐泥固济,下以自然火升之。干水十二盏为度。取出束针纹者,成矣。

【主治参互】钱氏《小儿方》:霍乱吐逆,不问虚实冷热。二气散,一名青金丹。用水银、硫黄等分,研不见星。每服一字,生姜汤调下。

《直指方》冷气心痛。灵砂三分,五灵脂一分,为末,稀糊丸麻子大。每服二十丸,食前石菖蒲、生姜汤下。

又方,九窍出血,因暴惊而得,其脉虚者,灵砂丹三十粒,人参汤下,三服愈。此证不可认作血得热则妄行而用凉药,误矣!何者?惊则气浮,神魂发越,阳气暴壅故也。得镇坠则神魂复安,而血自循经矣。

《和剂局方》有养正丹,又名交泰丹,用黑铅、朱砂、水银、硫黄炒成,即灵砂意也。其用亦与灵砂略同。

【简误】灵砂虽称水火既济，阴阳配合，然而硫、汞有毒，性亦下坠，止可藉其坠阳交阴，却病于一时，安能资其养神益气，通灵于平日哉？凡胃虚呕吐，伤暑霍乱，肺热生痰，病属于虚，非关骤发者，咸在所忌。

水银粉

味辛，冷，无毒。主通大肠，傅小儿疳并瘰疬，杀疮疥癣虫，及鼻上酒皶，风疮瘙痒。又名汞粉、轻粉、腻粉。畏磁石、石黄，忌一切血。本出于丹砂故也。土茯苓、黑铅、铁浆，可制其毒。

【疏】水银粉，升炼水银而成。其味本辛，气冷，无毒。疗体与水银相似，第其性稍轻浮尔。大肠热燥则不通。小儿疳痹因多食甘肥，肠胃结滞所致，辛凉总除肠胃积滞热结，故主之也。其主瘰疬疮疥癣虫，及鼻上酒皶，风疮瘙痒者，皆从外治，无非取其除热杀虫之功耳。

升炼轻粉法：用水银一两，白矾二两，食盐一两，同研不见星，铺于铁器内，以小乌盆覆之，盐泥封固盆口，以炭火打三炷香，取开，则粉升于盆上矣。

【主治参互】《活幼口议》：小儿哯乳不止，服此立效。腻粉一钱，盐豉七粒去皮，研匀，丸麻子大。每服三丸，藿香汤下。

《经验方》小儿吃泥，及膗肚：用腻粉一分，砂糖和丸，麻子大。空心米饮下一丸，良久，泄出泥土瘥。

《圣惠方》大小便闭，胀闷欲死，二三日则杀人。腻粉一钱，生麻油一合，相和空心服。

万表《积善堂方》下疳阴蚀疮：轻粉末干掺之，即结靥而愈。

《永类钤方》臁疮不合：葱汁调轻粉傅之。

又秘法：升丹灵药方：治痈疽恶疮，杨梅诸疮，拔毒长肉，神验。水银一两，黑铅七钱，朱砂、雄黄各三钱，白矾、火硝各二两半，其法先用铅化开，投水银，凝成饼，入朱砂、雄黄研匀，然后将硝、矾熔化，投前四味末入内，离火急搅令匀，用阳城罐盛之，铁盏盖口上，架铁梁，铁线扎紧，盐泥固济，神仙炉内文武火升炼，盏中时时以水擦之，火渐加，以三分为率。每焚官香一炷，则加一分。如是炼三炷官香为度，候冷，取开，于盏底刮取，研如飞面，甘草汤飞过三次，入龙脑香少许，点广疮上。数数以指蘸药按之。三日自脱，神方也。

【简误】水银粉下膈涎，消积滞，并小儿涎潮瘈疭药多用。然而其性有毒，走而不守，若服之过剂，或不得当，则毒气熏蒸，窜入经络筋骨，莫之能出。痰涎既去，血液随亡，筋失所养，营卫不从，变为筋挛骨痛，或结肿块漏疮，或手足皲裂顽痹等证，遂成痼疾，贻害无穷。盖此物本成于汞，则汞之毒尚存。又得火煅，则火之毒气未出。《本经》言其无毒，误也。凡闭结由于虚，血不能润泽；小儿疳病，脾胃两虚；小儿慢惊，痰涎壅上；杨梅结毒，发于气虚；久病之人，咸不宜服。宗奭有云：病属于惊，尤须审谨。盖惊为心气不足，不可下，下之里虚。惊气入心不可治，其人本虚，便须禁此，慎之至也。

磁石

味辛、咸,寒,无毒。主周痹,风湿肢节中痛,不可持物,洗洗酸消。除大热烦满,及耳聋。养肾脏,坚骨气,益精除烦,通关节,消痈肿鼠瘘,颈核喉痛,小儿惊痫。炼水饮之,亦令人有子。一名玄石。即吸铁石。入药须火烧醋淬,研末水飞,或醋煮三日夜。

【疏】磁石生于有铁处,得金水之气以生。《本经》:味辛,气寒,无毒。《别录》、甄权:咸,有小毒。大明:甘、涩,平。藏器:咸,温。今详其用,应是辛咸微温之药,而甘寒非也。气味俱厚,沉而降,阳中阴也。入足少阴,兼入足厥阴经。其主周痹风湿,肢节中痛,不可持物,洗洗酸者,皆风、寒、湿三气所致,而风气尤胜也。风淫末疾,发于四肢,故肢节痛不能持物。风湿相搏,久则从火化,而骨节皮肤中洗洗酸也。辛能散风寒,温能通关节,故主之也。咸为水化,能润下软坚。辛能散毒,微温能通行除热,故主大热烦满,及消痈肿鼠瘘。颈核喉痛者,足少阳、少阴虚火上攻所致,咸以入肾,其性镇坠而下吸,则火归元而痛自止也。夫肾为水脏,磁石色黑而法水,故能入肾养肾脏。肾主骨,故能强骨。肾藏精,故能益精。肾开窍于耳,故能疗耳聋。肾主施泄,久秘固而精气盈益,故能令人有子。小儿惊痫,心气怯,痰热盛也,咸能润下,重可去怯,是以主之。甄权云:补男子肾虚,风虚身强,腰中不利,加而用之。宗奭云:养肾气,填精髓,肾虚耳聋目昏者,皆用之。

【主治参互】《直指方》耳卒聋闭：吸铁石半钱，入病耳内，铁砂末入不病耳内，自然通透。

《千金方》阳事不起：磁石五斤，研，清酒渍二七日。每服三合，日三夜一。

倪微德《原机启微集》：眼昏内障，神光宽大渐散，昏如雾露中行，渐睹空花，物成二体，久则光不收及内障。磁朱丸：真磁石火煅醋淬七次二两，朱砂一两，神曲生用三两，为末。更以神曲末一两煮糊，加蜜丸梧子大。每服二十丸，空心饭汤下。

《千金方》金疮血出：磁石末傅之，止痛断血。

诸药石皆有毒，且不宜久服，独磁石性禀冲和，无猛悍之气，更有补肾益精之功，故不著"简误"。大都渍酒优于丸散，石性体重故尔。

凝水石

味辛、甘，寒、大寒，无毒。主身热，腹中积聚邪气，皮中如火烧，烦满，水饮之。除时气热盛，五脏伏热，胃中热，烦满，止渴，水肿，小腹痹。久服不饥。一名寒水石，一名白水石。色如云母，可析者良。盐之精也。石膏亦名寒水石，与此不同。

【疏】凝水石生于卤地，禀积阴之气而成。《本经》味辛气寒。《别录》加甘，大寒无毒。经曰：小热之气，凉以和之；大热之气，寒以取之。又曰：热淫于内，治以咸寒。大寒微咸之性，故主身热邪气，皮中如火烧，烦满，及时气热盛，五脏伏热，胃中热也。易饥作渴，亦胃中伏火也。甘寒除阳明之邪热，故能止渴不饥。水肿者，湿热也。小便多不利，以致水气上溢于腹，而成腹痹。辛咸走散之性，故能除热利窍消肿也。疗腹中积聚者，亦取其辛散咸软之功耳。

【主治参互】《永类方》男女转脬，不得小便：寒水石二两，滑石一两，葵子一合，为末，水一斗，煮五升，时服一升，即利。

《经验方》：小儿丹毒，皮肤热赤：寒水石半两，白土一分，为末，米醋调涂之。

【简误】凝水石，按本文云“盐之精”，则与石膏、方解石大相悬绝矣。因石膏有寒水石之名，而王隐君复云，寒水石又名方解石，以致混淆难辨。其功能各不相同，用者自宜分别。生卤地，味辛咸，碎之如朴硝者，是凝水石。其气大寒，能除有余邪热。凡阴虚火旺，咳嗽吐血多痰，潮热骨蒸，并脾胃作泄者，不宜服。经曰“诸腹胀大，皆属于热”者，宜之；“诸湿肿满，属脾土”者，忌之。大宜详审，慎勿有误。

阳起石

味咸，微温，无毒。主崩中漏下，破子藏中血，症瘕结气，寒热腹痛，无子，阴痿不起，补不足，疗男子茎头寒，阴下湿痒，去臭汗，消水肿。久服不饥，令人有子。白色莹明若狼牙者为上，凡用，火煅酒淬七次，研细水飞，日干。

【疏】阳起石禀纯阳之气以生。《本经》：味咸，气微温，无毒。观《图经》所载：齐州阳起山，其山常有暖气，虽盛冬大雪遍境，独此山无少积，盖石气熏蒸也。其为气之温暖，当不甚微矣。

味咸而气温，入右肾命门，补助阳气，并除积寒宿血留滞下焦之圣药，故能主崩中漏下，及破子脏中血，症瘕结气，寒热腹痛，及男子茎头寒，阴痿不起，阴下湿痒，令人有子也。真阳足则五脏之气充溢，邪湿之气外散，故久服不饥，并去臭汗也。《别录》又主消水肿者，盖指真火归元，则能暖下焦，熏蒸糟粕，化精微，助脾土以制水也。

【主治参互】同破故纸、鹿茸、腽肭脐、菟丝子、狗阴茎、肉苁蓉、巴戟天，治命门虚寒，阴痿不起，精寒无嗣。服之能令阳道丰隆，使人有子。总治男子九丑之疾。

【简误】阴虚火旺者，忌之。阳痿属于失志，以致火气闭密，不能发越而然，及崩中漏下由于火盛，而非虚寒者，并不得服。

蜜陀僧

味咸、辛，平，有小毒。主久痢，五痔，金疮。面上瘢䵟，面膏药用之。旧出南闽中银铜冶处，今甚难得，但取煎销银铺炉底用之。

【疏】蜜陀僧感银铜之气而结，故其味咸辛，气平有小毒。久痢，五痔，大肠湿热积滞也。辛主散结滞，咸主润下除热。大肠清宁，则久痢、五痔自瘳矣。体重，能消磨坚积；味咸，能入血凉血，故又主金疮，及灭面上瘢䵟也。

【主治参互】《圣惠方》鼻皶赤皰：蜜陀僧二两，细研，人乳调，夜涂旦洗。

《活人心鉴》夏月汗瘢如疹：用蜜陀僧八钱，雄黄四钱，先以姜片擦热，仍以姜片蘸末擦之，次日即焦。

《寿域方》：骨疽出骨，一名多骨疮，不时出细骨。乃母受胎未及一月，与六亲骨肉交合，感其精气，故有多骨之名。以蜜陀僧末，桐油调匀，摊贴之，即愈。

【简误】蜜陀僧惟治䵟䵳，傅面外，今人无复用以服食者。大都可外傅，不可内服。此药难得真者，销银炉底，乃销铜之气所结，能烂一切物，故益不宜轻用。

铁落

味辛、甘，平，无毒。主风热恶疮，疡疽疮痂疥，气在皮肤中，除胸膈中热气，食不下，止烦，去黑子。可以染皂。

【疏】铁落是煅家烧铁赤沸，砧上煅之，如皮甲落下者。本出于铁，不离金象，体重而降。故《素问》有生铁落饮，以疗病狂怒者，云生铁落，下气疾也。又狂怒属肝气暴升，故取金气以制之也。其主气在皮肤中，及除胸膈中热气，食不下，止烦者，皆制木散热之功也。《本经》又主风热恶疮，疡疽疮痂疥者，皆肝心火热所致，辛平能除二经之火热，故主之也。苏恭以之炒热投酒中饮，疗贼风痉。大明治惊邪癫痫，小儿客忤，并煎服之，悉此意耳。

【主治参互】铁秤锤烧红，淬入米泔中百次，乘热熏洗阴癣顽疮，皆有效。别敷杀虫凉血药弥佳。

珊瑚

味甘，平，无毒。主宿血，去目中翳。鼻衄，末吹鼻中。

【疏】珊瑚得水中阴气以生，味甘气平，性主消散，故能去目中翳，及消宿血、止鼻衄也。

【主治参互】同贝子、真珠、玛瑙、琥珀、石蟹，为极细末，点入目中，去浮翳。

甘平无毒，主疗亦稀，故无“简误”。

玛瑙

味辛，寒，无毒。主辟恶，熨目赤烂。

【疏】玛瑙，玉之属也。观陈藏器云“研木不热”，其性寒可知矣。寒而带辛，故能辟恶，及熨目赤烂也。同珊瑚辈为末点目，去障翳尤妙。

太阴玄精

味咸，温，无毒。主除风冷邪气湿痹，益精气，妇人痼冷漏下，心腹积聚冷气，止头疼，解肌。其色青白，龟背者良。

【疏】太阴玄精出于盐卤之地，乃至阴之精凝结而成。故其形皆六出，象老阴之数也。《本经》：味咸，气温无毒，然详其所主，味应带辛，气应作寒。非辛寒则不能除风冷邪气湿痹，及止头疼、解肌等证。咸能软坚，故主心腹积聚。咸能润下，入肾滋水，故主益精气。《本经》误认为温，故有妇人痼冷漏下冷气之治，皆非所宜也。

【主治参互】《图经本草》正阳丹：治伤寒三日，头疼壮热，四肢不利。太阴玄精石、硝石、硫黄各二两，蓬砂一两，细研，入瓶固济，以火半斤，于瓶子周一寸熁之，约近半日，候药青紫色，住火，待冷取出，用腊月雪水拌匀，入罐子中，屋后北阴下阴干。又入地埋二七日，取出研细，面糊丸鸡头实大。先用热水浴后，以艾汤研下一丸。以衣盖，汗出为瘥。

入来复丹，治缓急诸病，但有胃气，无不获安。

【简误】伤寒阴证不宜服。咸能走血，用以引经入肾则可，多则反泻肾伤血矣。血病无多食咸，戒之。

土蜂窠上细土

《本经》：无气味，云主肿毒，醋和为泥傅之。亦主蜘蛛咬，必是甘平无毒之物。甘为土化，故能解诸毒也。

胡燕窠内土

无毒。主风瘙瘾疹，及恶刺疮、浸淫疮遍身至心者死，并水和傅之。

【疏】胡燕，即玄鸟，春分后至。窠取四方湿土为之，其气味必甘寒，故藏器以之疗诸疮疡。盖诸痛痒疮疡，皆属心火，而甘寒最能解火毒，土性能化一切毒故也。

【主治参互】入回燕膏，贴瘰疬有效。回燕者，朝北燕窠土也。

神农本草经疏卷五

玉石部下品

总九三种，今疏其要者二十三种。

伏龙肝　石灰百草霜附　砒霜　锴墨　硇砂　铅丹　铅粉锡　东壁土　赤铜屑　铜青　井底泥　代赭石　戎盐　地浆　自然铜　梁上尘　礞石　麦饭石　花乳石　蓬砂　铅霜　古文钱

伏龙肝

味辛，微温，主妇人崩中、吐血，止咳逆，止血，消痈肿毒气。此灶中对釜月下黄土，以年久如赤色石中黄者佳，研细水飞用。

【疏】伏龙肝得火土之气而成。《本经》：味辛，气微温，无毒。甄权言咸。其质本土，味应有甘。以灶有神，故古方多以之治颠狂寐魇，及卒中邪等证。《本经》主妇人崩中、吐血、止咳逆、止血者，盖以失血过多，中气必损，甘能补中，微温能调和血脉，故主之也。消痈肿毒气者，辛散咸软之功也。日华子：主催生下胞及小儿夜啼者，取其土中有神，而性本冲和，复能镇重下坠也。

【主治参互】《千金方》卒中恶气：伏龙肝末一鸡子大，水服取吐。

《救急方》产后血气攻心痛，恶露不下：灶中心土研末，酒服二钱，泻出恶物，立效。

《伤寒类要》妊娠热病：伏龙肝末鸡子许大，水调服之，仍以水和涂脐上方寸，干则再上。

《外台秘要》一切痈肿：伏龙肝以蒜和作泥，贴之，干再易。或鸡子黄和亦可。

【简误】阴虚吐血者不宜用，以其中有火气故也。痈肿毒盛难消者，不得独用。

石灰

味辛，温。主疽疡疥瘙，热气恶疮，癞疾死肌堕眉，杀痔虫，去黑子息肉，疗髓骨疽。

【疏】石灰烧青石而成，故其味辛，气温。《本经》不言其毒。观其主，皆不入汤，其为毒可知矣。火气未散，性能灼物，故主去黑子、息肉及堕眉也。其主疽疡疥瘙、热气恶疮、癞疾死肌、髓骨疽者，皆风热毒气浸淫于骨肉皮肤之间。辛温能散风热毒气，且能蚀去恶肉而生新肌，故为诸疮肿毒要药也。辛而燥，故又能杀痔虫。古方多用合百草团末，治金疮殊胜者，以其性能坚物，使不腐坏，且血见石灰则止，而百草又能活血凉血故也。

古墓中石灰，名地龙骨。火毒已出，燥烈大减，故主顽疮瘘疮，脓水淋漓，及敛诸疮口尤效。

艌船油灰，名水龙骨。得油性之润，复得水气之阴，故主金疮、跌扑伤损，破皮出血，及诸疮瘘、血风臁疮也。

【主治参互】入三仙膏，点一切痈疽肿毒，轻者可消，重者势亦减。

《普济方》疣痣瘤赘：石灰一两，用桑灰淋汁，熬成膏，刺破点之。

又方：去痈疽瘀肉：石灰半斤，麦秆灰半斤，淋汁煎成霜，密封。每以针划破涂之，自腐落。有毒，不入汤丸，故无“简误”。

百草霜

乃烟气结成。其味辛，气温，无毒。辛主散，故能消化积滞及下食也。凡血见灰则止，此药性能止血，复能散瘀滞，故主上下诸血，及崩中带下，胎前产后诸病。

【主治参互】《笔峰杂兴方》胎动下血，或胎已死。百草霜二钱，棕灰一钱，伏龙肝五钱，为末，每服二钱，白汤入酒及童便调下。

《杜壬方》治横生倒逆，胎前产后虚损，月候不调，崩中带下。百草霜、白芷等分，为末。每服二钱，童子小便、醋各少许调匀，热汤化服，不过二服瘥。

【简误】虽能止血，无益肠胃。救标则可，治本则非，故不宜多服。

砒霜

味苦、酸，有毒。主诸疟，风痰在胸膈，可作吐药。不可久服，能伤人。飞炼砒黄而成。畏绿豆、冷水。入药醋煮，杀毒用。

【疏】砒霜禀火之毒气，复兼煅炼，《本经》虽云味苦、酸，而其气则大热，性有大毒也。酸苦涌泄，故能吐诸疟，风痰在胸膈间。大热大毒之物，故不可久服，能伤人也。更善落胎，及枯痔杀虫。

【简误】按砒黄既已有毒，见火则毒愈甚。而世人多用砒霜以治疟，不知《内经》云：夏伤于暑，秋必痎疟。法当消暑益气健脾，是为正治，岂宜用此大热大毒之药？如果元气壮实有痰者，服之必大吐。虽暂获安，而所损真气实多矣。初烧霜时，人在上风十余丈外立，下风所近，草木皆死。以之毒鼠，鼠死，猫犬食之亦死。人服至一钱许，则立毙。若得酒及烧酒服，则肠胃腐烂，顷刻杀人。虽绿豆、冷水，亦难解矣。其于钩吻、射罔之毒，殆又甚焉。奈何今人用之治疟，是以必死之药，治必不死之病，岂不误哉！除枯痔杀虫用于外傅之药，此外慎毋服之。切戒！切戒！

铛墨

主蛊毒中恶，血晕吐血，亦涂金疮，生肌止血。

【疏】铛墨，釜月中墨也。《本经》无气味。然观其所主，大约与伏龙肝相似，而其用则少劣也。凡血见灰、见黑则止，蛊毒恶气得辛温则散，故《本经》主蛊毒中恶。吐血血晕，以酒或水细研，温服，亦涂金疮，生肌止血也。慎勿入傅面疮药中，其黑入肉如黥，不能去也。血晕宜用米醋研服。

硇砂

味咸、苦、辛，温，有毒。不宜多服。主积聚，破结血，烂胎，止痛，下气，疗咳嗽宿冷，去恶肉，生好肌。柔金银，可为焊药。形如牙硝，光洁者良。凡用，水飞去尘秽，入瓷器中，重汤煮干。

【疏】硇砂乃卤液所结，秉阴毒之气，含阳毒之精。其味极咸、极苦、极辛，气温有毒。甄权：酸咸，有大毒。能消五金八石，腐坏人肠胃。生食之，化人心为血，其毒之猛烈如此，可畏矣！其主积聚结血宿冷者，以咸能入血软坚，辛能散结，温能除冷故也。积聚散则痛自止，气自下。因寒以致顽痰壅结则咳嗽作，故暂用以散之。柔金化石之性，故能烂胎去恶肉也。金石见之即化，其能生好肌乎？此前人之误耳！

【主治参互】《普济方》损目生瘀，赤肉弩出不退：杏仁百粒，蒸熟去皮尖研，滤取净汁，入硇砂末一分，水煮化，日点一二次自落。

白飞霞方：鼻中息肉，硇砂点之，即落。此方须入明矾、牛黄、铅粉、象牙末、真珠末，乃佳。

《集效方》面上疣目：硇砂少许，硼砂、铁锈、麝香等分研，搽三次自落，急以甘草汁浸洗。

【简误】按硇砂大热有毒之物，近出于唐世，而方书著古人单服一味，伏火作丸子。亦有兼硫黄、马牙硝辈合饵者，不知方出何时,殊非古法。此物虽能攻积聚凝结,化有形癖块,然多食腐坏人肠胃。观其柔化金、铜、锡,及庖人煮硬肉,入硇少许即烂,可以类推矣。惟去恶肉,及恶疮息肉,目翳弩肉,是其所长,亦须与真牛黄、龙脑、铅华、象牙末等同用。其内服诸方,虽唐慎微已收附本草末,然服必害人命,悉不敢载。一名狄盐,一名北庭砂,一名气砂,一名透骨将军。中其毒者,生绿豆研汁一二升饮之。畏浆水,忌羊血。

铅丹

味辛,微寒。主吐逆胃反,惊痫癫疾,除热下气,止小便利,除毒热,脐挛,金疮溢血,炼化还成九光,久服通神明。自炒成者佳。市中多杂砂土、矾红,不堪用。

【疏】铅丹即熬铅所作黄丹,故其味辛,气微寒,性应无毒。铅禀先天壬癸之气,得火成丹,则又有灵通变化之神。其体重而降。胃反吐逆,火气上升也。惊痫癫疾,心气虚怯也。得润下镇重之性,则火不上炎,热气自下,心肾得交,而前证除矣。禀天一所生之气,故能除热毒及金疮溢血也。止小便利者,心与小肠为表里,心神宁敛则小便自有节也。脐挛者,即小儿脐风也。风热入肝则筋自挛急。辛寒镇重,能散风热;金液之性,能平肝木,故主之也。久服通神明者,以其得先天之气,故能镇心安神也。今世又用以解散热毒,长肉去瘀,治恶疮肿毒,及入膏药,为外科必用之物。

【主治参互】单用傅疮,能止痛长肉生肌。

入一切膏药，贴恶疮肿毒。

仲景柴胡加龙骨牡蛎汤：治伤寒八九日，下之，胸满烦惊，小便不利，谵语身重者。铅丹、龙骨、柴胡、牡蛎、黄芩、生姜、人参、桂枝、茯苓各一两半，半夏二合半，大黄二两，枣六枚，以水八升，煮取四升，内大黄，更煮一两沸，去渣，温服一升。

《集验方》治吐逆不止，碧霞丹：黄丹四两，米醋半升，煎干，炭火三秤，就铫内煅红，冷定为末，粟米饭丸梧子大。每服七丸，醋汤下。

《刘涓子鬼遗方》小儿瘴疟，壮热不寒：黄丹二钱，蜜水和服，冷者酒服，名鬼哭丹。

《痘疹方》痘疹生翳：黄丹、轻粉等分，为末，吹少许入耳内，左患吹右，右患吹左。

《子母秘录》小儿重舌：黄丹一豆大，安舌下。

《普济方》小儿口疮糜烂：黄丹一钱，生蜜一两，相和蒸黑。每以鸡毛蘸搽，甚效。

《集玄方》：金疮出血不止，以药速合，则内溃伤肉。只以黄丹、滑石等分，为末傅之。

陆氏《积德堂方》血风臁疮：黄丹一两，黄蜡一两，香油五钱，熬膏。先以葱、椒汤洗，贴之。

《集效方》远近臁疮：黄丹水飞炒，黄檗酒浸七日焙，各一两，轻粉半两，研细，以苦茶洗净，轻粉填满，次用黄丹护之，外以檗末摊膏贴之，勿揭动，一七见效。

【简误】吐逆由于胃虚，及因寒发吐者，皆不宜服。

铅

味甘，无毒。镇心安神，治伤寒毒气，反胃呕哕。蛇蜴所咬，炙熨之。

【**疏**】铅禀先天壬癸之气以生，一者数之始，水者物之初，故曰天一生水。中含生气，为万物之先，金丹之母，八石之祖，五金之宝。壬金为清，癸水为浊。清为阳气，浊为阴质。阳气为生，阴质有毒，范以法象，招摄阴阳。烹炼得宜，是成丹药，饵之仙去。生气之初，味固应甘。润下之性，无毒可知。心藏神而法火，宁谧则安，妄炎则病，重而润下，使水火既济而不妄炎，故主镇心安神。伤寒毒气者，即阳证热毒也。先天真水，性含生气，而属至阴，故能解之也。反胃呕哕者，火气上浮，阴阳将离，故气逆升，而发呕哕也。兹得镇坠以下之，则阳火归元而前病自止矣。蛇蜴之毒，无非热气，诸毒得水则解，故亦主之也。五行万物之中，能解一切毒气者，无过先天生气，土中冲气。铅兼有之，故为解诸毒之首药也。

【**主治参互**】黑铅入养正丹，治一切上盛下虚，孤阳发越上浮，烦躁面赤，恍惚惊惕，呕吐反胃等证。用此以镇坠阳气，使火入阴分，则上焦得宁，而后可以随证施治。

入黑锡丹，治一切下元虚冷，阳气垂绝，阴阳将离，及沉寒痼冷诸病。

《圣济录》治小儿惊热，心肺积热，夜卧多惊：铅霜、牛黄各半分，铁粉一分，研匀。每服一字，竹沥调下。

《普济方》惊风痫疾，喉闭牙紧：铅白霜一字，蟾酥少许，为末。乌梅肉蘸药于龈上揩之。仍吹通关药，良久便开。

《圣济录》治消渴烦热：铅白霜、枯白矾等分，为末，蜜丸芡实大，绵裹含化咽汁。又方：铅白霜一两，黄消石一两，为末，每冷水服一钱。

喉痹肿痛：铅白霜、甘草各半两，青黛一两，为末，醋糊丸芡子大。每含咽一丸，立效。

《宣明方》治口疳龈烂，气臭血出，不拘大人小儿：铅白霜、铜绿各二钱，白矾豆许，为末扫之。

《普济方》梳发令黑：铅霜包梳，日日梳之，胜于染者。

【简误】铅性沉重，未经烹炼，癸水之阴质尚存。多服能损伤心脾，盖金石与人身气血异。《悟真篇》云“非类难为巧”是已。凡脾胃虚寒，阳火不足，饮食不化，下部阴湿诸证，法咸忌之。

粉锡

味辛，寒，无毒。主伏尸，毒螫，杀三虫，去鳖瘕，疗恶疮，堕胎，止小便利。一名铅粉，一名胡粉，一名官粉。

【疏】粉锡，陶隐居云：即化铅所作胡粉也。其味辛，气寒，无毒。体用与铅相似。性善杀虫，故去伏尸、三虫、鳖瘕。寒能解热毒，故疗恶疮，毒螫。重而下降，故能堕胎。涩而粘腻，故止小便利。甄权主积聚不消，炒焦，止小儿疳痢。藏器：主久痢成疳，和鸡子白服，以粪黑为度。皆为其消积杀虫止痢也。

【附】李时珍云：胡粉即铅之变黑为白者也。其用虽与铅及黄丹同，内有豆粉、蛤粉杂之。止能入气分，不能入血分，此为稍异。人服食之则大便色黑者，此乃还其本质，所谓“色坏还为铅”也。亦可入膏药，代黄丹用。

【主治参互】《肘后方》：劳复、食复欲死者，水调胡粉少许与之。

《子母秘录》：小儿腹胀，或腹皮青色，不速治，须臾死。胡粉，盐熬色变，以摩腹上。

《救急方》杖疮肿痛：水粉一两，赤石脂生一钱，水银一分，以麻油杵成膏，摊油纸贴之。肉消者填满紧缚。

《备急方》：阴股常湿，胡粉掺之。

邵真人方：黄水脓疮，官粉煅、黄松香各三钱，黄丹一钱，飞矾二钱，为末，香油二两，熬膏傅之。

《备急方》：小儿疳疮，熬胡粉，猪脂和涂。

《集简方》妒精阴疮：铅粉二钱，银杏七个，铜铫内炒至银杏黄，去杏取粉，出火毒，研搽效。

《圣惠方》翻花恶疮：胡粉一两，胭脂一两，为末。盐汤洗净傅之，日五次。

孙氏《集效方》血风臁疮：官粉四两，水调入碗内，以蕲艾烧烟熏干，入乳香少许同研，香油调作隔纸膏，反复贴之。

《千金方》小儿丹毒：唾和胡粉，从外至内傅之。

又方，疮伤水湿：胡粉、炭灰等分，脂和涂孔上，水即出也。

又方，蠼螋尿疮：醋和胡粉涂之。

《直指方》发背恶疮，诸痈肿：好锡粉二两，真麻油三两，慢火熬，以柳枝急搅，至滴水成珠，入白胶末少许，入瓷器水浸二日，油纸摊贴，名神应膏。

【简误】胡粉虽能消疳逐积，杀虫止痢，然其性冷，走而不守。脾胃虚弱者不宜用。娠妇忌之。

东壁土

主下部疮，脱肛

【疏】东壁土先得太阳真火之气，其气温和，其味甘，无毒。脾主四肢而恶湿，下部生疮，湿气侵脾也。得阳气之壮，故能燥湿除疮。脱肛亦大肠湿热所致，甘温而燥，故亦主之。藏器：止泄痢霍乱烦闷者，取其土能补脾胃，温能和中也。得太阳初气，能祛暑湿之邪，故又主温疟及猝中暑热，搅土浆与之即解。

【主治参互】甄权法：同蚬壳为末，傅豌豆疮。

《肘后方》药毒烦闷欲死者：东壁土调水三升，顿饮之。

《通变要法》解乌头毒，不拘川乌、草乌毒：用多年陈壁土，泡汤服之。

《外台秘要》肛门突出：东壁土一升，研末，傅肛门头出处，以长皂荚炙熟，互熨之。

气味甘温，性无偏至，故不著"简误"。

赤铜屑

主贼风反折，烧赤铜五斤，内酒二斗中，百遍服。

【疏】赤铜屑，日华子云：苦平微毒，亦能接骨理伤，功用与自然铜相等。第其性有毒耳。《本经》：主贼风反折者，风气通于肝，肝属木，金能平之故也。藏器曰：赤铜屑能焊人骨，及六畜有损，细研酒服，直入骨损处。六畜死后，取骨视之，犹有焊痕可验。《朝野佥载》云：定州崔务堕马折足，医者取铜末，和酒服之，遂瘥。及亡后十年改葬，视其胫骨折处，犹有铜束之也。打熟铜不堪用。

铜青

平，微毒。治妇人血气心痛，合金疮，止血，明目，去肤赤、息肉。生铜皆有青，青则铜之精华。淘洗用。

【疏】铜禀土中阴气以生，青则其英华秀出于外所结。凡铜入地久，或沃以咸、酸之味，乃生青，其义可见矣。《本经》：气平无毒。然观今人用入吐风痰药，应是酸苦涩之味，而气则微寒也。酸入肝而主敛，故能止血合金疮。风热入肝经，则目生肤翳息肉，或赤烂泪出。苦寒能除风热，则所苦去而目自明矣。《本经》又主妇人血气心痛者，盖苦能泄结，而平则又兼辛散之义也。

【主治参互】《经验方》碧林丹：治痰涎潮盛，卒中不语，及一身风瘫。用生绿二两，研细，水化去石，慢火熬干，取辰日、辰时、辰位上修合，再研入麝香一分，糯米粉糊丸弹子大，阴干。卒中者，每丸作二服，薄荷酒研下，吐出青碧涎，泻下恶物，大效。

又方，口鼻疳疮。人中白一钱，铜绿三分，研傅之。

《卫生易简方》烂弦风眼：铜青水调涂碗底，以艾熏干刮下，涂烂处。

【简误】目痛肤翳，不由风热外侵，而因于肝虚血少者，非所宜用。

井底砂作泥

至冷。主治汤火烧疮用之。

【疏】井底砂禀地中至阴之气，味甘而大寒者也。故《本经》主汤火烧伤用。又能疗妊娠热病，取傅心下、脐及丹田，可护胎无失。

《肘后方》：卧忽不寤，勿以火照，火照之杀人。但痛啮其踵及足拇指甲际，而多唾其面，以井底泥涂其目，令人垂头于井中，呼其姓名便苏。

代赭石

味苦、甘，寒，无毒。主鬼疰贼风蛊毒，杀精物恶鬼，腹中毒邪气，女子赤沃漏下，带下百病，产难，胎衣不出，堕胎，养血气，除五藏血脉中热，血痹，血瘀，大人小儿惊气入腹，及阴痿不起。入药煅赤醋淬三次，研，水飞过用。畏天雄、附子。干姜为之使。

【疏】代赭石禀土中之阴气以生。《本经》味苦气寒，《别录》加甘，无毒。气薄味厚，阴也，降也。入手少阴、足厥阴经。少阴为君主之官,虚则气怯而百邪易入,或鬼疰邪气,或精物恶鬼,或惊气入腹所自来矣。得镇重之性,则心君泰定而幽暗破,邪无从着矣。其主五脏血脉中热,血痹,血瘀,贼风,及女子赤沃漏下,带下百病,皆肝心二经血热所致。甘寒能凉血,故主如上诸证也。甘寒又能解毒,故主蛊毒,腹中毒也。经曰:壮火食气,少火生气。火气太盛则阴痿反不能起,苦寒泄有余之火,所以能起阴痿也。重而下坠,故又主产难胞不出及堕胎也。

【主治参互】仲景旋覆代赭汤:治伤寒汗、吐、下后,心下痞硬,噫气不除者。代赭一两,旋覆花三两,人参二两,生姜五两,大枣十二枚,半夏半升,甘草三两,水一斗,煮取六升,去滓再煮,取三升,温服一升,日三。

《直指方》急慢惊风,吊眼撮口,搐搦不定:代赭石火烧醋淬七次,细研水飞,日干。每服一钱或半钱,煎真金汤调下,连进三服。儿脚胫上有赤斑,即是惊气已出,病当安也。无者不治,如慢惊,用冬瓜仁煎汤调,亦妙。

《普济方》妇人血崩:代赭石煅为末,白汤服二钱。

【简误】下部虚寒者不宜用,阳虚阴痿者忌之。

戎盐

味咸,寒,无毒。主明目,目痛,益气,坚肌骨,去蛊毒,心腹痛,溺血,吐血,齿舌出血。一名胡盐,一名青盐。

【疏】戎盐禀水中至阴之气凝结而成,不经煎炼而生于涯埃坂墳之阴。其味咸,气寒,无毒。入手足少阴经。经曰:热淫于内,制以咸寒。血热则目痛不明,咸寒能入血除热,故主目痛明目也。心腹痛者,心虚而邪热客之也。吐血、齿舌上出血者,火迫血妄行,溢出于上也。咸主润下,俾火气不上炎,则有坎离交之象焉,故能主诸证也。溺血者,小肠热也。心与小肠为表里,心火降则小肠热自除也。经曰:热伤气。又曰:肾主骨。热则气散,骨消筋缓,咸能入肾,寒能除热,故主益气坚肌骨也。咸为水化,诸毒得水则解,故又能去毒蛊。日华子云"助水脏,益精气,除五脏症结,心腹积聚"者,取其入肾及软坚除热之功耳。

【主治参互】仲景《金匮》方:戎盐汤,治小便不通。用戎盐弹丸大一枚,茯苓半斤,白术二两,水煎服之。

唐氏《经验方》风热牙痛:青盐一斤,槐枝半斤,水四碗,煎汁二碗,煮盐至干,炒研。日用揩齿洗目。

《普济方》风眼烂弦:戎盐水化点之。

"简误"同食盐。

地浆

寒,主解中毒烦闷。

【疏】地浆,弘景云:此掘地作坎,以水沃其中,搅令浊,俄顷取之,以解中诸毒。盖取土为万物之母,诸毒遇土则化故也。山中有毒蕈,人不识,煮食之,无不死。又枫树蕈,食之令人笑不止。惟饮地浆皆瘥,余药不能救也。

【主治参互】《圣惠方》热渴烦闷:地浆一盏,饮之。

《千金方》中暑霍乱,不吐不利,胀痛欲死。地浆三五盏,服即愈。大忌米汤。

《金匮》方：中闭口椒毒，吐白沫，身冷欲死者，地浆饮之。

《集玄方》中砒霜毒：地浆调玄明粉服之，立解。

自然铜

味辛，平，无毒。疗折伤，散血止痛，破积聚。生邕州山岩中出铜处，于坑中及石间采得，方圆不定，其色青黄如铜，不从矿炼，故号自然铜。入药火煅醋淬七次，研细水飞过用。

【疏】自然铜禀土金之气以生，故其味辛，气平，无毒。乃入血行血，续筋接骨之神药也。凡折伤则血瘀而作痛，辛能散瘀滞之血，破积聚之气，则痛止而伤自和也。大明主消瘀血、排脓，续筋骨，治产后血邪，安心止惊悸，以酒磨服者，可谓悉其用矣。寇宗奭云：有人以自然铜饲折翅胡雁，后遂飞去，今人打扑损伤，研细水飞过，同当归、没药各半钱，以酒调服，仍以手摩痛处，即时见效。

【主治参互】同乳香、没药、䗪虫、五铢古钱、麻皮灰、血竭、胎骨作丸，煎当归、地黄、续断、牛膝、牡丹皮、红花浓汤送下，治跌扑损伤，或金刃伤骨断筋，皆效。

【简误】雷公云：石髓铅即自然铜也。凡使勿用方金牙，其方金牙真似石髓铅。若误饵，吐杀人。石髓铅色似干银泥，味微甘也。凡使中病乃已，不可过服，以其有火金之毒，走散太甚。

梁上尘

主腹痛，噎，中恶，鼻衄，小儿软疮。

【疏】梁上尘乃是空中烟气结成。《本经》无气味，应是辛苦之物。辛能散，苦能泄，故主腹痛，噎膈，中恶也。体轻而上腾，故入肺，味辛而清热，故又主鼻衄，及小儿软疮也。一名倒挂尘，一名乌龙尾。

【主治参互】孙氏《集效方》喉痹、乳蛾：乌龙尾、枯矾、猪牙皂荚以盐炒黄，等分为末。或吹或点皆妙。一法：用灯心以盐中苦卤浸过，入鸡子壳中，煅存性，取出研细，加龙脑香一二分，研匀，明矾末五分，同梁上倒挂尘五分，青鱼胆调，点入喉，治喉痹咽痛有效。

礞石

治食积不消，留滞藏府，宿食症块久不瘥，及小儿食积羸瘦，妇人积年食症，攻刺心腹。一名青礞石。

【疏】礞石禀石中刚猛之性，体重而降，能消一切积聚痰结。其味辛咸，气平无毒。辛主散结，咸主软坚，重主坠下，故《本经》所主诸证，皆出一贯也。今世又以之治小儿惊痰喘急，入滚痰丸治诸痰怪证。

【主治参互】王隐君《养生主论》滚痰丸：通治痰为百病，惟水泻、娠妇不宜服。礞石、焰硝各二两煅过研飞，晒干一两，大黄酒蒸八两，前胡八两，沉香五钱，为末，水丸梧子大。常服一二十丸，欲利大便则服一二百丸，温水下。

【简误】礞石消积滞，坠痰涎，诚为要药。然而攻击太过，性复沉坠，凡积滞症结、脾胃壮实者可用，虚弱者忌之。小儿惊痰食积，实热初发者可用，虚弱久病者忌之。如王隐君所制滚痰丸，谓百病皆生于痰，不论虚实寒热概用，殊为未妥。不知痰有二因，因于脾胃不能运化，积滞生痰，或多食酒面湿热之物，以致胶固稠粘，咯唾难出者，用之豁痰利窍，除热泄结，应如桴鼓。因于阴虚火炎，煎熬津液，凝结为痰。或发热声哑，痰血杂出者，如误投之，则阴气愈虚，阳火反炽，痰热未退，而脾胃先为之败矣。可见前人立方，不能无敝，是在后人善于简择耳。

麦饭石

【疏】麦饭石出自苏颂《图经》，附于姜石条内。因姜石有疗肿之用，故引及之。其味、气必与姜石相似。但得火煅醋淬之后，复有温暖收敛之功。昔吕子华秘方麦饭石膏，治发背疮神效。取此石碎如棋子，炭火烧赤，投米醋中浸之。良久，又烧又浸，如此十次，研末极细如飞尘。鹿角一具连脑骨者，二三寸截之，炭火烧令烟尽即止。白蔹末与石末等分，鹿角倍之。用三年米醋，入银石器内，煎令鱼目沸，即下前药，不住手搅，熬一二时，稀稠得所，倾出待冷。以鹅翎拂膏于肿上四围赤处，中留肿头泄气。如未脓即内消，已作头即撮小，已溃即排脓。若病久肌肉烂落，见出筋骨者，即涂细布上贴之，干即易，逐日疮口收敛。但中膈不穴者，即无不瘥。已溃者，用时先以猪蹄汤洗去脓血，挹干，然后上药。其疮切忌手触动嫩肉，仍不可以口气吹风，及腋气、月经、孕妇见之，合药时亦忌此等。初时一日一换，十日后二日一换。此药要极细方有效。若不细，涂之即痛也。煅久亦无效，临用方煅，煅过即研若飞尘一二两，可治一痈疽矣。

花乳石

主金疮止血，又疗产妇血晕恶血。出陕、华诸郡。色正黄，形之大小，方圆无定。欲服者当以大火烧之。金疮止血，刮末傅之即合，仍不作脓溃。或名花蕊石。

【疏】花乳石，《本经》无气味。详其所主，应是酸辛温之药。其功专于止血，能使血化为水。妇人血晕，恶血上薄也。消化恶血，则晕自止矣。以酸敛之气，复能化瘀血，故傅金疮即合，仍不作脓也。

【主治参互】葛可久《十药神书》花乳石散：治五内崩损，喷血出升斗，用此治之。花蕊石煅存性，研如粉，以童子小便一钟，男入酒一半，女入醋一半，令温，食后调服三钱，甚者五钱，能使瘀血化为黄水，后以独参汤补之。按此石性温，味辛，又加火煅，虚劳吐血多是火炎迫血上行，于药性非宜。除是膈上原有瘀血停凝者，乃可暂用，亦须多服童便。独参汤乃肺热咳嗽所忌，尤不宜于虚劳内热火炎之人。戒之！戒之！

《和剂局方》花蕊石散：治一切金刃箭镞伤，及打扑损伤，狗咬至死者，急以药掺伤处，其血化为黄水，再掺便活，更不疼痛。如内损，其血入脏腑，热童便入酒少许，热调一钱服，立效。

妇人产后败血不尽，血晕，恶血奔心，胎死腹中，胞衣不下，至死，但心头温暖者，急以童便调服一钱，取下恶物愈。若膈上有血，化为黄水，即时吐出，或随小便出，甚效。用硫黄四两，花蕊石一两，并为粗末，以胶泥固济，日干，瓦罐一个盛之。泥封口，烘干，安在四方砖上。砖上书八卦五行字。炭一秤簇匝，从巳午时自下生火，煅至炭消，冷定，取出为细末，瓷瓶收贮封固，取用无时。

【简误】无瘀血停留者不宜内服。不由内伤，血凝胸膈板痛，而因火炎血溢以致吐血者，忌之。

蓬砂

味苦、辛，暖，无毒。消痰止嗽，破症结，喉痹，及焊金银用。一名鹏砂。

【疏】蓬砂出于西南番，采取煎淋而结，亦如硝石、硇砂之类。《本经》味苦辛，气暖无毒。然详其用，味应有咸，气亦微暖。色白而体轻，能解上焦胸膈肺分之痰热。辛能散，苦能泄，咸能软，故主消痰止嗽、喉痹及破症结也。寇宗奭云：含化咽津，治喉中肿痛，膈上痰热，初觉便治，不能成喉痹也。兼能去口气，消障翳，除噎膈反胃，积块瘀肉，阴㿉，骨哽，恶疮，折伤，及口齿诸病。

【主治参互】同龙脑香、人中白、青黛为末，傅口舌疮效。

《经验方》咽喉肿痛，破棺丹：用蓬砂、白梅等分，捣丸芡子大。每噙化一丸。

《集玄方》小儿阴㿗肿大不消：鹏砂一分，水研涂之，大效。

《直指方》胬肉瘀突：南鹏砂黄色者一钱，龙脑香少许，研末。灯草蘸点之。

【简误】蓬砂，其性能柔五金，去垢腻，克削为用，消散为能。宜攻有余，难施不足。此暂用之药，非久服之剂。

铅霜

冷，无毒。消痰，止惊悸，解酒毒，疗胸膈烦闷，中风痰实，止渴。一名铅白霜，用铅杂水银十五分之一，合炼作片，置醋瓮中密封，经久成霜。

【疏】铅霜乃铅假汞气交感，因醋以拔其英华所结。道家谓之神符白雪。其味甘酸，气大寒，无毒。凡中风惊悸，未有不因痰热所生。胸膈烦闷多渴，亦火热炎灼所致。甘寒能除热生津，则痰结消，惊悸平，风自愈也。其主解酒毒者，亦取其除热生津之意耳。并治吐逆，镇惊去怯，黑须发。

【主治参互】诸方俱见铅条下。

《简要济众》治室女月露滞涩，心烦恍惚：铅白霜细研为散，每服一钱，地黄汁一合调下。

《十全普救方》治鼻衄：铅白霜为末，取新汲水，调服一字。

【简误】铅霜，附痰去热，定惊痫，止吐逆，皆有奇效。然其性极冷，非久服常用之物，病已即去之。胃弱脾虚肠滑者，不宜用。风寒咳嗽多痰者，并忌之。

古文钱

平。治翳障，明目，疗风赤眼，盐卤浸用。妇人横逆产，心腹痛，月隔，五淋，烧以醋淬用。

【疏】古文钱，其金毒火毒悉去，性应平无毒，而寇宗奭云：古钱其铜焦赤有毒。不知本草内赤铜之毒已微，况古钱又多于古穴坑堑中得之，历年既久，毒性必失，甚则有但存形质者，其味辛，气平，平即凉也。目赤翳障，肝经风热也，辛凉能散风热，则翳障赤痛除，目自明矣。妇人生产横逆者，血气壅塞，道路不开也。心腹痛者，亦气血结聚也。月隔者，月事不来，胞脉闭也。五淋者，冲任热壅也。此药能走下焦阴分，散凝滞之气血，开壅塞之道路，则诸证无不除矣。又能主跌扑损伤，其为散凝滞之药无疑。

【主治参互】同自然铜、胎骨、䗪虫、血竭、无名异、黄荆子、没药、乳香、狗骨，治跌扑损伤及金刃伤，神效。

《青囊录》跌扑损伤：半两钱五个，火煅醋淬四十九次，甜瓜子五钱，真珠二钱研末。每服一字，好酒调，随上下，食前后。

古方麦斗散：治一切伤损。自然铜煅一两，古文钱煅一两，麝香五分，为末。每服五分，酒下。

【简误】其味辛凉，但能治风热眼。有佐以姜汁点眼者，即从治之意，借其热以拔出火毒也。如肝肾虚而风障生花者，必不宜用。

神农本草经疏卷六

草部上品之上

总八十七种，今疏其要者三十二种

黄精　菖蒲　菊花　人参　天门冬　甘草　干地黄　术　菟丝子　牛膝　茺蔚子　萎蕤　茈柴字胡　麦门冬　独活羌活附　升麻　车前子　木香　薯蓣今呼山药　薏苡仁　泽泻　远志　草龙胆　细辛　石斛　巴戟天　菴蕳子　卷柏　辟虺雷　药王　草犀根　百草花

黄精

味甘，平，无毒。主补中益气，除风湿，安五藏。久服轻身延年不饥。黄帝曰：太阳之草，名曰黄精。饵之可以长生。

【疏】黄精，君，纯得土之冲气，而禀乎季春之令，故味甘气和，性无毒。其色正黄，味厚气薄，土位乎中，脾治中焦，故补中。脾土为后天生气之源，故益气。中气强，脾胃实，则风湿之邪不能干，故除风湿。五脏之气皆禀胃气以生，胃气者，即后天之气也。斯气盛则五脏皆实，实则安，故安五脏。脏安则气血精三者益盛。气满则不饥，久服轻身延年，著其为效之极功也。虽非治疗之所急，而为养性之上药。故仙经累赞其能服饵驻颜，久而弥胜矣。

【主治参互】黄精同漆叶、桑椹、何首乌、茅山术，作丸饵，可以变白。久之杀三虫，能使足温而不寒。

同术久服，可轻身涉险不饥。

同地黄、天门冬酿酒，可去风，益血气。

【简误】雷公云：凡使勿用钩吻，真似黄精，只是叶有毛钩子二个，是别认处。若误服害人。黄精叶似竹叶，以溪水洗净后蒸，从巳至子，竹刀薄切，曝干用。

菖蒲

味辛，温，无毒。主风、寒、湿痹，咳逆上气，开心孔，补五藏，通九窍，明耳目，出音声。主耳聋，痈疮，温肠胃，止小便，利四肢湿痹不得屈伸，小儿温疟，身积热不解。可作浴汤。久服轻身，聪明耳目，不忘，不迷惑，延年，益心智，高志不老。一寸九节者良，露根者不可用。忌饴糖、羊肉。不可犯铁，令人吐逆。

【疏】菖蒲，君，正禀孟夏六阳之气，而合金之辛味以生者也。其味苦辛，其气大温。阳精芳草，故无毒。阳气开发，外充百骸，辛能四达以散邪结。此通利心脾二经之要药也。盖苦可燥湿，温能辟寒，辛可散结，风、寒、湿三者合成痹，去此三邪，痹自愈矣。阳气开发，芬芳轻扬，气重于味，辛兼横走，故能下气开心。咳逆者，气逆之候也，下气则咳逆上气可去。五脏之壅遏既彻，则九窍应之而通，故聪明耳目，出音声，主耳聋。辛以散之，故治痈疮。气味辛温，气厚发热，故温肠胃。膀胱虚寒，则小便不禁。肠胃既温，则膀胱与焉，故止小便。脾主四肢，脾湿既祛，则四肢湿痹不得屈伸自利。山岚瘴气，最能使小儿发疟。寒湿之甚，莫过山岚。既散其邪，则病本已拔，疟焉得而不已焉！作浴汤，及久服轻身者，除湿之验也。不迷惑，益心智，高志者，心窍开利也。其曰补五脏、延年者，单指岩棲修炼之士，辟谷服饵之用，以其助发阳气，辟除阴岚。兼可参合养性诸药，如黄精、青黏、地黄、天门冬之属，资其宣导，臻乎太和，故亦为仙经要药。至于世俗之人，五欲炽然，六淫迭至，讵可穷年卒岁，久饵偏温燥之物乎？

【主治参互】菖蒲同熟地黄、黄檗作丸，治肾虚耳聋。若中年预服，可使老而听聪。

同二术、木瓜、薏仁、石斛、萆薢、黄檗，为除湿强步之要药，兼治下部脓窠湿疮如神。

佐人参、麦门冬、酸枣仁、茯神、远志、生熟地黄，为补心之剂。如心气郁结者，加沉香，能益火以开心。

兼辟蚤虱。

【简误】雷公云：凡使勿用泥菖、夏菖。其二件相似，如竹根硬，形黑、气秽、味腥，不堪用。凡使采石上生者，根条嫩黄紧硬，节稠，一寸有九节者，是真也。采得后用铜刀刮去黄黑皮硬节一重了，用嫩桑条相拌蒸，出曝干，去桑条剉用。

菊花

味苦、甘，平，无毒。主风头眩、肿痛，目欲脱，泪出，皮肤死肌，恶风湿痹，疗腰痛去来陶陶，除胸中烦热，安肠胃，利五脉，调四肢。久服利血气，轻身耐老延年。

【疏】菊花发生于春，长养于夏，秀英于秋，而资味乎土。历三时之气，得天地之清，独禀金精，专制风木，故为祛风之要药。苦可泄热，甘能益血。甘可解毒，平则兼辛，故亦散结。苦入心、小肠，甘入脾胃，平辛走肝胆，兼入肺与大肠。其主风头眩肿痛，目欲脱，泪出，皮肤死肌，恶风湿痹者，诸风掉眩皆属肝木。风药先入肝，肝开窍于目，风为阳邪，势必走上，血虚则热，热则生风，风火相搏故也。腰痛去来陶陶者，乃血虚气滞之候，苦以泄滞结，甘以益血脉，辛平以散虚热也。其除胸中烦热者，心主血，虚则病烦，阴虚则热收于内，故热在胸中。血益则阴生，阴生则烦止，苦辛能泄热，故烦热并解。安肠胃，利五脉，调四肢，利血气者，即除热祛风益血，入心、入脾、入肝之验也。久服轻身耐老延年者，物久则力专，力专则气化，化则变常。其酿酒延龄，和药变白，皆服饵专气之功，故亦为仙经所录矣。生捣最治疔疮，血线疔尤为要药。疔者，风火之毒也。三、六、九、十二月，采叶、茎、花、根四物，并阴干百日，等分捣末，酒调下钱许。又可蜜丸如桐子大，每七丸，日三服，皆酒吞。一年变白，二年齿生，三年返老。仙人王子乔方也。

【主治参互】甘菊花祛风要药。风木通肝，肝开窍于目，故为明目之主。同地黄、黄檗、枸杞子、白蒺藜、五味子、山茱萸、当归、羚羊角、羊肝，治肝肾俱虚目痛。加决明子、木贼草、谷精草、柴胡，可以去外翳。

同黄连、玄参、甘草、生地黄、荆芥穗、决明子、连翘、桔梗、柴胡、川芎、羌活、童便，可治风热目痛。

君川芎、细辛、藁本、当归、生熟地黄、天麦门冬、白芍药、甘草、童便,治血虚头痛。亦主头眩晕因痰结而作者。无痰,药不效。

与枸杞子相对,蜜丸久服,则终身无目疾,兼不中风及生疔疽。

连根生用为君,加紫花地丁、益母草、金银花、半枝莲、贝母、连翘、生地黄、栝楼根、白芷、白及、苍耳子、夏枯草,可治疔疮。甚者以蟾酥丸发汗。大便闭者,汗后以玉枢丹下之。如无玉枢丹,以大戟加蚤休、枣肉,丸服三钱,必下矣。忌甘草,犯之则死,为大戟也。

人参

味甘,微寒、微温,无毒。主补五藏,安精神,定魂魄,止惊悸,除邪气,明目,开心益智,疗肠胃中冷,心腹鼓痛,胸胁逆满,霍乱吐逆,调中,止消渴,通血脉,破坚积,令人不忘。久服轻身延年。茯苓为之使。

【疏】人参得土中清阳之气,禀春升少阳之令而生,故味甘微寒而无毒,气味均齐,不厚不薄,升多于降。洁古谓其气味俱薄,浮而升,阳中之阳也。又曰阳中微阴,盖亦指其生长真元之气而言欤!神农微寒,《别录》微温,二义相蒙,世鲜解者。盖微寒者,春之寒也;微温者,亦春之温也。神农直指所禀,故曰微寒。《别录》兼言功用,故又曰微温。既云微矣,寒不甚寒,则近于温;温不甚温,则近于寒,故知寒温虽别,言微则一也。以言乎天,则得其生生升发之气;以言乎地,则得其清阳至和之精。状类人形,上应瑶光,故能回阳气于垂绝,却虚邪于俄顷,功魁群草，力等丸丹矣。其主治也，则补五脏。盖脏虽有五，以言乎生气之流通则一也，益真气则五脏皆补矣。其曰安精神，定魂魄，止惊悸，开心益智者，以心藏神，肝藏魂，肺藏魄，肾藏精与志，脾藏意与智故也。心肾虚则精神不安矣，肝肺虚则魂魄不定矣。惊悸者，心脾二经之病也。心脾虚则惊悸，心脾之气强则心窍通利，能思而智益深矣。邪气之所以久留而不去者无他，真气虚则不能敌，故留连而不解也。兹得补而真元充实，则邪自不能容。譬诸君子当阳，则小人自退。清阳之气下陷，则耳目不聪明。兼之目得血能视，阳生则阴长，故明目。真气内虚，故肠胃中冷，气旺阳回则不冷矣。心腹鼓痛者，心脾虚故也。二脏得补，其痛自止，所谓按之快然者是也。故经曰：可按者虚也，不可按者实也。不可按者勿用。胸胁逆满者，气不归元也，得补则气实而归元矣，脾胃俱虚则物停滞而邪客之，故霍乱吐逆也。补助脾胃之元气，则二证自除。调中者，脾治中焦。脾得补则中自调矣。消渴者，津液不足之候也，气回则津液生，津液生则渴自止矣。通血脉者，血不自行，气壮则行，故通血脉。破坚积者，真气不足，则不能健行而磨物，日积月累，遂成坚积。譬夫磨管纳物，无力则不转，不转则停积矣。脾主消化，真阳之气回，则脾强而能消，何坚积之不磨哉？令人不忘者，心主记，脾主思，心脾二脏之精气满，则能虑而不忘矣。久服轻身延年者，纯阳则充举，气积则身轻。五脏皆实，延年可知矣。斯皆敦本之论也。

【主治参互】人参，补五脏阳气之君药，开胃气之神品。

同大枣、白芍药、龙眼肉、甘草、酸枣仁，补脾阴。

肾气衰阳痿，以之为君，加鹿茸、肉苁蓉、巴戟天、五味子、麦门冬、菟丝子、山茱萸、地黄、枸杞、杜仲、柏子仁，乃扶衰之要剂，兼令人有子。

君藿香、木瓜、橘红，治胃虚弱呕吐反胃。如妊娠呕吐，加竹茹、枇杷叶。

同白术、吴茱萸，治脾泄久不止。

君五味子、吴茱萸、补骨脂、肉豆蔻，治肾泄。

同白芍药、炙甘草，治血虚腹痛鼓痛。

同干姜、白术、炙甘草，治中寒泄泻，下利清谷，甚则加肉桂、附子。

同附子、干姜、肉桂，治寒厥指爪青黯，便清蜷卧。

同附子、五味子，治阳气脱，温肠胃中冷。

君五味子、麦门冬，治肺虚气喘。夏月服之，益气除热止消渴，名生脉散。

加白术，又治中暑伤气倦怠。

同沉水香、白芍药，治真气虚，气不归元，因而胸胁逆满。同茯苓、远志、益智、枣仁、麦门冬，治精神恍惚，魂魄不定惊悸。

同沉水香、茯神，治心虚邪客作痛。

同鹿角胶、杜仲、续断、当归、地黄、苏木，治负重努力、内伤失血。去苏木，加生地黄，治胎漏不安。

同黄耆、白芍药、五味子，治汗多亡阳。

同苏木、麦门冬，治产后气喘。

在白虎汤，治劳伤元气人患热病，渴甚并头疼。

在败毒散，治气虚人患四时不正伤寒。

在参苏饮，治肺虚人伤风。

同鳖甲、青皮、干漆、䗪虫、肉桂、牡蛎、射干，消疟母。

同甘菊花、当归、地黄、枸杞子、蒺藜、甘草、柴胡，则明目。

同黄连、红曲、白芍药、滑石末、升麻，治滞下腹痛赤色。

同黄连、乌梅、莲肉、升麻、滑石末、肉豆蔻，治滞下久不止。

同白术、木瓜、茯苓、藿香、炙甘草，止虚烦躁。

同牛黄、犀角、天竺黄、钩藤钩、丹砂、雄黄、真珠、茯神、远志，治惊痫。

同地黄、阿胶、麦门冬、山茱萸、五味子、续断、杜仲，治血崩。加牛膝、大蓟、鹿角胶，治血淋。

同橘皮、紫苏、木瓜、白术、竹茹，治恶阻安胎。热多者去术、紫苏，加麦门冬。

同五加皮、白藓皮、石楠叶、石斛、秦艽、木瓜、薏苡仁、萆薢、牛膝、沉香、菖蒲、二术，治痹。

同黄檗、黄耆、白术、五味子、麦门冬、木瓜、白芍药、薏苡仁、茯苓，治痿。

同附子、白术、芍药、甘草、茯苓，治慢惊慢脾风。

同白术、黄耆、芍药，治自汗。

同生姜皮各两许，水煎，露一宿，五更温服，治气虚久疟不止。

同苏木、当归、童便，治产后血晕。

同石菖蒲、莲肉等分水煎，治产后不语。

同乳香、丹砂、鸡子白，姜汁三匙调匀，别用当归两许煎浓，同吞，治横生倒养难产，神效。

同附子、肉桂、麦门冬、五味子，治房劳过度，脱阳欲绝，下部虚冷。

同黄耆、天门冬、五味子、牛膝、枸杞子、菖蒲，治中风不语。

【简误】人参，论其功能之广，俱如《本经》所说，信非虚语。第其性亦有所不宜。世之录其长者，或遗其短；摘其瑕者，并弃其瑜。是以或当用而后时，或非宜而妄设。不蒙其利，徒见其害。二者之误，其失则一。遂使良药不见信于世，粗工互腾其口说，惜哉！岂知人参本补五脏真阳之气者也。若夫虚羸尫，劳役饥饱所伤，努力失血，以致阳气短乏，陷入阴分，发热倦怠，四肢无力，或中热伤暑，暑伤气，无气以动；或呕吐泄泻，霍乱转筋，胃弱不能食，脾虚不磨食；或真阳衰少，肾气乏绝，阳道不举，完谷不化，下利清水，中风失音，产后气喘，小儿慢惊，吐泻不止，痘后气虚，溃疡长肉等证，投之靡不立效。惟不利于肺家有热咳嗽，吐痰吐血，衄血齿衄，内热骨蒸，劳瘵阴虚火动之候。盖肺者，华盖之脏也。位乎上，象天属金。喜清肃而恶烦热，真气无亏则宁谧清净，以受生气之熏蒸而朝百脉。苟纵恣情欲，亏损真阴，火空则发，热起于下，炎烁乎上，则肺先受之。火乃肺之贼邪，邪气胜则实，实则肺热郁结为痰，喉痒而发嗽，血热妄行，溢出上窍。王好古所谓“肺热还伤肺”是已。又有痧疹初发，身虽热而斑点未形；伤寒始作，形证未定而邪热方炽。若误投之，鲜克免者。斯皆实实之害，非药可解。经曰：实实虚虚，损不足而益有余。如是者，医杀之耳。可不戒哉！可不慎哉！

天门冬

味苦、甘，平、大寒，无毒。主诸暴风湿偏痹，强骨髓，杀三虫，去伏尸，保定肺气，去寒热，养肌肤，益气力，利小便，冷而能补。久服轻身益气，延年不饥。忌鲤鱼。

【疏】天门冬正禀大寒初之气以生，得地之阴精独厚。味虽微苦甘而带辛，其气大寒，其性无毒。要以甘多者为胜。味厚于气，阴也降也，除肺肾虚热之要药也。其主诸暴风湿偏痹，杀三虫，去伏尸，保定肺气，去寒热者，盖以热则生风，暴则属火。其言湿者，乃湿热之谓。苦以泄湿，寒以除热。热去则风止，湿泄则痹瘳。偏痹者，湿热所致也。强骨髓者，肾为作强之官而主骨，湿热不去，下流客肾，能使人骨痿。肾欲坚，急食苦以坚之，天门冬、黄檗之属是已。且肾者水脏也，平则温而坚，虚则热而软。味苦气寒，正入肾而除热坚软，故强骨也。三虫伏尸，必生于脾肾俱虚、内热气弱之人。苦能杀虫，辛能散结，故杀三虫而除伏尸也。肺为华盖之脏，喜清肃而恶烦热，亦畏湿热。平则安和，发声清亮。一受火热，则为贼邪所干，而痰壅咳逆、气喘吐血、寒热声哑之证出焉。热泄则痰散而肺清，肺清则津液流通，气得下降，而诸证自止矣。养肌肤，益气力，利小便者，肺主皮毛，脾气散精，上归于肺，通调水道，下输膀胱。又肺为水之上源，朝百脉而主气，热邪退则肺得所养，故能养肌肤，益气力，利小便也。冷而能补者，热盛则肺肾俱虚，除虚热即补肺肾也。久服轻身益气、延年不饥者，热退则水足，水足则精固，精固则肾气益实。肾为先天真气之源，肾实骨强，延龄可知已。要之道书所录，皆指遗世独立、辟谷服饵之流者设，非谓恒人亦可望此也。

【主治参互】痰之标在脾胃与肺，其本在肾。若非肾家有火，炎上薄肺，煎熬津液而成黏腻，则痰何自而生耶？天门冬味苦气大寒，能清热保肺，下通于肾，故同麦门冬、百部、桑白皮、枇杷叶、玄参、贝母、童便、竹沥，为清肺消痰止嗽必用之药。

同地黄、麦门冬、五味子、黄檗、车前子、枸杞、牛膝为丸，补阴除热，滋肾家燥。脾胃弱者加山药、白茯苓、砂仁以佐之。

同麦门冬、五味子熬膏，入炼蜜，益肺甚妙。亦治消渴。

同甘菊花酿酒，除一切风，能愈大风病。水煮则除风热，兼除烦闷。

同生地黄、麦门冬、白芍药、鳖甲、牛膝、杜仲、续断、童便，治吐血。

同干漆、百部、鳖甲、青黛、獭肝、象胆，杀三虫而除劳瘵。

同薏苡仁、桑黄、白及、紫菀、百部、百合，能除肺痿、吐脓血。

同青蒿、鳖甲、麦门冬、银柴胡、牛膝、白芍药、地骨皮、五味子，能治妇人骨蒸。

同麻子仁、麦门冬、生地黄、童便，能除大肠热燥。胃强者，略加桃仁。

同熟地黄、胡麻仁，和蜜久服，驻颜不饥。

【简误】天门冬，味苦平、辛，其气大寒。若因阴虚水涸，火起下焦，上炎于肺，发为痰喘者，诚哉要药也。然大寒而苦，不利脾胃阴虚之人。脾胃多弱，又以苦寒损其胃气，以致泄泻恶食，则危殆矣。何者？后天元气，生于胃气。五脏之气，皆因之以为盛衰者也。强则喜食而甘味，弱则恶食而不甘味。阴虚精绝之病，正赖脾胃之气强，能纳能消，以滋精气。若脾胃先困，则是后天生气之源绝矣。丸饵虽佳，总统于食。汤液虽妙，终属于饮。若非胃气无损，焉能纳而消之，以各归其根，奏平定之功哉？必不得已，当以薏苡仁、白茯苓、山药、甘草、白芍药同用，或用麦门冬以代之可也。误用之必泄。

甘草

味甘，平，无毒。主五藏六腑寒热邪气，坚筋骨，长肌肉，倍力，金疮，尰，解毒，温中下气，烦满短气，伤藏咳嗽，止渴，通经脉，利气血，解百药毒。为九土之精，安和七十二种石，一千二百种草。久服轻身延年。二月、八月除日采根，暴干，十日成。术、苦参为使，反大戟、芫花、甘遂、海藻，恶远志，忌猪肉，令人阴痿。

【疏】甘草味甘，气平无毒，正禀土中冲和之阳气以生。故《别录》称之为九土之精。可升可降，阴中阳也。主五脏六腑寒热邪气、坚筋骨者，以其得土中冲阳之气。味甘平，性和缓，故能解一切毒气，安脏腑，除邪热也。五脏之寒热邪气既解，则脏气和而真气生，气日以盛，故筋骨坚。长肌肉、倍力者，甘能益脾，脾主肌肉，兼主四肢，脾强则四肢生力，故长肌肉、倍力也。主金疮尰者，甘入血分而能缓中，且伤则热，热而尰后。甘温益血而除热，烦热解，故尰散也。温中下气者，甘味属土，土位乎中，故温中。甘能缓中散结，故下气。烦满短气者，是劳伤内乏，阳气不足，故虚而烦满短气。甘温能益血，除大热，助气，故烦满短气并除也。甘平且和，和能理伤，故治伤脏。肺苦气上逆，嗽乃肺病，甘以缓之，故治咳嗽。血不足则内热，内热则津液衰少而作渴，甘能入脾益血，故止渴。血虚则经脉不通，能益血则经脉自通矣。甘能益血而温气分，故利血气。其解一切金、石、草、木、虫、鱼、禽兽之毒者，凡毒遇土则化，甘草为九土之精，故能解诸毒也。久服轻身延年者，为其益血，安和五脏也。

【主治参互】诸毒遇土则化，甘草为土精，故能化毒，解一切邪气。佐黄耆、防风，能运毒走表，为痘疹气血两虚者，首尾必资之剂。

得白芍药则补脾，甲己化土故也。

同人参、黄耆、白术、大枣、当归身、麦门冬，加升麻、柴胡，为补中益气药，专理饥饱劳役内伤，阳气下陷发热。

同人参、干姜、肉桂，则温中。

同麦门冬、苏子、枇杷叶，则下气。

同黄连、芍药、升麻、滑石，解热毒滞下。

同桔梗、玄参、鼠粘子、栝楼根，清利咽喉虚热。

同人参、菖蒲、益智、龙眼肉、远志，治健忘。

同麦门冬、石膏、竹叶、知母，除烦闷、躁渴、头痛，解肌。

同紫花地丁、金银花、甘菊、夏枯草、益母草、贝母、白及、白芷，消一切疔肿。

同川黄连，止小儿胎毒惊痫。

同黄连、木通、赤芍药、生地黄，泻心经有余之火。

同预知子、贯众，解一切蛊毒。

单用水炙百遍，煎熬斤许，治悬痈如神。

炙则补伤寒病瘥后血虚。

【简误】甘能缓中，故中满者忌之。呕家忌甘，酒家亦忌甘。

诸湿肿满,及胀满病,咸不宜服。

干地黄

味甘、苦,寒,无毒。主折跌绝筋,伤中,逐血痹,填骨髓,长肌肉。作汤除寒热积聚,除痹。主男子五劳七伤,女子伤中,胞漏下血,破恶血,溺血,利大小肠,去胃中宿食,饱力断绝,补五藏内伤不足,通血脉,益气力,利耳目。生者尤良。

生地黄,大寒。主妇人崩中血不止,及产后血上薄心闷绝,伤身胎动下血,胎不落,堕坠踠折,瘀血留血,鼻衄吐血,皆捣饮之。久服轻身不老。采得即用者为生,晒干收者为干,以法制过者为熟。

【疏】干地黄禀仲冬之气以生。黄者,土之正色,兼禀地之和气,故味甘气寒而无毒。《别录》又云苦者,以其兼入心脾也。此乃补肾家之要药,益阴血之上品。《本经》主折跌绝筋伤中,逐血痹者,肝藏血而主筋,补肝则荣血调,荣血调则伤中自去。痹者血分之病,因虚而风、寒、湿邪客之,故筋拘挛而痛。养血和肝,痹必瘳矣。作汤除寒热积聚、除痹者,血和则结散,故诸证自除也。其曰填骨髓,长肌肉,主男子五劳七伤者,地黄为至阴之药,正补肾水真阴而益血,血旺则髓满,阴足则肌肉自长。五劳七伤皆阴虚内热,真阴不足之候。甘寒能除内热而益精髓,故劳伤自除也。女子伤中、胞漏下血者,阴虚则火炽而血热,火能销物,造化自然之道也。凉血益血则胞漏自止矣。下血者,血热也,凉血则下血自愈。荣血滞则为恶血,生地黄能行血,故破恶血。溺血者,肾与小肠热也。益阴凉血则溺血自止,二便自利矣。胃为足阳明,胃家湿热盛则食不消,生地黄能泻脾胃中湿热,湿热去而脾胃安,则宿食自去。饱而努力,则肠胃筋脉有绝伤之患。形属血,故行血益血则诸伤自理矣。五脏咸属阴,阴即精血,补精血则五脏内伤不足自愈矣。通血脉,益气力,利耳目者,皆脏安之验也。又主妇人崩中血不止,及产后血上薄心闷绝,伤身胎动下血,胎不落,堕坠踠折,瘀血留血,衄血吐血,生者捣汁饮之,皆凉血行血之功也。久服轻身不老,则益阴填髓补五脏之能事毕矣。又按日华子云:助心胆气,强筋骨,长志,安魂定魄,除惊悸者,胆为五脏六腑之首,行春升之气,故十一脏皆取决于胆,为中正之官。地黄入手足少阴,亦入足厥阴。心与肝为子母之脏。胆为肝之腑,肝主筋,肾主骨。肾藏精与志,肝藏魂,肺藏魄,心胆二经虚则病惊悸。生地黄为手少阴之要药,能凉心助胆补肝,心凉则热不薄肺,肝肺清宁则魂魄自定,胆气壮则惊自除,肝肾足则筋骨自强,心肾交济则志自长矣。

【主治参互】生地黄同大小蓟各半,俱捣取自然汁,和童便饮,治一切血热妄行,吐血,齿、鼻衄,神效。

取汁和面作馎饦冷淘,治虫心痛。

同苎麻根捣汁碗许,加炒砂仁末三钱,治胎动下血。

同麦门冬,治产后烦闷。

同当归、赤芍药、乳香、没药、肉桂、炒黄荆子末,治一切跌打折伤,瘀血作痛。

同金银花、甘草、荆芥穗、玄参、连翘、黄檗、地榆、白芷、木通,治血分湿热生脓疮痛甚者,浓煎恣饮,立差。

入琼玉膏,为阴阳两补之要剂。

干地黄同沙苑蒺藜、肉苁蓉、鹿茸、山茱萸、五味子，能益男子精。

同人参、枸杞、五味子、麦门冬、鹿茸、车前子、覆盆子、菟丝子，多服令人有子。

得青蒿子、鳖甲、银柴胡、沙参、天麦二冬、黄檗、甘草、地骨皮、牡丹皮、白芍药、牛膝，能治骨蒸劳热。

同人参、远志、麦门冬、酸枣仁、柏子仁、茯神、甘草，治心虚惊悸、怔忡健忘。

同黄耆、黄连、黄檗、酸枣仁、五味子、白芍药、麦门冬、龙眼肉、牡蛎粉，治盗汗久不止。

得麦门冬、五味子、牛膝、枸杞子、车前子、阿胶、天门冬，治溺血。

同人参、麦门冬、五味子、牛膝，渍酒，能益气力，逐及奔马。

同当归、白芍药、川芎、阿胶、鹿角胶，能益母安胎。同砂仁，治胎动下血腰痛。

同青蒿、地骨皮、麦门冬、白芍药、山茱萸、枇杷叶，治妇人月事先期。

同生姜，治产后中风。

同当归、川芎、蒲黄、黑豆炒、炮姜、泽兰、益母、牛膝、续断、杜仲、鹿角胶，治一切产后血虚发热。

得肉桂及乳香、没药、五灵脂，治儿枕痛。夏月去桂。

同芍药、当归、川芎、阿胶、蕲艾、香附，治经事不调。

同甘菊花、女贞实、枸杞子、白蒺藜，能明目益精。

同黄连、连翘、薄荷、甘草、甘菊花、木通，治目暴赤痛。

同鹿茸、五味子、人参、人乳粉、白茯苓，能生齿。

同何首乌、桑椹、甘菊、鳢肠、蜀椒，能乌须发。

【简误】生地黄，性大寒，凡产后恶食作泻，虽见发热、恶露作痛，不可误用。误用则泄不止。胃气者，后天元气之本也。胃困则饮食不运，精血不生，虚热何自而退？故并当归忌之。凡见此证，宜多加炮姜、桂心、人参，必自愈。凡阴虚咳嗽，内热骨蒸，或吐血等候，一见脾胃薄弱，大便不实，或天明肾泄，产后泄泻，产后不食，俱禁用生地黄、当归。误则同于前辙，慎之！凡胸膈多痰，气道不利，升降窒塞，药宜通而不宜滞，汤液中禁入地黄。

术

味苦、甘，温，无毒。主风、寒、湿痹，死肌，痉，疸，止汗、除热、消食。主大风在身面，风眩头痛，目泪出，消痰水，逐皮间风水结肿，除心下急满，及霍乱吐下不止，利腰脐间血，益津液，暖胃，消谷嗜食。作煎饵久服，轻身延年不饥。茅山者为胜，忌蛤、雀、桃、李、菘菜、青鱼。

【疏】术禀初夏之气以生，其味苦，其气温，从火化也。正得土之冲气，故《别录》益之以甘，表土德也，故无毒。其气芳烈，其味甘浓，其性纯阳，为除风痹之上药，安脾胃之神品。《本经》主风、寒、湿痹，死肌痉疸者，正以风、寒、湿三者合而成痹。痹者，拘挛而痛者是也。经曰：地之湿气，感则害人皮肉筋骨。死肌者，湿毒侵肌肉也。痉者，风寒乘虚，客于肝、脾、肾所致也。疸者，脾胃虚而湿热瘀滞也。如上诸病，莫不由风、寒、湿而成。术有除此三邪之功，故能祛其所致之疾也。止汗、除热、消食者，湿热盛则自汗，湿邪客则发热。湿去而脾胃燥，燥则食自消，汗自止，热自除也。又主大风在身面者，术气芳烈而悍，纯阳之物也。风为阳邪，发于阳部，故主之也。风眩头痛、目泪出者，阳虚则风客之而眩，痰厥则头痛，风热壅则目泪出也。消痰水，逐皮间风水结肿，除心下急痛，及霍乱吐下不止者，湿客于胃则滞而生痰，客于脾则生水。脾虚湿胜则为水肿，湿客中焦则心下急满，脾胃俱虚则中焦不治，而湿邪客之则为霍乱吐下不止也。利腰脐间血者，血属阴，湿为阴邪，下流客之，使腰脐血滞而不得通利。湿去则诸证无不愈矣。益津液、暖胃、消谷嗜食者，湿去则胃强而津液自生，寒湿散则胃自暖，邪去而脾胃健，则消谷而嗜食矣。煎饵久服，轻身延年不饥者，术为阳药，故善除阴湿，湿去则脾胃之气旺。阳主气，气盛则身轻。脾主四肢，湿去则脾健，健则四肢利，故能涉险负重也。仙经云"气满不思食"，是以延年而不饥也。

【主治参互】术为阳草，气胜黄精。除湿祛寒，疏风辟恶，其功能也。单饵则延年，轻身不饥。兼济则观所从何道。故同人参、茯苓、白芍药、甘草、橘皮、莲肉、缩砂，则健脾开胃，消饮食，为壮脾胃之要剂，调中之正法。

同藿香、橘皮、茯苓、人参、木瓜、猪苓、泽泻、缩砂，则治霍乱吐泻转筋。

同干葛、防风、茯苓、炙甘草、车前子、猪苓、泽泻，则治湿胜作泄，势若雷奔。

同秦艽、萆薢、木瓜、薏苡仁、桑寄生、石斛、黄耆、地黄、石菖蒲、桂枝、甘草、晚蚕砂，则治一切痛痹及关节不利。热者去桂枝，加黄檗。

得黄檗、牛膝、木瓜、石斛，能健步潜行。

得苦参、牡蛎，治小儿胃家湿热，饮食不生肌肉。

君人参、芍药、木瓜、薏苡、茯苓、桑白皮、赤小豆、车前、橘皮，佐以猪苓、泽泻，能治一切水肿。日重则倍人参，夜重则加地黄、芍药，俱与术倍。

君枳实、橘皮、砂仁、半夏、人参，则除心腹胀痛，消宿食，开胃，去痰涎，除伤食发寒热及泄泻。

同人参、橘红、白茯苓、木瓜、藿香，治反胃吐逆，因于寒则加生姜，因于热则加竹茹、枇杷叶、逆水芦根。

君黄耆、生地黄，佐以黄檗，治一切臁疮，湿毒攻注，足胫成疮久不愈，作丸饵良。

倍茯苓，修事如《经验方》，能乌须驻颜。

同麦门冬、石斛、黄檗、白芍药、木瓜、薏苡仁、五味子，为治痿要药。

同生姜、藿香、槟榔，能治山岚瘴气。

同四物汤、麦门冬、荆芥、防风、地榆，能治肠风下血。

同雄羊肝，治雀盲。

同补骨脂、川椒、茴香、青盐、川楝子、黄檗，治疝。

同熟地、桑椹，修事采日精月华，干则蜜丸，日三服，可变白。

为末，和芝麻研烂，入水搅匀，绞汁滤净，曝干，每三钱，空心酒服，能滋脾肾。

【简误】术，《本经》无分别，陶弘景有赤白二种。近世乃有苍、白之分，其用较殊。要之俱为阳草，故祛邪之功胜，而益阴之效亏。药性偏长，物无兼力，此天地生物自然之道也。凡病属阴虚血少，精不足，内热骨蒸，口干唇燥，咳嗽吐痰，吐血，鼻衄，齿衄，咽塞，便秘，滞下者，法咸忌之。术燥肾而闭气，肝肾有动气者勿服。刘涓子《痈疽论》云：溃疡忌白术。以其燥肾而闭气，故反生脓作痛也。凡脏皆属阴，世人但知术能健脾，此盖指脾为正邪所干，术能燥湿，湿去则脾健，故曰补也。宁知脾虚而无湿邪者用之，反致燥竭脾家津液，是损脾阴也，何补之足云？此最易误，故特表而出之。

菟丝子

味辛、甘，平，无毒。主续绝伤，补不足，益气力，肥健。汁去面䵟，养肌，强阴，坚筋骨。主茎中寒，精自出，溺有余沥，口苦燥渴，寒血为积。久服明目，轻身延年。得酒良，宜丸不宜煮。

【疏】菟丝子，君，禀春末夏初之气以生，凝乎地之冲气以成，感秋之气而实。故《本经》言其味辛平，《别录》益之以甘者，正雷公所谓禀中和，凝正阳之气而结者也，其为无毒明矣。五味之中，惟辛通四气，复兼四味，经曰：肾苦燥，急食辛以润之，菟丝子之属是也。与辛香燥热之辛，迥乎不同矣。学者不以辞害义可也。为补脾、肾、肝三经要药。主续绝伤，补不足，益气力，肥健者，三经俱实则绝伤续而不足补矣。脾统血，合肌肉而主四肢。足阳明、太阴之气盛，则力长而肥健。补脾故养肌，益肝肾故强阴、坚筋骨。暖而能补肾中阳气，故主茎中寒，精自出，溺有余沥。口苦燥渴者，脾肾虚而生内热，津液因之不足也，二脏得补则二病自愈。寒血为积者，劳伤则血瘀，阳气乏绝则内寒。血随气行，气弱不能统血以行，久而为积矣。凡劳伤皆脾、肾、肝三脏主之，肝脾气旺则瘀血自行也。久服明目轻身延年者，目得血而能视，肝开窍于目，瞳子神光属肾，肝肾实则目自明，藏实精满则身自轻，延年可必矣。

【主治参互】君莲实、山药、人参，能实脾、止泄、嗜食。加五味子、肉豆蔻、砂仁，能治肾泄。

同五味子、沙苑蒺藜、覆盆子、莲须、山茱萸、巴戟天、车前子、没食子、枸杞子，能益脾肾，固精种子。

同甘菊花、沙苑蒺藜、甘枸杞子、熟地黄、羚羊角、谷精草、决明子，能明目。

君术、人参、牛膝、胡麻仁，治丈夫腰膝积冷痛，或顽麻无力。

单服偏补人卫气，能助人筋脉。

王好古云：能补肝脏虚，故去风，专主腰膝。腰膝者，肝肾之所治也。

苗，生研涂面斑，神效。

【简误】肾家多火，强阳不痿者，忌之。大便燥结者，亦忌之。

牛膝君

味苦、酸，平，无毒。主寒湿痿痹，四肢拘挛，膝痛不可屈伸，逐血气，伤热火烂，堕胎。疗伤中少气，男子阴消，老人失溺。补中续绝，填骨髓，除脑中痛及腰脊痛，妇人月水不通，血结，益精，利阴气，止发白，久服轻身耐老。忌牛肉、牛乳。

【疏】牛膝，君，禀地中阳气以生，气则兼乎木火之化也，故其味苦酸平无毒。味厚气薄，走而能补。性善下行，故入肝肾。

主寒湿痿痹，四肢拘挛，膝痛不可屈伸者，肝脾肾虚，则寒湿之邪客之而成痹，及病四肢拘挛，膝痛不可屈伸。此药既禀地中阳气所生，又兼木火之化，其性走而下行，其能逐寒湿而除痹也必矣。盖补肝则筋舒，下行则理膝，行血则痛止。逐血气，犹云能通气滞血凝也。详药性，气当作痹。伤热火烂，血焦枯之病也。血行而活，痛自止矣。入肝行血，故堕胎。伤中少气，男子阴消，老人失溺者，皆肾不足之候也。脑为髓之海，脑不满则空而痛。腰乃肾之腑，脊通髓于脑，肾虚髓少，则腰脊痛。血虚而热则发白，虚羸劳顿则伤绝。肝藏血，肾藏精，峻补肝肾，则血足而精满，诸证自瘳矣。血行则月水自通，血结自散。久服轻身耐老，悉如上说，不复具疏。

【主治参互】君术、仙茅、木瓜、石斛、茯苓、石楠叶、五加皮、萆薢、生地黄、黄耆、芍药、虎骨、沉香、桂，治诸痹。

同甘菊花、石斛、木瓜、何首乌、生地黄、虎骨、沉水香、人参、术、黄耆、天门冬、麦门冬、杜仲、续断、芍药、橘皮、黄檗、桑寄生、白藓皮，治一切痿痹，四肢拘挛，筋骨疼痛。

君当归、地黄，能下死胎。加朴硝，立下胞衣。

君木瓜、石斛、萆薢、生地黄、黄檗、五加皮、骨碎补、续断、金银花、白及、芍药、甘草、甘菊根、紫花地丁、茜草、连翘，治鹤膝风。

根苗同用二三两浓煎，调鳖甲末三钱，空心服，治疟在阴分久不瘥者，三剂必已。胃虚者加人参两许，橘皮去白五钱。

君青蒿、生地黄、麦门冬、甘枸杞子，熬膏，治妇人血虚发热，内热口干舌苦。

治小便不利，茎中痛欲死，兼治妇人血结腹坚痛，鲜牛膝三四两，白酒煎浓，服之立愈。

金疮作痛，生捣搏之立瘥。

【简误】误用伤胎，经闭未久，疑似有娠者有勿用。上焦药中勿入。血崩不止者忌之。

茺蔚子

味辛、甘，微温、微寒，无毒。主明目益精，除水气，疗血逆，大热头痛心烦。久服轻身。茎，主瘾疹痒，可作浴汤。一名益母草。忌铁。

【疏】茺蔚子禀地中之阳气以生，兼感乎上天春夏之气而成，亦阳草也。味辛甘，微温微寒无毒，入手足厥阴经。为妇人胎产调经之要药。此药补而能行，辛散而兼润者也。目者，肝之窍也。益肝行血，故明目益精。其气纯阳，辛走而不守，故除水气。肝脏有火则血逆，肝凉则降而顺矣。大热头痛心烦，皆血虚而热之候也。清肝散热和血，则头疼心烦俱解。微温微寒说，见人参条内。

【主治参互】五月五日采紫花益母草，捣汁，分贮瓷器内各少许，晒干，刮取，和蜂蜜封固，加人参、琥珀、乳香、没药、血竭、沉香、丹砂、五灵脂，催生及胞衣不下，神效。兼产后血晕，瘀血薄心，恶露不行腹痛，少腹儿枕痛，调经治血闭经阻，经行作痛。

单用和童便服，能下死胎，及治热入血室，发热烦躁类伤寒。

君四物汤、杜仲、阿胶、真川续断，为丸，安胎止痛。

得生地黄、白芍药、麦门冬、枇杷叶、青蒿子、五味子、阿胶，治血热经行先期，及胎漏下血。

同生甘菊、苍耳草、金银花、紫花地丁各一握，贝母、鼠粘子、白芷、僵蚕、白及、白敛、生甘草、连翘、生地黄各三钱，熬夏枯草汁，和药同煎浓，顿饮之，消一切疔肿发背及无名肿毒。

【简误】益母草，辛甘为阳，故性善行走，能行血通经，血崩禁用。瞳子散大禁用。惟热血欲贯瞳人者，与凉血药同用则不忌。

萎蕤

味甘，平，无毒。主中风暴热，不能动摇，跌筋结肉，诸不足，心腹结气，虚热，湿毒，腰痛，茎中寒，及目痛眦烂泪出。久服去面黑䵟，好颜色，润泽，轻身不老。

【疏】萎蕤禀天地清和之气，而得稼穑之甘，故《本经》甘平无毒，主诸不足。久服好颜色，润泽，轻身不老。《别录》又主心腹结气，虚热，腰痛，茎中寒，目痛眦烂泪出。甄权主内补不足，去虚劳客热，头痛不安，加而用之良。日华子谓其除烦闷，止渴，润心肺，补五劳七伤虚损，腰脚疼痛。详味诸家所主，则知其性本醇良，气味和缓，譬诸盛德之人，无往不利，终始一节，故可长资其利，用而不穷。正如斯药之能补益五藏，滋养气血，根本既治，余疾自除。夫血为阴，而主驻颜；气为阳，而主轻身。阴精不足则发虚热，肾气不固则见骨痿及腰脚痛。虚而火炎则头痛不安，目痛眦烂泪出。虚而热壅则烦闷消渴。上盛下虚则茎中寒，甚则五劳七伤，精髓日枯，而成虚损之证矣。以一药而所主多途，为效良夥，非由滋益阴精，增长阳气，其能若是乎？迹其所长，殆亦黄精之类欤？其主中风暴热，不能动摇，跌筋结肉，湿毒等证，皆是女萎之用。以《本经》二物混同一条故耳。或谓即青粘，理或有之。纯而不驳，和而不偏，有益无损，故无“简误”。

昔彭城樊阿，少师事华佗，佗授以漆叶青粘散，服之利五藏，去虫，轻身益气，年至五百余岁。青粘，生丰沛彭城及朝歌，一名地节，一名黄芝，主理五藏，益精气。本出于迷人入山，见仙人服之，以告佗，佗以为佳。语阿，阿秘之。人见阿之寿而气力强盛，问之，因醉误说，人服多验。后无复有人识青粘者。或云即黄精之正叶者，又云即萎蕤。同黄精、桑椹、何首乌，能驻颜。

茈胡君

味苦，平，微寒，无毒。主心腹，去肠胃中结气，饮食积聚，寒热邪气，推陈致新。除伤寒心下烦热，诸痰热结实，胸中邪逆，五藏间游气，大肠停积水胀，及湿痹拘挛，亦可作浴汤。久服轻身，明目益精。半夏为之使。

【疏】柴胡禀仲春之气以生，兼得地之辛味。春气生而升，故味苦平，微寒而无毒。为少阳经表药。主心腹肠胃中结气，饮食积聚，寒热邪气，推陈致新，除伤寒心下烦热者，足少阳胆也。胆为清净之府，无出无入，不可汗，不可吐，不可下，其经在半表半里，故法从和解，小柴胡汤之属是也。其性升而散，属阳，故能达表散邪也。邪结则心下烦热，邪散则烦热自解。阳气下陷则为饮食积聚，阳升则清气上行。脾胃之气行阳道，则饮食积聚自消散矣。诸痰热结实，胸中邪逆，五脏间游气者，少阳实热之邪所生病也。柴胡苦平而微寒，能除热散结而解表，故能愈以上诸病。大肠停积水胀，及湿痹拘挛者，柴胡为风药，风能胜湿故也。

【主治参互】仲景小柴胡汤中，同人参、半夏、黄芩，治伤寒往来寒热，口苦，耳聋，胸胁痛，无汗。又治少阳经疟，往来寒热。亦治似疟非疟，大便不实，邪不在阳明者。

在大柴胡汤，治伤寒表里俱急。

伤寒百合证，有柴胡百合汤。

东垣治元气劳伤，精神倦怠，用参、耆、白术、炙甘草、当归，佐以柴胡、升麻，引脾胃之气行阳道，名补中益气汤。

本方去当归，加茯苓、猪苓、泽泻、干葛、神曲，名清暑益气汤。

同四物汤去当归，加泽兰、益母草、青蒿，能治热入血室。

同升麻、干葛等，能升阳散火。

同生地黄、黄檗、黄连、甘草、甘菊、玄参、连翘、羌活、荆芥穗，治暴赤眼。

【简误】柴胡性升而发散，病人虚而气升者忌之。呕吐及阴虚火炽炎上者，法所同忌。疟非少阳经者，勿入。治疟必用柴胡，其说误甚。不可久服，亦无益精明目之理。尽信书则不如无书，此之谓也。按今柴胡，俗用有二种，色白黄而大者，为银柴胡，用以治劳热骨蒸；色微黑而细者，用以解表发散。《本经》并无二种之说，功用亦无分别，但云银州者为最，则知其优于升散，而非除虚热之药明矣。《衍义》所载甚详，故并录之。

【附】《衍义》曰：柴胡，《本经》并无一字治劳。今人方中鲜有不用者。呜呼！凡此误世甚多。尝原病劳，有一种真藏虚损，复受邪热，邪因虚而致劳。故曰劳者，牢也。当须斟酌用之。如

《经验方》中治劳热青蒿煎之用柴胡，正合宜耳。服之无不效，热去即须急已。若无表热，得此愈甚。虽至死，人亦不悟。目击甚多，可不戒哉！可不慎哉！日华子又谓补五劳七伤。《药性论》亦谓治劳乏羸瘦。若此等病，苟无实热，医者执而用之，不死何待？注释本草，一字亦不可忽。万世之后，所误无穷耳。

麦门冬君

味甘，平，微寒，无毒。主心腹结气，伤中伤饱，胃络脉绝，羸瘦短气，身重目黄，心下支满，虚劳客热，口干燥渴，止呕吐，愈痿蹶，强阴益精，消谷，调中，保神，定肺气，安五藏，令人肥健，美颜色，有子。久服轻身，不老不饥。

【疏】麦门冬，在天则禀春阳生生之气，在地则正感清和稼穑之甘。《本经》甘平，平者，冲和而淡也。《别录》微寒，著春德矣。入足阳明，兼入手少阴、太阴。实阳明之正药。主心腹结气者，邪热之气结于心腹间也。以其清和微寒而平缓，故能散热结而下逆气也。伤中伤饱，以致胃络脉绝者，脾主肌肉，五脏之气皆禀于胃，胃病则脾无所禀，故羸瘦而短气也。身重目黄者，脾胃湿热也。心下支满者，脾虚而湿滞中焦也。虚劳客热，口干燥渴者，因虚劳而热客中焦，故口干而燥渴。阳明之热上冲，则兼呕吐也。痿蹶者，阳明湿热病也。阳明湿热盛，则上熏蒸于肺，而为痿蹶。治痿独取阳明，治本之道也。阴精生于五味，五味先入脾胃。脾胃得所养，则能散精于各脏，而阴精充满，故能强阴益精也。中焦者，脾胃之所治也。脾胃安则中焦治，故能消谷而调中也。保神定肺气，则兼润乎心肺矣。胃气盛则五脏之气皆有所禀而安,脾胃俱实则能食而肥健。脾统血,心主血,五脏之英华皆见于面。血充脏安,则华彩外发而颜色美矣。脾胃强则后天之元气日盛。下气则阳交于阴,交则虚劳愈而内热不生,内热去则阴精日盛,故有子。断谷固著于仙经,却乃已疾之良药,故久服延年轻身,而不老不饥也。

【主治参互】同人参、五味子,为生脉散。能复脉通心。夏月暑伤气,服之良。酒后饮之,解酒毒。肺热者,去人参,加甘枸杞子作饮,治一切虚劳客热。

同五味子、枸杞、地黄、牛膝、鳖甲、酸枣仁、天冬,治五劳七伤。胃强者,可加当归。火盛者,可入黄檗、砂仁、甘草,三物俱递减。

治阳明疟,大渴引饮烦躁,或呕吐。麦门冬、石膏、知母、竹叶,各数两,病人虚者加人参两许,痰多者加贝母、橘红各两许。

《药性论》云:麦门冬止烦渴,主大水,面目肢节浮肿,下水,治肺痿吐脓,宜同天门冬、薏苡仁、黄檗、芍药、茯苓、石斛、桑根白皮、五味子、牛膝,煮饮弥佳。

止泄精,宜兼覆盆、蒺藜、黄檗、五味子。

同茯苓、车前、黄连、石斛、猪苓、泽泻,疗心腹结气,身重目黄。

日华子:治五劳七伤,安魂定魄,止渴,肥人时疾,热狂头痛,止嗽。故同石膏、知母、竹叶、粳米,专疗时气头痛,大渴烦躁,及发狂甚者。须各数两浓煎,顿饮乃佳。虚羸人因作劳内伤而发者,可量加人参,名人参白虎汤。有肺热者勿入人参。

崔元亮《海上方》:同黄连治消渴。

《衍义》:治心肺虚热,虚劳客热。入沙参、五味子。

同青蒿、鳖甲、牛膝、地黄、芍药、天门冬、枸杞子、五味子、胡黄连、山药、茯苓、山茱萸,蜜丸,治骨蒸劳热。

【简误】麦门冬性寒,虽主脾胃,而虚寒泄泻及痘疮虚寒作泄,产后虚寒泄泻者,咸忌之。

独活

味苦、甘,平、微温,无毒。主风寒所击,金疮止痛,贲豚,痫痓。女子疝瘕,疗诸贼风,百节痛风,无久新者。久服轻身耐老。一名羌活。痓作痉。

【疏】独活禀天地正阳之气以生,故味苦、甘,平。甄权、洁古:益之以辛,微温,无毒。气味俱薄,浮而升,阳也。足少阴引经气分之药。

羌活

性温,辛、苦,气厚于味,浮而升,阳也。手足太阳行经风药,并入足厥阴、少阴经气分。

【疏】羌活气雄,独活气细。故雄者治足太阳风湿相搏,头痛肢节痛,一身尽痛者,非此不能除,乃却乱反正之主君药也。细者治足少阴伤风头痛,两足湿痹不能行动,非此不能除,而不治太阳之证。名列君部之中,非比柔懦之主。小无不入,大无不通,故能散肌表八风之邪,利周身百节之痛。其主风寒所击,金疮止痛者,金疮为风寒之所袭击,则血气壅而不行,故其痛愈甚。独活之苦甘辛温,能辟风寒,邪散则肌表安和,气血流通,故其痛自止也。贲豚者，肾之积。肾经为风寒乘虚客之，则成贲豚。此药本入足少阴，故治贲豚。痫与痓，皆风邪之所成也，风去则痫痓自愈矣。女子疝瘕者，寒湿乘虚中肾家所致也。苦能燥湿，温能辟寒，辛能发散，寒湿去而肾脏安，故主女子疝瘕，及疗诸贼风，百节痛风无久新也。轻身耐老，定非攻邪发散之药所能，乌可久服哉？《本经》载之误矣！二药本一种，第质有虚实老嫩，气有厚薄之不同耳。

【主治参互】君麻黄、甘草，主冬月即病伤寒，太阳经头疼，发汗解表。

君麦门冬、前胡、黄芩，佐以甘草，治春时瘟疫，邪在太阳头痛。

入葛根汤，治太阳阳明头痛，兼遍身骨痛，口渴，烦热不得眠。若渴甚、烦热甚、头痛甚，则加石膏、知母、竹叶各两许。

疟发太阳经头痛者，于治疟药中加之，痛止则去之。

同白术、苍术、秦艽、生地黄、薏苡仁、木瓜、石斛、黄檗，治下部一切风湿、湿热。

同生地黄、赤芍药、生甘草、牡丹皮、石膏等，水煎，治风热上攻牙肿痛。

同莱菔子炒香，只取羌活为末，每服二钱，温酒调下，一日一服，二日二服，三日三服，治妊娠浮肿由于风湿。出许学士《本事方》。

人睛忽垂至鼻，如黑角塞，痛不可忍。或时时大便血出痛，名曰肝胀。羌活一味煎汁，服数盏自愈。出夏子益《奇疾方》。

【简误】独活、羌活，阳草中之风药也。本为祛风散寒除湿之要品。风能胜湿,以其性燥故也。《本经》、《别录》并载主中风及诸风。不知真中风惟西北边塞高寒之地,风气刚猛,虚人当之,往往猝中,或口眼歪斜,或口噤不语,或手足瘫痪,左右不仁,或刚痉柔痉,即角弓反张,此药与诸风药并用可也。若夫江南,吴、楚、越、闽、百粤、鬼方、梁州之域,从无刚劲之风,多有湿热之患。质脆气虚,多热多痰。其患中风,如前等病,外证虽一一相似,而其中实非,何者?此皆刘河间所谓将息失宜,水不制火,丹溪所谓中湿、中痰、中气是也。此则病系气血两虚,虚则内热煎熬津液,结而为痰。热则生风,故致猝倒,亦如真中风状。而求其治疗之方,迥若天渊。外邪之气胜则实,实则泻之,祛风是已;内而真气不足则虚,虚则补之,调气、补血、生津、清热是已。倘误用风药,反致燥竭其津液,血愈不足而病愈沉困,命曰虚虚。攻补既谬,死生遂殊。粗工懵昧,执迷不悟,兹特表而明之。又有血虚头痛,及遍身疼痛骨痛,因而带寒热者,此属内证,误用反致作剧。

升麻

味甘、苦,平、微寒,无毒。主解百毒,杀百精老物殃鬼,辟瘟疫、瘴气、邪气,蛊毒入口皆吐出,中恶腹痛,时气毒疠,头痛寒热,风肿诸毒,喉痛口疮。久服不夭,轻身长年。

【疏】升麻禀天地清阳之气以生,阳草也。故味甘、苦,平、微寒,无毒。洁古又云:性温,味辛微苦。气味俱薄,浮而升,阳也。为足阳明、太阴引经的药。得葱白、白芷,缓带脉之纵急。亦入手阳明大肠,升阳气于至阴之下。春气生生而上升,升麻正得之，故主解百毒。感清阳之气者，必能破幽暗，故杀百精老物殃鬼，辟瘟疫瘴气邪气，蛊毒入口皆吐出。凡云甘者，其气必和，升则必散。和而散，故主中恶腹痛，时气毒疠，头痛寒热。风肿诸毒，喉痛口疮者，手少阳、足阳明，太阴热极故也。散三经之火，则二证愈矣。末载久服不夭，轻身长年，此岂发散之药所能哉？无是理也。

【主治参互】升麻葛根汤，散足阳明之热邪，发手太阴、阳明之斑疹，及天行豌豆疮，水煎，绵沾拭之。

引葱白，散手阳明风邪。引石膏，止阳明经齿痛。或加生地黄、麦门冬、知母、牡丹皮、黄檗、连翘、玄参，弥良。

醋炒绿色升麻，君莲肉、人参，治噤口痢有神。

同石膏、知母、麦门冬、竹叶，治阳明热极发斑，头疼口渴。

佐参、耆，引清阳之气上升行阳道，故补脾胃药中不可阙。

入升阳散火汤，治阳气郁遏，及元气不足，阳气下陷。

同荆芥、防风、黄芩、甘草、白芷，能去皮肤风邪。

同葛根、荆芥、菊花、甘草，解肌肉间风热，兼发浮汗。

同葛根、连翘、玄参、甘草、生地黄、麦门冬，治牙根浮烂恶臭。

为小儿斑疹及天行疮子家圣药。天行疮子即痘也，未见点时可用，见标之后不可用。

同郁金服，治蛊毒，不吐则下。

同射干，水煎服，治射工溪毒，并以滓涂之。

同生地黄、麦门冬、牛膝、蒲黄水煎，治小儿尿血。

佐黄连、红曲、滑石、白芍药、莲肉、甘草，为治一切滞下要药。

【简误】升麻属阳而性升，其功用俱如经说。凡吐血鼻衄，咳嗽多痰，阴虚火动，肾经不足，及气逆呕吐，惊悸怔忡，癫狂等病，法咸忌之。误用多致危殆。

车前子

味甘、咸，寒，无毒。主气癃，止痛，利水道小便，除湿痹，男子伤中，妇子淋沥，不欲食，养肺，强阴，益精，令人有子，明目，疗赤痛。久服轻身耐老。

叶及根，味甘，寒。主金疮止血，衄鼻瘀血，血瘕下血，小便赤，止烦下气，除小虫。

【疏】车前子禀土之冲气，兼天之冬气以生，故味甘寒而无毒。《别录》兼咸，故走水道。其主气癃止痛，通肾气也。小便利则湿去，湿去则痹除。伤中者，必内起烦热，甘寒而润下，则烦热解，故主伤中。女子淋沥不欲食，是脾肾交病也。湿去则脾健而思食，气通则淋沥自止。水利则无胃家湿热之气上熏，而肺得所养矣。男女阴中俱有二窍，一窍通精，一窍通水。命门真阳之火，即系先天之元气，道家谓之君火。后天之精气，亦与之合而系焉。膀胱者，湿热浊阴之水渗出下窍为小便，道家谓之民火是也。二窍不并开，故水窍常开，则小便利而湿热外泄，不致鼓动真阳之火，则精窍常闭而无漏泄。久久则真火宁谧而精用益固，精固则阴强，精盛则生子。肾气固即是水脏足，故明目及疗赤痛。轻身耐老，即强阴益精之验。肝、肾、膀胱三经之要药也。

叶及根，味甘寒。金疮必发热，热则痛极。甘寒能凉血除热，故主金疮。血热则妄行，溢出上窍，故主吐衄，及尿血便赤，止烦下气。

《明医杂录》云：根叶治鼻衄，尿血，热痢，捣汁饮之。子主气癃，利水道，疗肝中有风热冲目。若人服固精药久，服此一泄，即有子。

【主治参互】同木通、沉香、橘皮、升麻，治气癃。

同二术、宣木瓜、石斛、川萆薢、茯苓、五加皮，治湿痹。

独用为末，米饮下二钱匕，治暴泻神效。

君白芍药、白茯苓、白扁豆、炙甘草，治水泄。

同生地黄、牛膝、天门冬、麦门冬、黄檗、五味子、甘枸杞子、人参、白胶，治尿血及妇人血淋。

入五子衍宗丸，为生精种子要药。

入金匮肾气丸，则固精益阴。

独用炒为末，专治湿胜水泻。

同五味子、覆盆子、莲子、莲须、山茱萸肉、没食子、沙苑蒺藜、人参、麦门冬、牛膝、白胶、鱼胶，能强阴固精种子。

同生地黄、甘菊花、决明子、玄参、密蒙花、连翘、黄连、柴胡、生甘草，治暴赤目痛。

【简误】车前子性走下窍，虽有强阴益精之功，若遇内伤劳倦，阳气下陷之病，皆不当用。肾气虚脱者，忌与淡渗药同用。

木香

味辛，温，无毒。主邪气，辟毒疫温鬼，强志，主淋露，疗气劣，肌中偏寒。主气不足，消毒，杀鬼精物，温疟，蛊毒，行药之

精。久服不梦寤魇寐，轻身致神仙。

【疏】青木香，味辛温无毒。是禀夏秋之阳气以生，兼得土之阳精，故无毒。性属纯阳，故主邪气，辟毒疫瘟鬼。阳主清明开发，故强志，及不梦寤魇寐。行药之精，皆阳盛气烈之功也。

【主治参互】同延胡索，治一切女人血气刺心，痛不可忍。

同牵牛、雷丸、槟榔，杀一切虫。

佐黄连、芍药，治一切滞下。惟身热作呕逆、口渴者，勿用。

同橘皮、砂仁、白豆蔻、紫苏叶，调一切气不通顺，及冷气攻痛作泄，大怒后气逆，胸膈胀满，两胁作痛。

【简误】详其治疗，与今白木香当是两种。按《图经》谓生永昌，又云今惟广州舶上有来者。一云出大秦国，一云产昆仑。则所出地土各异，是名同而实异可知已。《药性论》云：当以昆仑来者为胜。此绝不可得。又云：西胡来者劣。今市肆所有，正白木香也。其味辛，其气温，专主诸气不顺。求其能辟毒疫温鬼，杀鬼精物，恐或未然也。肺虚有热者，慎毋犯之。元气虚脱，及阴虚内热，诸病有热，心痛属火者禁用。《伤寒类要》所载，治天行热病，若发赤豆斑，用青木香水煮服者，盖指昆仑来者一种，定非坊间所市广州舶上世所常用之白木香也。

薯蓣今呼山药

味甘，温、平，无毒。主伤中，补虚羸，除寒热邪气，补中，益气力，长肌肉。主头面游风，头风眼眩，下气，止腰痛，补虚劳羸瘦，充五藏，降烦热，强阴。久服耳目聪明，轻身不饥延年。

【疏】薯蓣得土之冲气，兼禀春之和气以生，故味甘，温平无毒。观其生捣傅痈疮,能消热肿,是微寒之验也。甘能补脾,脾统血而主肌肉;甘温能益血,脾治中焦,故主伤中,补虚羸,补中,益气力,长肌肉,充五藏,除烦热,强阴也。其主寒热邪气,及头面游风,头风眼眩,下气,止腰痛者,正以其甘能除大热,甘能益阴气,甘能缓中,甘温平能补肝肾。《药性论》云:薯蓣,臣,能补五劳七伤,去冷风是也。盖寒热邪气者,阴不足则内热,内虚则外邪客之。热则生风,缓则下气,下气则阳交于阴。五劳既去,五脏既充,则久服耳目聪明,轻身延年之效自著矣。

【主治参互】同地黄、枸杞、牛膝、甘菊花、白蒺藜、五味子,则补肝肾,益阴气,治一切虚羸,强阴,长肌,增力,明目。

同莲肉、白扁豆、人参、白芍药、茯苓、炙甘草、橘皮,则补脾健胃止泄泻。加木瓜、藿香,安吐逆。

同羊肉、肉苁蓉作羹,可扶衰补虚羸。

【简误】藷薁、薯蓣,确系两种。譬诸米谷,其种有秔、糯、秈,黍、稷之不同是也。入药必以冀州所产者为胜。总之南方不逮北地。《图经》并载入四明,则误矣。不宜与面同食。

薏苡仁

味甘,微寒,无毒。主筋急拘挛,不可屈伸,风湿痹,下气,除筋骨邪气不仁,利肠胃,消水肿,令人能食。久服轻身益气。

【疏】薏苡仁正得地之燥气,兼禀乎天之秋气以生,故味甘淡,微寒无毒。阳中阴,降也。经曰:地之湿气,感则害人皮肉筋脉。又曰:风、寒、湿三者合而成痹。此药性燥,能除湿,味甘能入脾补脾,兼淡能渗泄,故主筋急拘挛不可屈伸,及风湿痹。除筋骨邪气不仁,利肠胃,消水肿,令人能食,久服轻身。总之湿邪去则脾胃安,脾胃安则中焦治,中焦治则能荣养乎四肢,而通利乎血脉也。甘以益脾,燥以除湿,脾实则肿消,脾强则能食,湿去则身轻。如是则已上诸疾,不求其愈而自愈矣。

【主治参互】同木瓜、石斛、萆薢、黄檗、生地黄、麦门冬,治痿厥。

同五加皮、牛膝、石斛、生地黄、甘草,主筋拘急。加二术、菖薄、甘菊花,可治痹。佐以附子,能治胸痹偏缓。

独用数两,淘净煮浓汤,顿饮,可治肺经因湿火所伤,吐脓血,一切肺痿、肺痈、咳嗽、涕唾上气。经曰:治痿独取阳明。阳明者,胃与大肠也。二经湿热盛则成痿,熏蒸于肺则发肺痈,及吐血咳嗽、涕唾秽浊。盖肺与大肠为表里,腑热必传于五脏,大肠与胃家之湿热散则痿自愈,吐脓血咳嗽亦并止矣。

【简误】薏苡乃除湿燥脾胃之药。凡病人大便燥,小水短少,因寒转筋,脾虚无湿者忌之。妊娠禁用。

泽泻

味甘、咸,寒,无毒。主风、寒、湿痹,乳难,消水,养五藏,益气力,肥健,补虚损五劳,除五藏痞满,起阴气,止泄精,消渴,淋沥,有膀胱三焦停水。久服耳目聪明,不饥延年轻身,面生光,能行水上。扁鹊云:多服,病人眼。

【疏】泽泻禀地之燥气,天之冬气以生,故味甘寒。《别录》益之以咸。肾与膀胱为表里。咸能入肾,甘能入脾,寒能去热,盖淡渗利窍之药也。其曰主风、寒、湿痹,乳难,消水,养五脏,皆以利水燥湿则脾得所养，脾得所养则五脏皆得所养。益气力，肥健者，皆水利则湿去，湿去则脾强之功效也。又云：主腹痞满淋沥，逐膀胱三焦停水，其能利水祛湿，益无疑矣。泄精者，湿热下流，客肾与膀胱，是民火扇君火也，故精摇而泄。病在脾胃，湿热尽则泄精自止矣。止消渴者，单指湿热侵脾，脾为邪所干则不能致津液也。总之，其性利水除湿，则因湿热所生之病，靡不除矣。

【主治参互】水肿昼剧夜平者，阳水也。泽泻同猪苓、白茯苓、人参、白术、白芍药、赤小豆、桑白皮、橘皮治之，多服必愈。夜剧昼平者，阴水也，同车前子、赤茯苓、生地黄、白芍药、赤小豆、桑根白皮、木瓜、石斛、薏苡仁治之，多服必愈。

入五苓散、四苓散，治一切湿热。

入六味地黄丸，除阴虚病有湿热者。

同人参、白术、半夏、茯苓、橘皮、紫苏、猪苓，为治饮之要药，一切停饮停水无不效。

仲景治心下支饮，泽泻五两，术二两，水二升，煎取半升，分温再服。

《素问》：身热解堕，汗出如浴，恶风少气，名曰酒风。服之以泽泻、术各十分，麋衔五分，合以二指撮，食后服之。

饮证，病甚欲眩者，用泽泻五两，炒术二两，水三升，煮浓服必效。

仲景治水搐渴烦，小便不利，或吐或泻，五苓散主之。

【简误】泽泻，《本经》及《药性论》、日华子皆曰补虚损五劳，久服耳目聪明，不饥延年，及仙经断谷，肾虚精自出，补女人血海，令人有子等条，则悖谬之谈，文不属理，非神农氏之言明矣。

扁鹊云:多服病人眼,乃为确论也。泽泻善逐水病,人无湿无饮而阴虚,及肾气乏绝,阳衰精自流出,肾气不固,精滑目痛,虚寒作泄等侯,法咸禁用。误犯令人虚极。

远志君

味苦,温,无毒。主咳逆,伤中,补不足,除邪气,利九窍,益智慧,耳目聪明,不忘强志,倍力,利丈夫,定心气,止惊悸,益精,去心下膈气,皮肤中热,面目黄。久服轻身不老,好颜色,延年。茎名小草,主益精,补阴气。止虚损,梦泄。

【疏】远志感天之阳气,得地之芳烈而生,故无毒,亦阳草也。其菖蒲之流乎?其味苦温,兼微辛。为手少阴经君药,兼入足太阴经。苦能泄热,温能壮气,辛能散郁,故主咳逆伤中,补不足。养性全神明,故除邪气。阳主发散,故利九窍。心气开通则智慧自益。经曰:心为君主之官,神明出焉。天君既定,五官自明,故耳目聪明,不忘强志。阳气盛则力增长。男子属阳,故利丈夫。定心气,止惊悸者,心脏得补而实,故心气定而惊悸止也。心火不妄动,则阳不妄举,精不摇矣,故益精。心下膈气,是心气郁而不舒也。皮肤中热、面目黄者,湿热在上部也。苦以泄之,温以畅之,辛以散之,则二证自去矣。久服轻身不老,好颜色,延年者,心主血,心气足则血色华于面。君主强明则十一官皆得职,故延年不老。阳气日积,故身轻也。人之心肾,昼夜必交,心家气血旺盛,则肾亦因之而实。肾藏精与志,肾实故志强也。

茎名小草,性味略同,功用相近。故亦主益精补阴气,止虚损梦泄。

【主治参互】同茯神、人参、地黄、酸枣仁、丹砂，为镇心定惊要药。

同人参、白芍药、酸枣仁、茯神、炙甘草、天竺黄、钩藤钩，治小儿心虚易惊。加白檀香，治一切惊及慢惊。

同茯神、天竺黄、钩藤钩、丹砂、金箔、真珠、琥珀、胆星、犀角，治小儿急惊。

同人参、柏子仁、酸枣仁、麦门冬、五味子、当归身、茯神、茯苓、益智仁、生地黄、甘草、沉香，治心气弱，心血少，馁怯易惊，梦寐多魇，神不守舍，怔忡健忘，失志阳痿。

同茯神、人参、白术、龙眼、酸枣仁、木香、炙甘草，能归脾益智。

入当归六黄汤，能止阴虚盗汗。

加甘草，治妇人血噤失音，小儿客忤。

《古今录验》及《范汪方》：治胸痹心痛，逆气，膈中饮不下。小草丸：小草、桂心、蜀椒去目、干姜、细辛各三两，附子二分炮去皮脐，共为末，蜜丸如梧子大。先食米汁，下三丸，日三。不知稍增，以知为度。禁猪肉、冷水、生葱菜。

远志一味煎酒，治一切痈疽发背。病从七情忧郁恼怒而得者，服之皆愈。

陈言《三因方》：用远志酒，治一切痈疽发背，恶候浸大，有死血阴毒在中则不痛，傅之即痛。有忧怒等气积怒攻则痛不可忍，傅之即不痛。或蕴热在内，热逼人手不可近，傅之即清凉。或气虚冷，溃而不敛，傅之即敛。此本韩大夫宅用以救人方，极验。若七情内郁，不问虚实寒热，治之皆愈。用远志不拘多寡，米泔浸洗，捶去心，为末。每服三钱，温酒一盏调，澄少顷，饮其清，以滓傅患处。

【简误】心经有实火，为心家实热，应用黄连、生地黄者，禁与参、术等补阳气药同用。

草龙胆

味苦、涩，大寒，无毒。主骨间寒热，惊痫邪气，续绝伤，定五藏，杀蛊毒，除胃中伏热，时气温热，热泄下痢，去肠中小虫，益肝胆气，止惊惕。久服益智不忘，轻身耐老。

【疏】草龙胆禀天地纯阴之气以生，故其味大苦涩，其性大寒而无毒。足厥阴、足少阴、足阳明三经药。入足少阴，除本经之热。肾主骨，故主骨间寒热。热极生风则发惊搐，重则变为痫病。湿热邪气之在中下二焦者，非此不去，热去则诸证自解。五脏有热则不安，热除则五脏自定。苦涩而寒，故杀蛊毒。大苦大寒，故能涤除胃中所伏实热，及时气温热，热泄下痢，去肠中小虫。热清则肝胆之气亦清，故益肝胆气而止惊惕也。久服益智不忘，轻身耐老，则非其任矣。

【主治参互】草龙胆同白芍药、甘草、茯神、麦门冬、木通，主小儿惊痫入心，壮热骨热，时疾热黄，口疮。

同苦参、牛胆，治谷疸。

同苦参、蛔虫灰、青黛，治小儿一切疳热狂语及疮疥。

治蛔虫攻心如刺，吐清水：龙胆二两去头，剉，水二盏，煎取一盏，去滓。隔宿勿进食，平旦时一顿服之即瘥。

同生地黄等分，治湿热伤血分，浸大肠，以致卒下血。多服必效。

【简误】草龙胆味既大苦,性复大寒,纯阴之药也。虽能除实热,胃虚血少之人不可轻试。凡病脾胃两虚、因而作泄者忌之。凡病虚而有热者勿用。亦勿空腹服,饵之令人溺不禁。以其太苦,则下泄太甚故也。《炮炙论》:以铜刀切去须、土头,剉碎,甘草汁中浸一宿,漉出,曝干用。

细辛

味辛,温,无毒。主咳逆,头痛,脑动,百节拘挛,风湿痹痛,死肌,温中,下气,破痰,利水道,开胸中,除喉痹,齆鼻,风痫癫疾,下乳结,汗不出,血不行,安五藏,益肝胆,通精气。久服明目,利九窍,轻身长年。

【疏】细辛禀天地阳升之气以生,故其味辛温而无毒。入手少阴、太阳经风药也。风性升,升则上行,辛则横走,温则发散,故主咳逆,头痛脑动,百节拘挛,风湿痹痛,死肌。盖痹及死肌,皆是感地之湿气,或兼风寒所成。风能除湿,温能散寒,辛能开窍,故疗如上诸风、寒、湿疾也。《别录》又谓温中下气,破痰开胸中,除喉痹齆鼻,下乳结,汗不出,血不行,益肝胆,通精气,皆升发辛散,开通诸窍之功也。其曰久服明目,利九窍,轻身长年者,必无是理。盖辛散升发之药,其可久服哉?

【主治参互】同石膏,能治阳明火热上攻,以致齿痛。

得当归、芍药、芎䓖、牡丹、藁本、甘草、白薇,通治妇人子宫冷,不受孕。

得鲤鱼胆、青羊肝、甘菊花、决明子,疗目痛。

得甘草，疗伤寒少阴咽痛。

得藁本、芎䓖、白芷、荆芥、防风，治风头痛。

得紫苏、防风、甘草、桔梗、杏仁、薄荷、桑白皮，能解利伤风寒鼻塞。

【简误】细辛，风药也，其性升燥发散，故凡病内热，及火升炎上，上盛下虚，气虚有汗，血虚头痛，阴虚咳嗽，法皆禁用。即入风药，亦不可过五分，以其气味俱厚而性过烈耳。

石斛

味甘，平，无毒。主伤中，除痹，下气，补五藏虚劳羸瘦，强阴益精，补内绝不足，平胃气，长肌肉，逐皮肤邪热疿气，脚膝疼冷痹弱。久服厚肠胃，轻身延年，定志除惊。

【疏】石斛禀土中冲阳之气，兼感春之和气以生，故其味甘平而无毒。气薄味厚，阳中阴也。入足阳明、足少阴，亦入手少阴。甘能除热，甘能助脾，苦能益血，平能下气。味厚则能益阴气，故主伤中，下气，补五藏虚劳羸瘦，强阴益精，补内绝不足，平胃气，长肌肉，久服厚肠胃、轻身延年、定志除惊者，以其入胃，入肾，入心、脾，补益四经，则四经所生病，皆得治疗。盖皆益脾、益胃、益肾、益心之功力也。又主除痹，逐肌肤邪热疿气，脚膝疼冷痹弱者，兼能除脾胃二经之湿故也。

【主治参互】同麦门冬、白茯苓、橘皮、甘草，则益胃，强四肢。

同麦门冬、五味子、人参、炙甘草、白芍药、枸杞、牛膝、杜仲，则理伤中，补五藏虚劳羸瘦，强阴益精。

同枇杷叶、麦门冬、橘皮，则下气。

得木瓜、牛膝、桑白皮、石楠叶、白藓皮、黄檗、茯苓、菖蒲，则主诸痹，及逐皮肤邪热痈气，冷痹弱。

夏月一味酒蒸，泡汤代茶，顿健足力。

【简误】宜入汤酒，不宜入丸。其味不苦而带甘，其形长而细，中坚实者良。酒洗蒸晒干用。慎毋误用木斛，味大苦，饵之损人，亦不入上焦药。

巴戟天

味辛、甘，微温，无毒。主大风邪气，阴痿不起，强筋骨，安五藏，补中，增志，益气。疗头面游风，少腹及阴中相引痛，下气，补五劳，益精，利男子。

【疏】巴戟天禀土德真阳之精气，兼得天之阳和，阳主发散，散则横行，是当木之令，而兼金之用也，故其味辛。《别录》益之以甘，而《本经》又曰微温无毒，宜其然也。其主大风邪气，及头面游风者，风为阳邪，势多走上。经曰：邪之所凑，其气必虚。巴戟天性能补助元阳而兼散邪，况真元得补，邪安所留？此所以愈大风邪气也。主阴痿不起，强筋骨，安五脏，补中增志益气者，是脾肾二经得所养而诸虚自愈矣。其能疗少腹及阴中引痛，下气，并补五劳，益精，利男子者，五藏之劳，肾为之主。下气则火降，火降则水升，阴阳互宅，精神内守，故主肾气滋长，元阳益盛，诸虚为病者，不求其退而退矣。

【主治参互】得黄檗、橘核、荔枝核、牛膝、川萆薢、木瓜、金零子、怀生地黄，治疝气因于肾虚。

得五味子、肉苁蓉、鹿茸、山茱萸、柏子仁、补骨脂、枸杞子，治阴痿。去鹿茸、肉苁蓉，加黄檗、牛膝、麦门冬、生地黄、车前子，治阴虚白浊久不愈。

得鹿角、柏子仁、天门冬、远志、莲须、覆盆、黄檗，治夜梦鬼交泄精。

同甘菊花、石菖蒲、何首乌、刺蒺藜、黑豆、山茱萸、天门冬，治头面上风。

得熟大黄，治饮酒人脚弱。

【简误】巴戟天性温属阳，故凡病相火炽盛，思欲不得，便赤口苦，目昏目痛，烦躁口渴，大便燥闭，法咸忌之。

菴蕳子

味苦，微寒，微温，无毒。主五藏瘀血，腹中水气，胪胀留热，风、寒、湿痹，身体诸痛。疗心下坚，膈中寒热，周痹，妇人月水不通，消食，明目。久服轻身，延年不老。

【疏】菴蕳子得土之烈气，而微感天之阴气。味厚气薄，故味苦，微寒，微温，无毒。察其功用，必应兼辛。《药性论》：加辛是也。何者？苦以泄下，温以开通，使非兼辛，胡能主五藏瘀血及腹中水气，胪胀留热，风寒湿痹，身体诸痛，疗心下坚，膈中寒热，周痹，妇人月水不通，消食明目耶？正以其散中有补，补而能行，故列上经也。

【主治参互】同牛膝、茜草、白及，消腹痈，去留血。又主瘀血腹胀，俗呼为单腹胀，四肢不肿者，是其候也。

善辟蛇。蛇着之即烂。

【简误】此行血散结之药。妇人月事不以时至，审察未定者，不可轻用。瘀血病见之不审者，勿试。

卷柏

味辛、甘，温，平，微寒，无毒。主五藏邪气，女子阴中寒热痛，症瘕血闭绝子。止咳逆，治脱肛，散淋结，头中风眩，痿蹶，强阴益精。久服轻身，和颜色，令人好容颜。

【疏】卷柏禀石之气，兼感天之阳气以生，故味辛温。《别录》益之以甘平、微寒、无毒。入足厥阴、少阴，血分药也。故主五脏邪气，女子阴中寒热痛，症瘕血闭绝子。又主痿蹶，强阴益精。久服轻身，和颜色，当是理荣血之要药，行而能补者也。《别录》又谓止咳逆，治脱肛，散淋结，头中风眩，其亦辛能散结，辛能润燥，甘能缓中，甘能益血之谓欤！

【简误】孕妇禁用。

辟虺雷

味苦，大寒，无毒。主解百毒，消痰，祛大热，疗头痛，辟瘟疫。其状如粗块苍术，节中有眼。

【疏】辟虺雷感天地阴寒之精，其味苦，气大寒，无毒。故主解百毒，消痰，祛大热，疗头痛，辟瘟疫。豫章人专以此和诸草捣汁，治疔疮有神。

药王

味甘，平，无毒。解一切毒，止鼻衄，吐血，袪烦躁。苗茎青色，花黄色，叶摘之有汁，捣汁饮，验。

【疏】药王禀天地清和生发之气以生，故其味甘平无毒。甘能解毒，故主解一切毒。平能凉血清热，故止鼻衄、吐血，袪烦躁也。

草犀根

味辛，平，无毒。主解诸药毒。岭南及睦、婺间，如中毒草，此药及千金藤并解之。亦主蛊毒、溪毒、恶刺、虎狼虫虺等毒，天行疟瘴寒热，咳嗽痰壅，飞尸，喉闭，疮肿，小儿寒热，丹毒，中恶注忤，痢血等，并煮汁服之。其功用如犀，故名草犀，解毒为最。

【疏】草犀根得地之辛味，感天之寒气以生。本草只言辛平，详治疗功能，专主解诸药毒，亦主蛊毒、溪毒、恶刺、虎狼虫虺等毒，天行疟瘴寒热，咳嗽痰壅，飞尸，喉闭，疮肿，小儿寒热，丹毒，中恶疰忤，痢血，并煮汁服之。其功用如犀，故名草犀。解毒为最，生衢、婺、江、饶间。苗高二三尺，独茎，根如细辛。研服更良。生水中者名水犀也。

百草花

主百病，长生神仙。亦煮花汁酿酒服之。《异类》云：凤刚者，渔阳人也。常采百花水渍，封泥埋之百日，煎为丸。卒死者，

纳口中即活。胡刚服药百余岁，入地肺山。《列仙传》云：尧时赤松子服之得仙。

【**疏**】百草花，当取群草中之芳烈者。大都百花必在春时，春者天地发生万物之气也。花者，华也，因得天地发生之和气，抽其精英而为花，故主百病，长生神仙。亦煮花汁酿酒服。昔有采百花水渍，泥封埋之百日，煎为丸，卒死者纳口中即活，其功固可验矣。

以上三种，一种《唐本余》，二种陈藏器余。已下却有旱藕、石蘂、仙人草、会州白药、陈思岌、千里及、铁葛、伏鸡子、陈家白药、龙珠、捶胡根、甜藤、孟娘菜、吉祥草、郎耶草、茅膏菜、蓼荞等，功效虽多，所产生土地不一，罕识难致，坊间无有。故皆存而不论，以俟后之博物君子。

神农本草经疏卷七

草部上品之下

总五十三种，今疏其要者二十五种。

蓝实　芎䓖　黄连　络石木莲附　蒺藜　黄耆　肉苁蓉　防风　蒲黄　续断　漏芦　营实　天名精　决明子　丹参　茜根　五味子　兰草　忍冬　蛇床子　景天　茵蔯蒿　沙参　王不留行　长松

蓝实

味苦，寒，无毒。主解诸毒，杀蛊蚑，疰鬼，螫毒。久服头不白，轻身。其叶汁：杀百药毒，解狼毒、射罔毒。

【**疏**】蓝实禀天地至阴之精，故其味苦寒而无毒。其用主解诸毒，杀蛊蚑、疰鬼、螫毒，久服头不白。头白者，血热也，蓝能凉血而解热，故令发不白也。热去而血得所养，故身轻。其叶汁解百药毒，解狼毒、射罔毒。《药性论》云：蓝实味甘，能填骨髓，益心力。汁止心烦躁。由此观之，苦寒而兼甘可知矣。日华子又云：治天行热狂，疔疮，游风，热毒，肿毒，风疹，除烦止渴，杀疳，解毒药、毒箭，金疮血闷，排脓，小儿热疳，小儿丹热，最为要药。其功用之广，具如本草所载。蓼蓝最堪入药。甘蓝，若人食，去热黄。

【主治参互】蓝汁入麝香、雄黄，治蜘蛛咬，有神。

干蓝为末，同犬肉空腹食之，主长肉，内塞。

【简误】虚寒人及久泄畏寒，腹中觉冷者，勿服。

芎䓖

味辛，温，无毒。主中风入脑头痛，寒痹，筋挛缓急，金疮，妇人血闭无子，除脑中冷动，动宜作痛。**面上游风去来，目泪出，多涕唾，忽忽如醉，诸寒冷气，心腹坚痛，中恶，卒急肿痛，胁风痛，温中内寒。**

【疏】芎䓖禀天之温气，地之辛味，辛甘发散为阳，是则气味俱阳而无毒，阳主上升，辛温主散，入足厥阴经，血中气药。扁鹊言酸，以其入肝也。故主中风入脑头痛，寒痹，筋挛缓急，金疮，妇人血闭无子。《别录》除脑中冷动，面上游风去来，目泪出，多涕唾，忽忽如醉，诸寒冷气，心腹坚痛，中恶，卒急肿痛，胁风痛，温中内寒。已上诸病，皆病在血分，正以其性走窜而绝无阴凝粘滞之性，故入血药上行而不可多用耳。

【主治参互】同地黄、当归、芍药，为四物汤。通主入血分补益。

同荆芥、白芷、当归、地黄、芍药、术、甘草，治破伤风。冬月加桂枝。

同当归、地黄、干漆、延胡索、五灵脂、芍药、牡蛎粉、京三棱，治血瘕。

同白芷、茜根、黄耆、金银花、生地黄，能排脓消瘀血。

同甘菊花、当归、地黄、天门冬、白芍药、炙甘草，专主血虚头痛。火盛者加童便服。

同当归尾、桂心、牛膝，治子死腹中。

同续断、怀熟地、白胶、杜仲、山茱萸、五味子、人参、黄耆、酸枣仁，治血崩久不止。

【简误】芎䓖性阳、味辛。凡病人上盛下虚，虚火炎上，呕吐，咳嗽，自汗，易汗，盗汗，咽干口燥，发热作渴烦躁，法并忌之。

黄连

味苦，寒，无毒。主热气，目痛眦伤泪出，明目，肠澼，腹痛下痢，妇人阴中肿痛，五藏冷热，久下泄澼脓血，止消渴、大惊，除水，利骨，调胃厚肠，益胆，疗口疮。久服令人不忘。

【疏】黄连禀天地清寒之气以生，故气味苦寒而无毒。味厚于气，味苦而厚，阴也，宜其下泄。欲使上行须加引导。入手少阴、阳明，足少阳、厥阴，足阳明、太阴。为病酒之仙药，滞下之神草。六经所至，各有殊功。其主热气，目痛眦伤泪出，明目，大惊，益胆者，凉心清肝胆也。肠澼，腹痛下痢，《别录》：兼主泄澼。泄者，泻利也；澼者，大肠下血也，俗呼为脏毒。除水利骨，厚肠胃，疗口疮者，涤除肠、胃、脾三家之湿热也。久服令人不忘者，心家无火则清，清则明，故不忘。禅家习定，多饮苦茗，亦此义尔。

【主治参互】同赤柽木叶，入三黄石膏汤，治痧疹已透而烦躁不止，有神。

入当归六黄汤，加枣仁、龙眼，治盗汗，有神。

同地黄、甘菊、荆芥穗、甘草梢、芎䓖、柴胡、蝉蜕、木通，治风热上攻、目赤痛。

黄连末一两，同雄羊肝一具，生捣匀，众手丸如梧子。每服以滚浆水吞廿一丸。诸眼目疾，及障翳青盲皆主之。禁食猪肉，虽油汁亦勿入口，作六剂必效矣。

同当归、甘菊花，人乳浸蒸，入明矾、铜绿各少许，洗目甚效。

同芍药、莲子、扁豆、升麻、甘草、滑石、红曲，治一切滞下脓血。

同槐花、枳壳、乳香、没药，治滞下纯血腹痛，煮服神效。

同五谷虫、芦荟、白芜荑、青黛、白槿花、白芙蓉花，治小儿一切疳热，如神。

同赤小豆为细末，傅痔疮妙。

同干葛、甘草、升麻、芍药，治痧疹后泄泻。

同五味子、麦门冬、干葛，治酒病酒伤，如神。

同五味子、甘草，煮浓汁漱口，治口糜口疮良。

同麦门冬、五味子，治卒消渴，小便多，良。

同人参、莲子，治虚人患滞下，及老人、产妇滞下不止。

【简误】黄连味大苦，气大寒，群草中清肃之物。其处上经，譬犹皋陶之在虞廷，明刑执法，以禁民邪，是其职也。稷契夔龙之事，则非其任矣。故袪邪散热，荡涤肠胃，肃清神明，是其性之所长；而于补益精血，温养元气，则其功泊如也。凡病人血少气虚，脾胃薄弱，心血不足，以致惊悸不眠，而无烦热躁渴，及产后不眠，血虚发热，泄泻腹痛，小儿痘疮，阳虚作泄，行浆后泄泻，老人脾胃虚寒作泻，阴虚人天明溏泄，病名肾泄，真阴不足，内热烦躁诸证，法咸忌之。犯之使人危殆，大忌猪肉。

络石

味苦，温，微寒，无毒。主风热，死肌，痈伤，伤宜作疡。口干舌焦，痈肿不消，喉舌肿不通，水浆不下，大惊入腹，除邪气，养肾，主腰髋痛，坚筋骨，利关节。久服轻身，明目，润泽好颜色，不老延年。

【疏】络石禀少阳之令，兼得地之阴气。其味苦，其气温，微寒而无毒，入足阳明、手足少阴、足厥阴、少阳经。故主风热，死肌，痈伤，口干舌焦，痈肿不消，喉舌肿，水浆不下，皆苦温通气血。血属阴，阴寒入血而除热之效也。又能除邪气，养肾，主腰髋痛，坚筋骨，利关节，疗蛇毒心闷，刀斧伤，捣封立瘥，皆凉血除热之功也。《本经》久服轻身明目，润泽好颜色，不老延年。陈藏器以为能变白，亦指益阴凉血而言也。生石上者良。

【主治参互】络石捣汁，入诸解毒药，治发背痈疽，神验。

《外台秘要》：治喉痹，喘息不通，须臾欲绝。以络石二两，水一升，煎取一大盏，去滓。细细吃，须臾即通。

【简误】阴脏人，畏寒易泄者，勿服。

木莲，薜荔也。附木而生，得木气，故名木莲，俗呼鬼馒头。夤缘树木墙壁，三五十年渐大，枝叶繁茂，叶长二三寸，厚若石韦，生子似莲房，打破有白汁，停久如漆。六七月实内空而红，则满腹细子，大如稗子，一子一须，其味微涩，其壳虚轻。一年一熟，子亦入药。颂曰：薜荔、络石极相类，茎叶粗大如藤状，木莲更大于络石，四时不凋，盖禀天地阴寒之气而生者也。故其味酸寒,辛平无毒。用其叶研烂绞汁,和蜜饮数升,并傅痈上,能消背痈,下利即愈。考木莲无经文者,为其与络石相类也。俱以杜仲、牡丹为之使。恶铁落,畏贝母、菖蒲。

蒺藜子

味苦、辛,温,微寒,无毒。主恶血,破症结积聚,喉痹,乳难,身体风痒,头痛,咳逆伤肺、肺痿,止烦下气,小儿头疮,痈肿阴癀,可作摩粉。其叶:主风痒,可煮以浴。久服长肌肉,明目,轻身。

【疏】蒺藜有两种:一种同州沙苑白蒺藜,一种秦州刺蒺藜。白者感马精所生,刺者感地中阳气所生。《本经》:苦温。《别录》:加辛及微寒,并无毒。夫苦能泄,温能宣,辛主散,主润。故刺蒺藜主恶血,破症结积聚,喉痹,乳难,身体风痒,头痛,咳逆,小儿头疮,痈肿,阴癀。叶主风痒,可煮以浴。辛入肝,肝主风也。《药性论》云:白蒺藜味甘,微腥。甘中必有辛,辛能润,故主咳逆伤肺肺痿,止烦下气,久服长肌肉,明目,轻身,以其入肾益精故也。专饵长年,效可责矣。单行杂疗,主治良多,本草诸方咸堪选用。形如羊肾圆而细,色如绿豆,嚼之作绿豆腥气,为末煮之,则香同新茶者真。

【主治参互】刺蒺藜同何首乌、豨莶叶、胡麻、地黄、木瓜、荆芥穗、天门冬、黄檗,治遍身风痒。

同州白蒺藜得莲须、山茱萸、五味子、莲肉、覆盆子、鱼胶、龙骨、白胶,能固精益肾,令人有子,兼主小便遗沥。

得甘菊花、甘枸杞子、决明子、女贞实、槐角子,能明目。

《外台秘要》:单服,能复明三十年目疾。

【简误】同州蒺藜性能固精,命门火炽,阳道数举,交媾精不得出者,勿服。

黄耆

味甘,微温,无毒。主痈疽、久败疮,排脓止痛,大风癞疾,五痔鼠瘘,补虚,小儿百病,妇人子藏风邪气,逐五藏间恶血,补丈夫虚损,五劳羸瘦,止渴,腹痛,泄痢,益气,利阴气。生白水者冷补。其茎叶疗渴及筋挛,痈肿疽疮。

【疏】黄耆禀天之阳气、地之冲气以生。故味甘、微温而无毒。气厚于味,可升可降,阳也。入手阳明、太阴经。甘乃土之正味,故能解毒。阳能达表,故能运毒走表。甘能益血,脾主肌肉,故主久败疮,排脓止痛。风为阳邪,凡贼风虚邪之中人也,则病疠风。经曰:邪之所凑,其气必虚。性能实表,则能逐邪驱风,故主大风癞疾,五痔鼠瘘,补虚,兼主小儿天行痘疮之在阳分,表虚气不足者,小儿胎毒生疮疖。《别录》:又主妇人子藏风邪气,逐五脏恶血者,血不自行,随气而行,参合血药则能之矣。补丈夫虚损,五劳羸瘦者,通指因劳阳气乏绝所生病也。甘温益元气,甘温除大热,故通主之。气旺则津液生,故止渴。血虚则腹痛,中焦不治亦腹痛。脾胃之气不足,则邪客之而泄痢,补中气则诸证自除矣。益气利阴气者,阳生阴长也。

【主治参互】黄耆在补中益气汤,甘温能除大热,为治劳倦发热之要剂。

同生熟地黄、黄檗、黄芩、黄连、当归,加酸枣仁炒熟研,为治阴虚盗汗之正法。

本方去三黄，加人参、五味子、酸枣仁，治表虚自汗。同桂枝、白芍药、防风、炙甘草，能实表，治表虚畏风，伤风自汗。

与茅山术、生地黄等分，牛膝、黄檗减半，作丸，治积年湿毒臁疮，百药不效。

《外台秘要》：主甲疽疮肿烂，生脚指甲边，赤肉出。黄耆二两，蕳茹三两，苦酒渍一宿，猪脂五合，微火上煎取三合，绞去滓，以封疮上，日三度易，其肉即消。

同白芷、白及、甘草、金银花、皂角刺，排脓止痛。

同人参、甘草，治天行痘疮，阳虚无热证。

【简误】黄耆功能实表，有表邪者勿用。能助气，气实者勿用。能内塞补不足，胸膈气闭闷，肠胃有积滞者勿用。能补阳，阳盛阴虚者忌之。上焦热甚，下焦虚寒者忌之。病人多怒，肝气不和者勿服。痘疮血分热盛者禁用。

肉苁蓉

味甘、酸、咸，微温，无毒。主五劳七伤，补中，除茎中寒热痛，养五藏，强阴，益精气，多子，妇人症瘕，除膀胱邪气，腰痛，止痢。久服轻身。

【疏】肉苁蓉得地之阴气、天之阳气以生，故味甘酸咸，微温无毒。入肾，入心包络、命门。滋肾补精血之要药。气本微温，相传以为热者，误也。甘为土化，酸为木化，咸为水化。甘能除热补中，酸能入肝，咸能滋肾。肾肝为阴，阴气滋长，则五脏之劳热自退，阴茎中寒热痛自愈。肾肝足则精血日盛，精血盛则多子。妇人症瘕,病在血分,血盛则行,行则症瘕自消矣。膀胱虚则邪客之,得补则邪气自散,腰痛自止。久服则肥健而轻身,益肾肝,补精血之效也。若曰治痢,岂滑以导滞之意乎?此亦必不能之说也。软而肥厚,大如臂者良。

【主治参互】肉苁蓉得白胶、杜仲、地黄、当归、麦门冬,主妇人不孕。

同人参、鹿茸、牡狗阴茎、白胶、杜仲、补骨脂,主男子阳痿,老人阳衰,一切肾虚腰痛,兼令人有子。

同地黄、枸杞、牛膝、鳖甲、天门冬、麦门冬、当归、白胶、杜仲、青蒿、五味子、黄檗、山茱萸,治五劳七伤,茎中寒热痛,妇人症瘕。

独用数两,浸去咸味,并去鳞甲及中心膜,淡白酒煮烂,顿食,治老人便燥闭结,有神。

【简误】泄泻禁用。肾中有热,强阳易兴而精不固者,忌之。

防风

味甘、辛,温,无毒。主大风,头眩痛,恶风风邪,目盲无所见,风行周身,骨节疼痹,烦满,胁痛,胁风,头面去来,四肢挛急,下乳金疮内痉。久服轻身。

叶:主中风热汗出。

【疏】防风禀天地之阳气以生,故味甘温。《别录》:兼辛而无毒。气厚味薄,升也,阳也。入手阳明,足少阳、厥阴。风药也,治风通用,升发而能散,故主大风,头眩痛,恶风风邪,周身骨节疼痹,胁痛胁风,头面去来,四肢挛急,下乳金疮因伤于风内痉。其云主目无所见者，因中风邪，故不见也。烦满者，亦风邪客于胸中，故烦满也。风、寒、湿三者，合而成痹。祛风燥湿，故主痹也。发散之药，焉可久服？其曰轻身，亦湿去耳。《别录》云：叉头者，令人发狂，叉尾者，发痼疾。子似胡荽而大，调食用之香，而疗风更优也。

【主治参互】防风同黄耆、芍药，则能实表止汗。

同荆芥穗、白芷、生地黄、地榆、黄耆，治破伤风，有神。

同甘草、桔梗、紫苏、桑根白皮、杏仁、细辛，解利伤风。去紫苏，换薄荷，加石膏，兼除风热。

用麻黄易紫苏，治风寒郁于腠理，皮肤致密无汗。

入羌活汤，兼除太阳经伤风寒头痛。

亦入治风痹药用。若入治大风厉风药中，须加杀虫药、活血药乃可，不宜纯用风药也。

【简误】南方中风，产后血虚发痉，俗名角弓反张。诸病血虚痉急、头痛不因于风寒、溏泄不因于寒湿、二便秘涩、小儿脾虚发搐、慢惊、慢脾风、气升作呕、火升发嗽、阴虚盗汗、阳虚自汗等病，法所同忌。犯之者增剧。

蒲黄

味甘，平，无毒。主心腹、膀胱寒热，利小便，止血，消瘀血。久服轻身，益气力，延年神仙。

【疏】蒲黄得地之阴气，兼得金之辛味。其言甘平者，是兼辛而言也，非辛则何以能散邪？又禀天之阳气，故曰微寒而无毒也。如是则甘能和血，辛能散结，微寒能除热。入手少阴、太阳、太阴，足阳明、厥阴。故主心腹、膀胱寒热，利小便，止血，消瘀血。久服轻身、益气力者，是血热、瘀血、伤损之病去，而身轻力长也。欲止血，熟用；欲消血，生用。产泰州。

【主治参互】得炒黑干姜、炒黑豆、泽兰、当归、川芎、牛膝、生地黄，治产后诸血病。

同车前子、牛膝、生地黄、麦门冬，治溺血。

同阿胶、白胶、人参、麦门冬、赤茯苓、车前子、杜仲、川续断，治血崩、血淋。

生纳舌下，数数易之，消重舌。

治一切跌扑伤损，瘀血停滞腹中，生蒲黄煮浓，和童便饮之良。

能破血，故治症结，五劳七伤，停积瘀血，胸前痛，即发吐衄，悉和凉血行血药主之。

【简误】一切劳伤发热，阴虚内热，无瘀血者禁用。

续断

味苦、辛，微温，无毒。主伤寒，补不足，金疮痈伤，折跌，续筋骨，妇人乳难，崩中漏血，金疮血内漏，止痛生肌肉，及踠伤恶血，腰痛，关节缓急。久服益气力。地黄为之使。

【疏】续断得土金之气，而兼禀乎天之阳气以生。《本经》：味苦微温。《别录》：益之以辛。曾得蜀中者，尝之，其味带甘，应云味苦甘辛，微温无毒。使非味甘，焉能主伤中、补不足？非辛焉能主金疮痈伤，折跌，续筋骨，妇人乳难？辛能润，苦温能散，甘能益血。故《别录》：又主崩中漏血，金疮血内漏，止痛生肌肉,及踠伤恶血、腰痛,关节缓急。《本经》:久服益气力,伤去血生之效也。入足厥阴、少阴,为治胎产,续绝伤,补不足,疗金疮,理腰肾之要药。茎方,叶似苎,相对生。

【主治参互】欲行血理伤,当以当归、牛膝、肉桂、延胡索同用。

欲止血,补不足,疗崩中,则与白胶、阿胶、地黄、麦门冬、杜仲、五味子、山茱萸、人参、枸杞子、黄耆同用。

欲安胎,则与凉血、补血、顺气药同用。

欲疗金疮,则与金疮药同用。

【简误】禁与苦寒药同用以治血病,及与大辛热药用于胎前。雷公云:草茆根,真似续断,误服之,令人筋软。

漏芦

味苦、咸,寒,大寒,无毒。主皮肤热,恶疮疽痔,湿痹,下乳汁,止遗溺,热气疮痒如麻豆,可作浴汤。久服轻身益气,耳目聪明,不老延年。

【疏】漏芦得地味之苦咸,禀天气之大寒,故无毒。苦能下泄,咸能软坚,寒能除热。入足阳明、少阳、太阳,手太阴、阳明。寒而通利之药也,故主皮肤热,恶疮疽痔,湿痹,下乳汁。《别录》:又主止遗溺,热气疮痒如麻豆,可作浴汤。又《本经》:久服轻身益气,耳目聪明,不老延年者,盖亦通指热散病除,则脏腑自安,精神自倍,而臻乎寿考也。

【主治参互】漏芦同贝母、连翘、甘草、金银花、橘叶、鼠粪、白芷、山豆根、山茨菇、夏枯草,治乳岩、乳痈。

同连翘、生甘菊、紫花地丁、贝母、金银花、甘草、夏枯草，治发背，瘰疬，排脓止痛。

同黄耆、人参，排脓长肉。加狗蹄、猪蹄汁，能下乳。

【简误】妊娠禁用。疮疡阴证，平塌不起发者，真气虚也，法当内塞。漏芦苦寒，非所宜设。

营实

味酸，温、微寒，无毒。主痈疽恶疮，结肉跌筋，败疮热气，阴蚀不瘳，利关节。久服轻身益气。

根：止泄痢腹痛，五藏客热，除邪逆气，疽癞诸恶疮，金疮伤挞，生肉复肌。

【疏】营实华于春而实于夏，味酸得木之化。其气芬芳，宜其有温之义。《别录》：微寒，以其得春之气也，故无毒。其主恶疮，结肉跌筋，败疮热气，阴蚀不瘳，利关节。《别录》：止泄痢腹痛，五脏客热，除邪逆气，疽癞诸恶疮，金疮伤挞，生肉复肌。岂非酸能收敛，温能通畅，微寒能除热，而兼主乎发生之用也？俗名蔷薇，白花野者良。

【主治参互】葛洪：治金疮发热，用蔷薇根灰一方寸匕，日三。

《外台秘要》治鲠：蔷薇根末，水服方寸匕，日三。

又方，治少小睡中遗尿不自觉：以蔷薇根剉，以酒饮之。

《肘后方》：治口疮，以根煮浓汁，温含，冷易，神验。

用之颇稀，不著“简误”

天名精

味甘，寒，无毒。主瘀血，血瘕欲死，下血，止血，利小便，除小虫，去痹，除胸中结热，止烦渴，逐水，大吐下。久服轻身耐老。垣衣为之使。

【疏】天名精禀天地清阴之气，故味甘辛，气寒而无毒。阴入血，甘亦入血，辛能散结，寒能除热，故主瘀血，血瘕欲死，下血，止血。小便不利，由于内热，除热则小便自利也。小虫者，湿热所生也。辛寒能散湿祛热，则小虫自除也。除痹者，去湿之功也。除胸中结实，止烦渴，祛热散结益阴之功也。逐水者，湿热散，则水自消也。《唐本》注云：即鹿活草也。《别录》：一名天蔓精。南人呼为地菘。非鹤虱，亦非豨莶，乃荔枝草也。为消痔疮之圣药。味甘辛，故有姜称。其主破血，生肌，利小便，杀三虫，除诸毒肿，疔疮瘘痔，金疮内射，身痒瘾疹不止者，揩之立已，凉血除热散结之力也。

【简误】脾胃寒薄，性不喜食冷，易泄，无渴者，勿服。

决明子

味咸、苦、甘，平，微寒，无毒。主青盲，目淫肤，赤白膜，眼赤痛泪出，疗唇口青。多服益精光，轻身。

【疏】决明子得水土阴精之气，而兼禀乎清阳者也。故其味咸平。《别录》：益以苦甘、微寒而无毒。咸得水气，甘得土气，苦可泄热，平合胃气，寒能益阴泄热，足厥阴肝家正药也。亦入胆肾。肝开窍于目，瞳子神光属肾，故主青盲，目淫肤、赤白膜，眼赤痛泪出。《别录》:兼疗唇口青。《本经》:久服益精光,轻身者,益阴泄热,大补肝肾之气所致也。亦可作枕,治头风,明目。

【主治参互】得沙苑蒺藜、甘菊花、枸杞子、生地黄、女贞实、槐实、谷精草,补肝明目益精,除肝脏热之要药。

得生地黄、甘菊花、荆芥、黄连、甘草、玄参、连翘、木通,治暴赤风眼泪痛。

疗目疾外无他用,故无“简误”。

丹参

味苦,微寒,无毒。主心腹邪气,肠鸣幽幽如走水,寒热积聚,破症除瘕,止烦满,益气养血,去心腹痼疾结气,腰脊强,脚痹,除风邪留热。久服利人。畏咸水,反藜芦。

【疏】丹参,《本经》:味苦,微寒。陶云:性热无毒。观其主心腹邪气,肠鸣幽幽如走水,寒热积聚,破症除瘕,则似非寒药。止烦满,益气,及《别录》:养血,去心腹痼疾结气,腰脊强,脚痹,除风邪留热,久服利人,又决非热药。当是味苦平微温。入手足少阴、足厥阴经。心虚则邪气客之,为烦满结气,久则成痼疾。肝虚则热甚风生。肝家气血凝滞,则为症瘕。寒热积聚,肾虚而寒湿邪客之,则腰脊强,脚痹。入三经而除所苦,则上来诸证自除。苦能泄,温能散,故又主肠鸣幽幽如走水。久服利人,益气养血之验也。北方产者胜,俗名逐马。

【主治参互】入天王补心丹则补心。

同牛膝、地黄、黄耆、黄檗,则健步。

同当归、牛膝、细辛,则下死胎。

同鳖甲、牡蛎、牡丹皮、青蒿、延胡索、牛膝、干膝、水赤蓼子，主寒热积聚，破症除瘕，心腹痼疾结气。

同麦门冬、沙参、五味子、甘草、青蒿、栝楼，止烦满。

同人参、麦门冬、酸枣仁、地黄，益气养血。

同牛膝、萆薢、木瓜、豨莶、杜仲、续断，主腰脊强，脚痹，除风邪留热。

《圣惠方》：独用一两为末，热酒每服二钱，主寒疝，少腹及阴相引痛，自汗出欲死。

《千金方》：治堕胎下血，亦独用丹参十二两，酒五升，煮取三升，温服，日三。

萧炳云：酒浸服之，治风软脚，可逐奔马，故名奔马草。曾用有效。

《梅师方》：治中热油及火烧，除外痛，用丹参八两细剉，以水微调，取羊脂二斤，煎，三上三下，以傅疮上。

【简误】妊娠无故，勿服。

茜根

味苦，寒，无毒。主寒湿风痹，黄疸，补中，止血，内崩下血，膀胱不足，踒跌，蛊毒。久服益精气，轻身。

【疏】茜根禀土与水之气，而兼得天令少阳之气以生。《本经》：味苦寒。甄权云：甘。洁古：微酸，咸温无毒。盖尽之矣。入足厥阴、手足少阴，行血凉血之要药也。非苦不足以泄热，非甘不足以和血，非咸不足以入血软坚，非温少阳之气不足以通行。故主痹及疸。疸有五，此其为治，盖指蓄血发黄，而不专于湿热者也。痹者血病，行血软坚则痹自愈。甘能益血而补中，病去血和，补中可知已。苦寒能下泄热气，故止内崩及下血，除热故益膀胱。踒跌则血瘀，血行则踒跌自安。凉无病之血，行已伤之血，故治蛊毒。《药性论》：味甘，主六极伤心肺，吐血泻血。日华子：味酸，止鼻洪，带下，产后血晕，乳结，月经不止，肠风痔瘘，排脓，治疮疖，泄精尿血，扑损瘀血，皆取其凉血行血，苦寒泄热之功耳。

【主治参互】同地黄、麦门冬、当归身、阿胶、茅根、童便，主吐血，衄血，诸血热妄行，溢出上窍。

同牛膝、地黄、黄耆、地榆、芍药、荆芥穗，治肠风下血。

佐地榆，治横痃鱼口，有神。

同䗪虫、乳香、没药、桂心、牛膝、地黄，主踒跌。

【简误】病人虽见血证，若加泄泻，饮食不进者，勿服。

五味子

味酸，温，无毒。主益气，咳逆上气，劳伤羸瘦，补不足，强阴，益男子精，养五藏，除热，生阴中肌。苁蓉为之使，恶萎蕤，胜乌头。

【疏】五味子得地之阴，而兼乎天之阳气，故《本经》味酸，气温，味兼五而无毒。王好古云：味酸，微苦咸。阴中微阳。入足少阴、手太阴血分，足少阴气分。主益气者，肺主诸气，酸能收，正入肺补肺，故益气也。其主咳逆上气者，气虚则上壅而不归元，酸以收之，摄气归元则咳逆上气自除矣。劳伤羸瘦，补不足，强阴，益男子精。《别录》：养五脏，除热，生阴中肌者，五味子专补肾，兼补五脏。肾藏精，精盛则阴强，收摄则真气归元而丹田暖，腐熟水谷，蒸糟粕而化精微，则精自生。精生则阴长，故主如上诸疾也。《药性论》云：五味子，君，能治中下气，止呕逆，补诸虚劳，令人体悦泽，除热气，病人虚而有气兼嗽者，加而用之。日华子云：暖水脏，下气，贲独冷气，消水肿，反胃，心腹气胀，止渴，除烦热，解酒毒，壮筋骨，皆其极功也。

【主治参互】同人参、麦门冬，名生脉散，能复脉通心。

入八味丸，代附子，能润肾强阴。

同吴茱萸、山茱萸、肉豆蔻、补骨脂、人参，治肾泄良。

同怀干地黄、甘枸杞子、车前子、覆盆子、肉苁蓉、白胶、麦门冬、人参、杜仲、白蒺藜、黄檗，主令人有子。

同天麦二冬、百部、阿胶、薄荷叶，主肺虚久嗽。

君干葛、白扁豆，解酒毒良。

【简误】痧疹初发，及一切停饮，肝家有动气，肺家有实热，应用黄芩泻热者，皆禁用。

兰草

叶辛，平，无毒。主利水道，杀蛊毒，辟不祥，除胸中痰癖。久服益气，轻身不老，通神明。

【疏】兰草禀天地清芬之气以生，故其味辛气平无毒。入手太阴、足阳明经。肺主气，肺气郁结则上窍闭，而下窍不通。胃主纳水谷，胃气郁滞，是水谷不以时化，而为痰癖。蛊毒、不祥之气，亦胃中受病。辛平能散结滞，芬芳能除秽恶，则上来诸证自瘳。大都开胃除恶，清肺消痰，散郁结之圣药也。久服等语，亦言其效之极功。

【主治参互】同藿香、枇杷叶、石斛、竹茹、橘红，开胃气之神品。

加入沉水香、郁金、白豆蔻、真苏子、芦根汁，下气开郁，治噎膈之将成者。

同栝楼根、麦冬、黄连、竹叶、芦根汁，治消渴。

忍冬

味甘，温，无毒。主寒热，身肿。久服轻身，长年益寿。

【疏】忍冬，即金银花。藤一名鹭鸶藤。感土之冲气，禀天之春气，故味甘，微寒而无毒。主寒热身肿，久服轻身，长年益寿者，甘能益血，甘能和中，微寒即生气也。气味如斯，所主宜矣。

【主治参互】同甘菊花、紫花地丁、夏枯草、白及、白敛、贝母、连翘、鼠粘子，治一切肿毒。加辟虺雷治一切疔疮。

君地榆、芍药、黄连、甘草、升麻，治一切血痢。

单味熬膏，小儿服之可稀痘。

《肘后方》：忍冬藤熬膏，治飞尸、伏尸、遁尸、沉尸、风尸、尸疰。

蛇床子

味苦、辛、甘，平，无毒。主妇人阴中肿痛，男子阴痿湿痒，除痹气，利关节，癫痫，恶疮，温中下气，令妇人子藏热，男子阴强。久服轻身，好颜色，令人有子。

【疏】蛇床子味苦平，《别录》：辛甘无毒。今详其气味，当必兼温燥，阳也，故主妇人阴中肿痛，男子阴痿湿痒，除痹气，利关节，恶疮。《别录》：温中下气，令妇人子藏热，男子阴强。久服轻身,令人有子。盖以苦能除湿,温能散寒,辛能润肾,甘能益脾,故能除妇人男子一切虚寒湿所生病。寒湿既除,则病去身轻。性能益阳,故能已疾,而又有补益也。

雷公云:凡使须用浓蓝汁,并百部自然汁,二味同浸三伏时,漉出日干,却用生地汁拌蒸,从午至亥,日干用。此药只令阳气盛数,号曰鬼考也。

【主治参互】蛇床子同巴戟天、远志、牛膝、何首乌、阳起石,治男子阴痿湿痒。

同巴戟天、牛膝、杜仲、续断、地黄、黄檗、白胶,治妇人阴中肿痛。

同黄檗、山茱萸肉、五味子、茯苓、车前子、香附、川续断、补骨脂,治一切带下。赤者加白胶、阿胶。

【简误】蛇床子性温燥,肾家有火,及下部有热者,勿服。

景天

味苦、酸,平,无毒。主大热,火疮,身热烦,邪恶气,诸蛊毒,痂疕,寒热风痹,诸不足。花:主女人漏下赤白。轻身明目,久服通神不老。

【疏】景天即慎火草也。味苦平,《别录》:酸,无毒。今详其功用,当是大寒纯阴之草也。性能凉血解毒,故主大热,火疮,身热烦,邪恶气,诸蛊毒,痂疕,寒热风痹,诸不足。热解则毒散血凉,血凉则阴生故也。花:功用具如经说,第大苦寒之药,而云轻身明目,通神不老,未可尝试也。

【主治参互】治毒虺蛇伤,取汁饮,并敷伤处,立效。

治一切赤游风，各种火丹之神药也。故知其性大寒、其味大苦耳。

【简误】一切病得之寒湿，恶寒喜热者，勿服。

茵蔯蒿

味苦，平，微寒，无毒。主风湿寒热邪气，热结黄疸，通身发黄，小便不利，除头热，去伏瘕。久服轻身，益气，耐老，面白悦，长年。

【疏】茵蔯蒿感天地苦寒之味，而兼得春之生气以生者也。其味苦平，微寒无毒，故主风湿寒热邪气，热结黄疸，通身发黄，小便不利，及头热，皆湿热在阳明、太阴所生病也。苦寒能燥湿除热，湿热去则诸证自退矣。去伏瘕，及久服轻身，益气耐老，面白悦，长年未有修事者。日华子云：石茵蔯味苦，凉无毒。即山茵蔯也。入足阳明、太阴，足太阳三经。除湿散热结之要药也。

【主治参互】茵蔯性苦寒，能除一切湿热。五疸虽各有其因，然同为湿热所成。故得黄连、干葛、黄檗、苜蓿、五味子，治酒疸如神。

得二术、茯苓、泽泻、车前子、木通、橘皮、神曲、红曲、麦门冬，治谷疸。

同生地黄、仙人对坐草、石斛、木瓜、牛膝、黄檗，治疸因酒色而得，病名女劳疸。

仲景茵蔯汤治谷疸，寒热不食，食即头眩，心胸不安。茵蔯六两，栀子十四枚，大黄二两，以水一斗，先煮茵蔯，减六升，内二味，煮取三升，去滓。分温三服，小便当利，尿如皂角汁状，色正赤，一宿腹减，黄从小便去也。

又茵蔯五苓散，总治诸疸。

【简误】蓄血发黄者，禁用。

沙参

味苦，微寒，无毒。主血积，惊气，除寒热，补中，益肺气，疗胸痹，心腹痛，结热邪气头痛，皮间邪热，安五藏，补中。久服利人。

【疏】沙参禀天地清和之气。《本经》：味苦，微寒，无毒。王好古谓：甘而微苦。苦者，味之阴也；寒者，气之阴也；甘乃土之冲气所化，合斯三者，故补五脏之阴。故主血积，惊气，除寒热，补中益肺气。《别录》：又疗胸痹，心腹结热，邪气头痛，皮间邪热者，苦能泄热，寒能除热，甘能缓急，益血补中，故疗诸因热所生病，而其功用驯致安五脏补中，久服利人也。入手太阴经。

【主治参互】同天门冬、麦门冬、百部、五味子、桑白皮，治肺痿，肺热。

同贝母、枇杷叶、栝楼、甘草、桑白皮、百部、天门冬、款冬花，治久嗽。

葛洪：治卒得诸疝，少腹及阴中相引痛如绞，自汗出欲死，捣细末，酒服方寸匕，立差。

【简误】脏腑无实热，肺虚寒客之作嗽者，勿服。

王不留行

味苦、甘，平，无毒。主金疮止血，逐痛出刺，除风痹内寒，止心烦，鼻衄，痈疽，恶疮，瘘乳，妇人难产。久服轻身，耐老增寿。

【疏】王不留行禀土金火之气,故味苦甘平。平者辛也,其气应温而无毒。苦能泄,辛能散,甘入血,温能行,故主金疮止血,逐痛出刺,除风痹内寒,痈疽,恶疮,瘘乳,妇人难产,入血活血之要药也。若夫心烦,鼻衄,应是血分热病,非同凉血药用,未见其可也。入足厥阴经。

【主治参互】同漏芦、贝母、鲮鲤甲、青皮、没药、山茨菇、山豆根、栝楼根,治乳岩、乳痈。

同鲮鲤甲、白芷、通草、猪蹄汁,煮服下乳。

为末,和蟾酥,治疔疮,酒服取汗。

《千金方》有王不留行汤,治痈疽,妬乳,月蚀,白秃,及面上疮,去虫止痛。王不留行、东南桃枝、东行吴茱萸根皮各五两,蛇床子一升,牡荆子、苦竹叶、刺蒺藜子各三升,大麻子一升,以水二斗半,煮水一斗,频频洗之。

【简误】孕妇勿服。

长松

味甘,温,无毒。主风血冷气宿疾,温中去风。草似松叶,上有脂,山人服之。

【疏】长松生太行西北五台诸山,得天地温和之气而生,故性味甘温而无毒。主风血冷气宿疾,温中去风。出陈藏器。治大风恶疾,眉发堕落,百骸腐溃。每一两,入甘草少许,水煎服,旬日即愈。又解诸虫毒。当是祛风之仙药也。

神农本草经疏卷八

草部中品之上

总六十二种，今疏其要者三十种。

干姜　生姜　菜耳实　干葛　栝楼根及仁　苦参　当归　麻黄　通草　芍药　瞿麦　玄参　秦艽　百合　知母　贝母　白芷　淫羊藿　黄芩　狗脊　茅根　紫菀　紫草　前胡　白鲜　紫参　藁本　萆薢　白薇　大青

干姜

味辛，温、大热，无毒。主胸满，咳逆上气，温中止血，出汗，逐风湿痹，肠澼下痢，寒冷腹痛，中恶霍乱胀满，风邪诸毒，皮肤间结气，止唾血。生者尤良。

【疏】干姜禀天地之阳气，故味辛而气温，虽热而无毒。辛可散邪理结，温可除寒通气，故主胸满咳逆上气，温中出汗，逐风湿痹，下痢因于寒冷，止腹痛。其言止血者，盖血虚则发热，热则血妄行，干姜炒黑，能引诸补血药入阴分，血得补则阴生而热退，血不妄行矣。治肠澼亦其义也。生姜能通神明，辟恶气，故主中恶霍乱胀满，风邪诸毒，皮肤间结气。惟唾血定非寒证，《别录》载之误矣。

【主治参互】干姜生用，同橘皮、乌药、白豆蔻，除胸满咳逆上气。

同紫苏、桂枝，能温中出汗。加术则能逐风湿痹。

同术、茯苓、人参、甘草，治下利寒冷腹痛。

炒黑，同生地黄、白芍药、当归、牛膝，治产后恶露不尽，血虚发热。

同地黄、地榆、芍药、麦门冬、人参、黄耆、甘草、升麻，治肠澼下血。

同藿香、缩砂、橘皮、紫苏、木香，治中恶。去木香，加木瓜，则治霍乱胀满。加桂枝，并治风邪诸毒，皮肤间结气。

同橘皮、人参，止胃虚呕逆。

同橘皮、术、贝母、茯苓，治痰疟久不愈。

同人参、术、桂枝、橘皮，治寒疟。

同人参、术、甘草，治虚寒泄泻，中寒作泄。

【简误】干姜大辛，辛能散气走血，久服损阴伤目。阴虚内热，阴虚咳嗽吐血，表虚有热汗出，自汗盗汗，脏毒下血，因热呕恶，火热腹痛，法并忌之。

生姜

味辛，微温。主伤寒头痛鼻塞，咳逆上气，止呕吐。久服去臭气，通神明。

【疏】生姜所禀与干姜性气无殊。第消痰止呕，出汗散风，祛寒止泄，疏肝导滞，则功优于干者。“主治”、“简误”并与前同。

菓耳实

味苦、甘，温。叶：味苦、辛，微寒，有小毒。主风寒头痛，风湿周痹，四肢拘挛痛，恶肉死肌，膝痛，溪毒。久服益气，耳目聪明，强志轻身。

【疏】菓耳，苍耳也。得土之冲气，兼禀天之春气，故味甘温，而《别录》益之以苦，当是无毒。叶味苦辛，微寒有小毒。苦以燥湿，甘以和血，温则通畅。春气发生而升，故主风寒头痛、风湿周痹、四肢拘挛、恶肉死肌、膝痛、溪毒也。祛风疗湿之药。《食疗》、《圣惠》、《千金》、《外台秘要》诸方，咸堪选用，亦无"简误"。

葛根

味甘，平，无毒。主消渴，身大热，呕吐，诸痹，起阴气，解诸毒，疗伤寒中风头痛，解肌发表，出汗开腠理，疗金疮止痛，胁风痛。

生根汁：大寒，疗消渴，伤寒壮热。

葛谷：主下痢，十岁以上。

叶：主金疮，止血。

花：主消酒。一名鸡荠根，一名鹿藿。杀野葛、巴豆、百药毒。

【疏】葛根禀天地清阳发生之气，其味甘平，其性升而无毒。入足阳明胃经，解散阳明温病热邪之要药也。故主消渴，身大热，热壅胸膈作呕吐。发散而升，风药之性也，故主诸痹。生气升腾，故起阴气。甘者，土之冲气，春令少阳，应兼微寒，故解诸毒及《别录》疗伤寒中风头痛，解肌发表，出汗开腠理。甘能和血而除热，故又主疗金疮止痛，及胁风痛也。

【主治参互】葛根汤，治阳明胃经温病，邪热头疼，发渴烦闷，鼻干不得眠。如渴甚、呕甚，则加石膏、麦门冬、知母、竹叶。

葛根升麻汤，治斑疹初发，点粒未形。

同一切补肾益精药作丸饵，则起阴，令人有子。

同升麻，入升阳散火、升阳除湿、升阳益胃、清暑益气、补中益气等汤用。

【简误】伤寒头痛，兼项强腰脊痛，及遍身骨疼者，足太阳也。邪犹未入阳明，故无渴证，不宜服。五劳七伤，上盛下虚之人，暑月虽有脾胃病，不宜服。

栝楼根

味苦，寒，无毒。主消渴身热，烦满大热，补虚安中，续绝伤，除肠胃中痼热，八疸身面黄，唇干口燥，短气，通月水，止小便利。

实名黄瓜，主胸痹，悦泽人面。

茎叶：疗中热伤暑。枸杞子为之使，恶干姜，畏牛膝、干漆，反乌头

【疏】栝楼根禀天地清寒之气，故味苦气寒而无毒。能止消渴身热，烦满大热。热散则气复，故又主补虚安中。凉血则血和，故主续绝伤，并除肠胃中痼热。苦寒能除热，故主八疸身面黄，唇干口燥，短气。血凉则不瘀，故通月水。膀胱热解则小便

不频，故能止小便利。黄瓜主胸痹及伤寒结胸，悦泽人面。栝楼仁主消痰。茎叶疗中热伤暑者，皆以其清寒散热故也。

【主治参互】根同贝母、竹沥、竹茹、荆沥、天门冬，消痰。

同金银花、连翘、贝母、白及、甘草，消一切肿毒。

实同黄连、枳实，为小陷胸汤。治伤寒虚结胸。

【简误】脾胃虚寒作泄者，勿服。

苦参

味苦，寒，无毒。主心腹结气，症瘕积聚，黄疸，溺有余沥，逐水除痈肿。补中，明目止泪，养肝胆气，安五藏，定志，益精，利九窍，除伏热肠澼，止渴醒酒，小便黄赤，疗恶疮下部䘌，平胃气，令人嗜食，轻身。 玄参为之使，恶贝母、漏芦、菟丝子，反藜芦

【疏】苦参禀天地阴寒之气而生，其味正苦，其气寒而沉，纯阴无毒。足少阴肾经君药也。苦以燥脾胃之湿，兼泄气分之热，寒以除血分之热。热则生风，风湿合则生虫，故主心腹结气，症瘕积聚，黄疸，溺有余沥，逐水，除痈肿，明目止泪，利九窍，除伏热，肠澼，止渴醒酒，小便黄赤，疗恶疮，下部䘌疮。胃家湿热盛，则口淡不思食，食亦不生肌肉。湿热散则胃气平和而令人嗜食矣。其曰补中、养肝胆气、安五脏、定志、益精、轻身者，通指热散湿除，则脏腑气血安和而致然也。味既至苦，性复阴寒，善能杀虫，故《药性论》：治热毒风，皮肌烦躁生疮，赤癞眉脱，主除大热嗜睡。

【主治参互】腊月米醋渍，入瓮中封固。主一切天行热病，

头疼口渴身热，甚者发狂。饮碗许，得吐则愈，汗亦如之。

同胡麻、刺蒺藜、荆芥穗、甘菊花、豨莶、白芷、当归、川芎、地黄、天门冬、何首乌、牛膝、漆叶、秦艽、龙胆草，治大麻风。

同牡蛎粉、白术、青黛，治童子胃热，羸瘦疳蛔。

同龙胆草为末，牛胆和丸梧子大，生大麦汤服五丸，日三。治谷疸，食劳头旋，心怫郁不安，而发黄疸，由失饥大食，胃气湿热冲熏所致。

《集验方》治热毒足肿疼欲脱，酒煮苦参以渍之。

【简误】苦参虽能泄血中之热，除湿热生虫为疠，然以其味大苦，气大寒，久服能损肾气。肝肾虚而无大热者，勿服。

当归

味甘、辛，温、大温，无毒。主咳逆上气，温疟寒热洗洗在皮肤中，妇人漏下绝子，诸恶疮疡，金疮，煮饮之。温中止痛，除客血，内塞，中风痓作痉**，汗不出，湿痹，中恶客气，虚冷，补五藏，生肌肉。**恶蔺茹、面。畏菖蒲、海藻、牡蒙。

【疏】当归禀土之甘味，天之温气。《别录》：兼辛，大温，无毒。甘以缓之，辛以散之润之，温以通之畅之。入手少阴、足厥阴，亦入足太阴。活血补血之要药，故主咳逆上气也。温疟寒热洗洗在皮肤中者，邪在厥阴也。行血则厥阴之邪自解，故寒热洗洗随愈也。妇人以血为主，漏下绝子，血枯故也。诸恶疮疡，其已溃者温补内塞，则补血而生肌肉也。金疮以活血补血为要，破伤风亦然，并煮饮之。内虚则中寒，甘温益血，故能温中。血凝则痛,活血故痛自止。血溢出膜外,或在肠胃,曰客血。得温得辛则客血自散也。内塞者,甘温益血之效也。中风痉,痉即角弓反张也。汗不出者,风邪乘虚客血分也。得甘辛温,则血行而和,故痉自柔而汗自出也。痹者,血分为邪所客,故拘挛而痛也。风、寒、湿三者合而成痹,血行则邪不能客,故痹自除也。中恶者,内虚,故猝中于邪也。客气者,外来之寒气也,温中则寒气自散矣。虚冷者,内虚血不荣于肉分,故冷也。补五脏、生肌肉者,脏皆属阴,阴者血也,阴气足则荣血旺而肌肉长也。息人虚冷,加而用之。

【主治参互】同川芎、芍药、地黄,名四物汤,主妇人血分百病。加炒黑干姜、炒黑豆、泽兰、牛膝、益母草、蒲黄,治妇人产后百病。

同桂枝、术、菊花、牛膝,主痹。

同牛膝、鳖甲、橘皮、生姜,治疟在阴分久不止。

同酸枣仁、远志、人参、茯神,治心血虚不得眠。

同黄耆、生熟地黄、黄芩、黄连、黄檗,治盗汗。

同荆芥、白芷、芎䓖、地黄,治破伤风。

同续断、牛膝、杜仲、地黄、鹿角屑、桂,治一切折伤踠跌,挫闪作疼。

同川芎、人参,治难产及倒生。

同益母草、红蓝花、蒲黄、牛膝,治产后血上薄心。

同白胶、地黄、芍药、续断、杜仲,治妇人血闭无子。

同地榆、金银花、滑石、红曲,治滞下纯血,里急后重。

【简误】当归性辛温，虽能活血补血，终是行走之性，故致滑肠。又其气与胃气不相宜，故肠胃薄弱，泄泻溏薄，及一切脾胃病，恶食不思食，及食不消，并禁用之，即在产后胎前，亦不得入。

麻黄

味苦，温、微温，无毒。主中风伤寒头痛，温疟，发表出汗，去邪热气，止咳逆上气，除寒热，破症坚积聚，五藏邪气缓急，风胁痛，字乳余疾，止好唾，通腠理，疏伤寒头疼，解肌，泄邪恶气，消赤黑斑毒。不可多服，令人虚。

【疏】麻黄禀天地清阳刚烈之气，故《本经》：味苦，其气温而无毒。详其主治，应是大辛之药。《药性论》：加甘，亦应有之。气味俱薄，轻清而浮，阳也，升也。手太阴之药，入足太阳经，兼走手少阴、阳明。轻可去实，故疗伤寒，为解肌第一。专主中风伤寒头痛，温疟，发表出汗，去邪热气者，盖以风、寒、湿之外邪，客于阳分皮毛之间，则腠理闭拒，荣卫气血不能行，故谓之实。此药轻清成象，故能去其壅实，使邪从表散也。咳逆上气者，风寒郁于手太阴也。寒热者，邪在表也。五脏邪气缓急者，五缓六急也。风胁痛者，风邪客于胁下也。斯皆卫实之病也。卫中风寒之邪既散，则上来诸证自除矣。其日消赤黑斑毒者，若在春夏，非所宜也。破症坚积聚，亦非发表所能。洁古云：去荣中寒邪，泄卫中风热，乃确论也。多服令人虚，走散真元之气故也。

【主治参互】仲景治伤寒，有麻黄汤，大、小青龙汤。治肺病上气，有射干麻黄汤、厚朴麻黄汤。

同石膏、杏仁、桑白皮、甘草，治寒邪郁于肺经，以致喘满咳嗽。

仲景治少阴病发热脉沉，有麻黄附子细辛汤及麻黄附子甘草汤。

同桂可治风痹冷痛。

蜜炒麻黄，治冬月疮疱为风寒所郁，以致倒靥喘闷，一服立解。

【简误】麻黄轻扬发散，故专治风寒之邪在表，为入肺之要药。然其味大辛，气大热，性轻扬善散，亦阳草也，故发表最速。若夫表虚自汗，阴虚盗汗，肺虚有热，多痰咳嗽，以致鼻塞；疮疱热甚不因寒邪所郁而自倒靥；虚人伤风，气虚发喘，阴虚火炎，以致眩晕头痛；南方中风瘫痪，及平日阳虚，腠理不密之人，皆禁用。汗多亡阳，能损人寿，戒之！戒之！自春深夏月，以至初秋，法所同禁。

通草

味辛、甘，平，无毒。主去恶虫，除脾胃寒热，通利九窍血脉关节，令人不忘。疗脾疸常欲眠，心烦，哕出音声，疗耳聋，散痈肿诸结不消，及金疮恶疮，鼠瘘，踒折，齆鼻息肉，堕胎，去三虫。

【疏】通草者，即木通也。禀清秋之气，兼得土之甘淡，故其味辛平。《别录》：加甘，无毒。又云：微寒，味甘而淡，气平味薄，降也，阳中阴也。入足少阴、太阳，亦入手少阴、太阳。能助西方秋气下降，故利小便，专泻气滞。肺受热邪，津液气化之源绝，则寒水断流；膀胱受湿热癃闭，则约束小便不通，宜此治之。其证胸中烦热，口燥舌干，咽干，大渴引饮，小便淋沥，或闭塞不通，胫酸脚热，并宜此主之。《本经》：主除脾胃寒热者，以其通气利湿热也。其曰通利九窍血脉关节，以其味淡渗而气芬芳也。令人不忘者，心主记，心家之热去，则心清而不忘矣。湿热生虫，故又主恶虫。疗脾疸常欲眠，心烦哕者，脾家湿热壅盛则成疸，心脾之热不清，则昏昏欲眠而心烦哕。音声出于肺，肺家之湿热去，则肺金之气清而音声出矣。治耳聋者，泄肾家之湿火也。散痈肿诸结不消，及金疮恶疮，鼠瘘，踒折，齆鼻息肉，堕胎。又《药性论》：治五淋，利小便，开关格，下水，排脓止痛，及治人多睡，水肿浮大。陈士良主理湿热，小便数急疼，少腹虚满。日华子：主妇人血闭，月候不匀，乳结下乳者，皆通窍之所致也。

【主治参互】同茯苓、泽泻、灯心、车前子、猪苓，治膀胱湿热癃闭，如疏中所引东垣所说。

入导赤散者，以其能泻丙丁之火，则肺不受邪，能通水道，水源既清，则津液自化，而诸经之湿与热得由小便泻去故也。

同牛膝、生地黄、天麦门冬、五味子、黄檗、甘草，治尿血。

同牛膝、生地黄、延胡索，治妇人经闭及月事不调。

【简误】木通性通利，凡精滑、不梦自遗，及阳虚气弱，内无湿热者，禁用。妊娠忌之。

附:通脱木

即今之通草也。禀土之清气,兼得天之阳气,故味甘淡,气寒无毒。东垣:甘平。阳中阴,降也。阳中之阴必下降,故主利阴窍,治五淋,除水肿癃闭,泻肺,解诸毒虫痛,明目退热,下乳催生。以其色白体轻,气寒味淡,故入手太阴经,引热下降,以利小便。故又入足阳明胃经,通气上达,而下乳汁,及除寒热不通之气,以其气寒而降也。

【主治参互】佐番降香、红曲、鲮鲤甲、山楂、没药,治上部内伤。

【简误】虚脱人禁用。孕妇忌服。

芍药

味苦、酸,平,微寒,有小毒。主邪气腹痛,除血痹,破坚积,寒热疝瘕。止痛,利小便,益气通顺血脉,缓中散恶血,逐贼血,去水气,利膀胱大小肠。消痈肿,时行寒热,中恶腹痛,腰痛。甄权:主妇人血闭不通。日华子:主女人一切病,胎前产后诸疾。治风补劳,退热除烦,益气,目赤,肠风泻血。元素:主泻肝,安脾肺,收胃气,止泻利,固腠理,和血脉,收阴气,敛逆气。好古:主理中气,治脾虚中满,心下痞,胁下痛,喜噫。肺急胀逆喘咳。太阳鼽衄。目涩,肝血不足。阳维病苦寒热。带脉病苦腹痛满,腰溶溶如坐水中。时珍:止下利腹痛后重。

【疏】芍药禀天地之阴,而兼得甲木之气。《本经》:味苦平无毒。《别录》:加酸,微寒。气薄味厚,升而微降,阳中阴也。又可升可降,阴也,降也。为手足太阴引经药,入肝脾血分。《图经》载有二种:金芍药,色白;木芍药,色赤。赤者利小便散血,白者止痛下气。赤行血,白补血。白补而赤泻,白收而赤散。酸以收之,甘以缓之,甘酸相合用,补阴血通气而除肺燥。故《本经》:主邪气腹痛,除血痹,破坚积,寒热疝瘕,通顺血脉,散恶血,逐贼血,消痈肿,妇人血闭不通,目赤,肠风泻血,赤所治也。缓中,去水气,利膀胱大小肠,中恶腹痛,腰痛,女人一切病,胎前产后诸病,治风补劳,退热除烦,益气,泻肝安脾肺,收胃气,止泻利,固腠理,和血脉,收阴气,敛逆气,理中气,治脾虚中满,心下痞,胁下痛,善噫,肺急胀逆喘咳,太阳鼽衄,目涩肝血不足,阳维病苦寒热,带脉病苦腹痛满,腰溶溶如坐水中,止下痢腹痛后重,白所治也。详味《图经》,以金木分赤白,厥有深旨。芍药味酸,寒得木化,金色白,故白者兼金气者也。专入脾经血分,能泻肝家火邪。故其所主收而补。制肝补脾,陡健脾经,脾主中焦,以其正补脾经,故能缓中。土虚则水泛滥,脾实则水气自去,故去水气。土坚则水清,故利膀胱大小肠。中焦不治则恶气乘虚而客之,为腹痛。补脾则中自和而邪不能留,腹痛自止矣。脾虚则湿气下流客肾,故腰痛。得补则脾气运而上行,故腰痛自愈。女人以血为主。脾统血,故治女人一切病。胎前产后,无非血分所关,酸寒能凉血补血,故主胎产诸病。土实则金气肃而木气自敛,故治风除热。益血,故能补劳退热,除烦,统后天之元气。得补则旺,故益气。酸寒能泻肝,肝平则脾不为贼邪所干,脾健则母能令子实，故安脾肺。胃气属土，土虚则缓而散，木化作酸，故收胃气。脾虚则中气下陷而成泻利，东垣以中焦用白芍药，则脾中升阳，又使肝胆之邪不敢犯，则泻利自止矣。肺主皮毛腠理，脾主肌肉，而为肺之母，母能令子实，故固腠理。脾统血，脾和则血脉自和。酸敛入阴，故收阴气，敛逆气，理中气。脾虚则中满，实则满自消。治中则心下不痞，泻肝则胁下不痛。善噫者，脾病也，脾健则不噫。肝脾之火上炎，则肺急胀逆喘咳，酸寒收敛以泻肝补脾，则肺自宁，急胀逆喘咳之证自除。凉血补血则太阳鼽衄自愈。脾虚则目涩，得补则涩除。肝家无火则肝血自足。阳维病苦寒热，及带脉病苦腹痛满，腰溶溶如坐水中，皆血虚阴不足之候也。肝脾和，阴血旺，则前证自瘳矣。木芍药色赤，赤者主破散，主通利，专入肝家血分，故主邪气腹痛。其主除血痹、破坚积者，血瘀则发寒热，行血则寒热自止。血痹疝瘕，皆血凝滞而成，破凝滞之血，则痹和而疝瘕自消。凉肝故通顺血脉。肝主血，入肝行血，故散恶血，逐贼血。荣气不和则逆于肉里，结为痈肿，行血凉血则痈肿自消。妇人经行属足厥阴肝经，入肝行血，故主经闭。肝开窍于目，目赤者，肝热也，酸寒能凉肝，故治目赤。肠风下血者，湿热伤血也，血凉则肠风自止矣。

【主治参互】白芍药酒炒为君，佐以炙甘草，为健脾最胜之剂，能治血虚腹痛。

同黄连、滑石、甘草、升麻、人参、莲肉、扁豆、红曲、干葛，为治滞下之神药。

同人参、白术、茯苓、炙甘草、肉豆蔻、橘皮、车前子，治脾虚泄泻。

酒炒白芍药二两,炙甘草二钱,莲子去心五十粒,水煎。治痘疮有热作泄,热甚加酒炒黄连一钱。

同荆芥、防风、生地黄、黄耆、炙甘草,治肠风下血。

同当归、地黄、牛膝、炒黑干姜、续断、麦门冬、五味子,治产后血虚发热。

君白芷、炙甘草,治痘疮血虚发痒。

同黄耆、防风,治表虚伤风自汗。

赤芍药同藿香、橘皮、木瓜、甘草,治中恶腹痛。

同芎䓖、红花、生地黄、当归、白芷、荆芥,治破伤风发热疼痛。

同牛膝、当归、地黄、延胡索、山楂、泽兰、红蓝花、五灵脂,治初产恶露不下腹痛。冬月加肉桂。

同金银花、白芷、鲮鲤甲、紫花地丁、夏枯草、茜草、生甘菊,消一切痈肿。

同香附、当归、地黄、延胡索、青皮,治经阻腹痛。加五灵脂、蒲黄,能散恶血,逐败血。

【简误】白芍药酸寒,凡中寒腹痛,中寒作泄,腹中冷痛,肠胃中觉冷等证忌之。赤芍药破血,故凡一切血虚病及泄泻,产后恶露已行,少腹痛已止,痈疽已溃,并不宜服。

瞿麦

味苦、辛，寒，无毒。主关格诸癃结，小便不通，出刺，决痈肿，明目去翳，破胎堕子，下闭血，养肾气，逐膀胱邪逆，止霍乱，长毛发。

【疏】瞿麦禀阴寒之气而生，故味苦寒。《别录》：兼辛无毒。苦辛能破血，阴寒而降，能通利下窍而行小便，故主关格诸癃结，小便不通，因于小肠热甚者。寒能散热，辛能散结，故决痈肿。除湿热，故明目去翳。辛寒破血，故破胎堕子而下闭血也。去肾家湿热，故云养肾气。逐膀胱邪逆者，亦泄湿热故也。湿热客中焦，则清浊不分而为霍乱，通利湿热则霍乱自解矣。

用蕊壳，不用茎叶，入药先须以堇竹沥浸一伏时，漉出晒干。

【主治参互】入八正散，利小肠实热结闭。

《千金方》立效散：治下焦结热，小便淋闭，或有血出，或大小便出血。瞿麦穗一两，炙甘草七钱五分，山栀仁炒半两，为末，每服七钱，连须葱白七个，灯心五十茎，生姜五片，水二盏，煎至七分，时时温服。

【简误】瞿麦苦寒兼辛，性猛利，善下逐。凡肾气虚，小肠无大热者忌之。胎前产后，一切虚人患小水不利，法并禁用。水肿、蛊胀脾虚者不得施。

玄参

味苦、咸，微寒，无毒。主腹中寒热积聚，女子产乳余疾，补肾气，令人明目。主暴中风伤寒，身热支满，狂邪忽忽不知人，温疟洒洒，血瘕，下寒血，除胸中气，下水，止烦渴，散颈下核，痈肿，心腹痛，坚症、定五脏。久服补虚明目，强阴益精。忌犯铜器。甄权：杀瘤瘘、瘰疬。时珍：解斑毒，利咽喉。

【疏】玄参正禀北方水气，而兼得春阳之和，故味苦而微寒无毒。《别录》：兼咸，以其入肾也。为足少阴经君药。黑乃水色，苦能下气，寒能除热，咸能润下软坚，故主腹中寒热积聚，女子产乳余疾。补肾气，令人明目者，益阴除热，故补肾而明目也。热则生风，故主暴中风，及疗伤寒至春变温病，身热支满，狂邪忽忽不知人。主温疟洒洒者，邪热在表也。胸中气亦邪热也。止烦渴，散颈下核痈肿者，解热软坚之效也。心腹痛亦热也。坚症者，内热血瘀而干也。益阴除热，故定五脏，久服补虚强阴益精也。散结气而能软坚，故主瘰疬也。散结凉血降火，故解斑毒、利咽喉也。“下寒血”三字疑有误。

【主治参互】同升麻、甘草等分，水煎，治发斑咽痛，出《活人书》。

同鼠粘子半生半炒，各两许，为末，新汲水服。治急喉痹风。

同地黄、甘菊花、蒺藜、枸杞子、柴胡，能明目。

同贝母、连翘、甘草、栝楼根、薄荷、夏枯草，治瘰疬。

同知母、麦门冬、竹叶，治伤寒阳毒，汗下后，热毒不散，心下懊憹,烦不得眠,心神颠倒欲绝。

同黄连、大黄等分,蜜丸如梧子,每三四十丸,白汤下,治三焦积热。

《经验方》治劳香:玄参一斤,甘松六两,为末,炼蜜一斤和匀,入瓶中封闭,地中埋窨十日,取出,更用灰末六两,炼蜜六两,同和入瓶,更窨五日,取出烧之,常令闻香,其疾自愈。

【简误】血少目昏,停饮寒热支满,血虚腹痛,脾虚泄泻,并不宜服。

秦艽

味苦、辛,平,微温,无毒。主寒热邪气,寒湿风痹肢节痛,下水利小便。疗风,无问久新,通身挛急。

【疏】秦艽感秋金之气,故味苦平,《别录》:兼辛,微温而无毒。洁古:气微温,味苦辛,亦可云微寒。阴中微阳,可升可降,降多于升。入手足阳明经。苦能泄,辛能散,微温能通利。故主寒热邪气,寒湿风痹肢节痛,下水利小便。性能祛风除湿,故《别录》:疗风无问久新,及通身挛急。能燥湿散热结,故日华子:治骨蒸及疳热。甄权:治酒疸,解酒毒。元素:除阳明风湿,及手足不遂,肠风泻血,养血荣筋。好古:泄热益胆气。咸以其除湿散结、清肠胃之功也。雷公云:左文列为秦,即治病;右文列为艽,即发脚气。先以布拭上黄肉毛令尽,用还元汤浸一宿,晒干用。

【主治参互】秦艽同干葛、山茵陈、五味子、黄连、白扁豆、木通、苜蓿,治酒疸。

《圣惠方》：治小便难，腹满，不急治之，杀人。用秦艽一两，去苗细剉，以水一大盏，煎取七分，去滓。每于食前分为三服。

同薏苡仁、木瓜、五加皮、黄檗、苍术、牛膝，治下部湿热作疼，或生湿疮。

孙真人：治黄疸，皮肤眼睛如金色，小便赤，取秦艽五两，牛乳三升，煮取一升，去滓，纳芒硝一两，分作三服。

《正元广利方》：疗黄疸，心烦，烦热口干，皮肉皆黄。以秦艽三两，牛乳一大升，同煮，取七合，去滓，分温再服，差。此方出许仁则。

崔元亮《集验方》：凡发背疑似者，须便服秦艽牛膝煎，当即快利三五行，即差。

【简误】下部虚寒人及小便不禁者，勿服。

百合

味甘，平，无毒。主邪气腹胀心痛，利大小便，补中益气，除浮肿胪胀，痞满寒热，通身疼痛，及乳难喉痹，止涕泪。

【疏】百合得土金之气，而兼天之清和，故味甘平，亦应微寒无毒。入手太阳、阳明，亦入手少阴。故主邪气腹胀，所谓邪气者，即邪热也。邪热在腹故腹胀，清其邪热则胀消矣。解利心家之邪热，则心痛自瘳。肾主二便，肾与大肠二经有热邪，则不通利，清二经之邪热，则大小便自利。甘能补中，热清则气生，故补中益气。清热利小便，故除浮肿胪胀，痞满寒热，通身疼痛。乳难，足阳明热也。喉痹者，手少阳三焦，手少阴心家热也。涕泪，肺肝热也。清阳明、三焦、心部之热,则上来诸病自除。

【**主治参互**】仲景治伤寒病百合证,有柴胡百合汤。

同知母、贝母、天门冬、麦门冬、百部、桑根白皮、薏苡仁、枇杷叶,治肺热咳嗽及吐脓血。

同麦门冬、白芍药、甘草、通脱木,利大小便。

同知母、柴胡、竹叶,治寒热邪气,通身疼痛。

同白芍药、炙甘草、麦门冬、五味子,补中益气。

同白芍药、白茯苓、车前子、桑根白皮,治浮肿。

【**简误**】中寒者勿服。

知母

味苦,寒,无毒。主消渴热中,除邪气,肢体浮肿,下水,补不足,益气。疗伤寒,久疟烦热,胁下邪气,膈中恶,及风汗、内疸。多服令人泄。

【**疏**】知母禀天地至阴之气,故味苦气寒而无毒。《药性论》:兼平。日华子:兼甘。皆应有之。入手太阴、足少阴经。苦寒能除烦热,至阴能入骨,故主消渴,热中,除邪气。脾肾俱虚,则湿热客之,而成肢体浮肿,肺为水之上源,肾属水,清热滋肺金,益水脏,则水自下矣。补不足者,清热以滋金水之阴,故补不足。热散阴生,故益气。苦寒至阴之性,烦热得之即解,故疗伤寒,久疟烦热,及胁下邪气。凡言邪者,皆热也。膈中恶,即邪恶之气中于膈中也。风汗者,热则生风,而汗自出也。内疸者,即女劳色疸也。热火既散,阴气即生,故主上来诸证也。多服令人泄者，阴寒之物，其味复苦，多则必伤脾胃生发之气，故作泄也。

【主治参互】入白虎汤，解伤寒阳明证。口渴，头疼烦热，鼻干不得眠，加竹叶、麦门冬，名竹叶石膏汤。治阳明经前证，大渴引饮，头疼欲破，因作劳而得者，加人参，名人参白虎汤。汗后烦热不解亦用之。

同麦门冬、石膏、贝母、橘红、鳖甲、青蒿、牛膝，治久疟烦热而渴。

同贝母、天门冬、麦门冬、沙参、甘草、桑白皮、枇杷叶、五味子、百部，治阴虚咳嗽。

同黄檗、车前子、木通、天门冬、生甘草，治强阳不痿。

【简误】阳痿及易举易痿，泄泻脾弱，饮食不消化，胃虚不思食，肾虚溏泄等证，法并禁用。

贝母

味辛、苦，平，微寒，无毒。主伤寒烦热，淋沥邪气，疝瘕，喉痹，乳难，金疮风痉，疗腹中结实，心下满，洗洗恶风寒。目眩，项直，咳嗽上气，止烦热渴，出汗，安五藏，利骨髓。厚朴、白薇为之使。畏秦艽。反乌头。

【疏】贝母在地则得土金之气，在天则禀清肃之令，故味辛平。《别录》：兼苦，微寒，无毒。入手太阴、少阴。阴中微阳，可升可降，阴也。色白象金而主肺，肺有热，因而生痰，或为热邪所干，喘嗽烦闷，必此主之。其主伤寒烦热者，辛寒兼苦，能解除烦热故也。淋沥者，小肠有热也。心与小肠为表里，清心家之烦热，则小肠之热亦解矣。邪气者，邪热也。辛以散结，苦以泄邪，寒以折热，故主邪气也。经曰：一阴一阳结为喉痹。一阴者，少阴君火也；一阳者，少阳相火也。解少阴少阳之热，除胸中烦热，则喉痹自愈矣。乳难者，足厥阴、足阳明之气结滞而不通，辛能散结气，通其结滞则乳难自瘳。热解则血凉，血凉则不痛，故主金疮。热则生风，故主风痉。《别录》：又疗腹中结实，心下满，洗洗恶风寒者，肺主皮毛也。目眩者，热上攻也。项直即风痉也。咳嗽上气，气上逆也。烦热渴，邪不解，汗不出者，邪热盛也。其性专能散结除热，则上来诸证皆自愈矣。病去则五脏自安，骨髓自利也。

【主治参互】同知母、前胡、葛根、麦冬、甘草，治阳明斑疹初发，壮热，喘嗽有痰，不得眠，即《本经》所谓伤寒烦热邪气。

君橘皮、前胡、石膏、知母、麦门冬、竹沥，治痰疟。

同知母、天麦门冬、桑白皮、枇杷叶、百部、桔梗、甘草，治肺热咳嗽及胸中烦热。

同生甘菊、紫花地丁、金银花、白及、白敛、鼠粘子、甘草、夏枯草，治一切热毒，消一切痈疽。

同鼠粘子、玄参、栝楼根、白僵蚕、甘草、桔梗，治风痉。

同郁金、橘叶、连翘、栝楼根、鼠粘子、夏枯草、山茨菇、山豆根、玄参，消一切结核、乳岩、瘰疬。

同百部、百合、薏苡仁、麦冬、苏子、郁金、童便、竹沥、鱼腥草，治肺热吐脓血。

同番降香、郁金、橘红、远志、苏梗、苏子、香附、白豆蔻，开郁痰。加抚芎、神曲，并解一切气郁。

【简误】寒湿痰及食积痰火作嗽，湿痰在胃，恶心欲吐，痰饮作寒热，脾胃湿痰作眩晕，及痰厥头痛，中恶呕吐，胃寒作泄，法应以辛温燥热之药，如南星、半夏、天麻、苍白术、茯苓之类治之者，并禁用。

白芷

味辛，温，无毒。主女人漏下赤白，血闭，阴肿，寒热，头风侵目泪出，长肌肤润泽，可作面脂。疗风邪，久渴宜作泻，呕吐，两胁满，风痛，头眩，目痒。可作膏药、面脂，润颜色。

【疏】白芷得地之金气，兼感天之阳气，故味辛气温，无毒。其气香烈，亦芳草也。入手足阳明、足太阴。走气分，亦走血分，升多于降，阳也。性善祛风，能蚀脓，故主妇人漏下赤白。辛以散之，温以和之，香气入脾，故主血闭阴肿，寒热，头风侵目泪出。辛香散结而入血止痛，故长肌肤。芬芳而辛，故能润泽。辛香温散，得金气，故疗风邪久泻，风能胜湿也。香入脾，所以止呕吐。疗两胁风痛，头眩目痒，祛风之效也。兼可作膏药、面脂，润颜色，乃祛风散结之余事耳。

【主治参互】同芍药、黄耆、当归、地黄、续断、杜仲、益母草、香附、白胶，主漏下赤白。加牛膝，主血闭阴肿寒热。

同甘菊、细辛、藁本、决明子、蒺藜子、荆芥穗、辛夷，治头风侵目泪出。

同黄耆、甘草、地黄、麦冬、五味子，能长肉。

同黄耆、甘草、茜草、皂角刺、金银花、夏枯草、地黄、赤芍药,排脓止痛消痈肿。

同升麻、柴胡、干葛、羌活,治湿泄。

同羌独活、防风、荆芥、蒺藜、胡麻仁、甘菊花、何首乌,治风邪。

同贝母、漏芦、连翘、金银花、夏枯草、蒲公英、紫花地丁、橘皮,消乳痈结核。

《衍义》蚀脓方:白芷一两,单叶红蜀葵根二两,白芍药、白矾烧枯各半两,别研,余俱为细末,黄蜡丸如梧子大。空腹及饭前米饮下十丸或十五丸。俟脓尽,仍别以他药补之。

同雄黄烧,可以辟蛇。

同白芍药治痘疮作痒,及皮肤搔痒。

【简误】白芷性升而温,呕吐因于火者,禁用。漏下赤白,阴虚火炽血热所致者,勿用。痈疽已溃,宜渐减去。

淫羊藿

味辛,寒,无毒。主阴痿绝阳,茎中痛,利小便,益气力,强志,坚筋骨,消瘰疬、赤痈,下部有疮,洗出虫。丈夫久服,令人无子。薯蓣为之使。

【疏】淫羊藿本得金土之气,而上感天之阳气,故其味辛甘,其气温而无毒。《本经》:言寒者,误也。入手厥阴,为补命门之要药,亦入足少阴、厥阴。可升可降,阳也。辛以润肾,甘温益阳气,故主阴痿绝阳,益气力,强志。茎中痛者,肝肾虚也,补益二经，痛自止矣。膀胱者，州都之官，津液藏焉，气化则能出矣。辛以润其燥，甘温益阳气，以助其化，故利小便也。肝主筋，肾主骨，益肾肝则筋骨自坚矣。辛能散结，甘能缓中，温能通气行血，故主瘰疬赤痈，及下部有疮，洗出虫。丈夫久服令人无子者，因阳旺则阳道数举，频御女而精耗散，故无子也。一名仙灵脾。柳文作毘。毘者，人脐也。脐为命蒂，故主入命门。修事如雷公法。

【主治参互】淫羊藿，阳草也。甘温益阳气，辛则走而能补，宜与白蒺藜、甘枸杞、肉苁蓉、五味子、牛膝、山茱萸同用，为补阳之妙剂。

渍醇酒饮，益丈夫，兴阳道，理腰膝冷，亦治偏风不遂。大约每藿一斤，渍酒十斤，如常法，勿令过醉。修事时忌鸡犬妇人见。

与五味子等分为末，炼蜜丸如梧子大，每三十丸姜茶汤下，治三焦咳嗽，腹满不饮食，气不顺。

《圣济总录》：治目昏生翳，用仙灵脾、生王瓜即小栝楼红色者，等分为末。每服一钱，茶下，日三服。

《百一选方》：治病后青盲目，日近者可治，仙灵脾一两，淡豆豉一百粒，水一碗半，煎一碗，顿服即愈。

《普济方》治小儿雀盲：仙灵脾、晚蚕蛾各半两，炙甘草、射干各二钱半，为末，羊肝一枚切开，掺药末二钱，扎定，以黑豆一合，米泔一盏，同煮熟。分二次食，以汁送之。

痘疹入目，用仙灵脾、葳灵仙等分为末，每服五分，米汤下。

【简误】虚阳易举，梦遗不止，便赤口干，强阳不痿，并忌之。

黄芩

味苦，平，大寒，无毒。主诸热，黄疸，肠澼泄痢，逐水，下血闭，恶疮疽蚀，火疡，疗痰热，胃中热，小腹绞痛，消谷，利小肠，女子血闭，淋露下血，小儿腹痛。

其子主肠澼脓血。山茱萸、龙骨为之使。恶葱实。畏丹砂、牡丹、藜芦。

【疏】黄芩禀天地清寒之气，而兼金之性，故味苦平无毒。《别录》：益之以大寒。味厚气薄，阴中微阳，可升可降，阴也。入手太阴、少阴、太阳、阳明，亦入足少阳。其性清肃，所以除邪，味苦所以燥湿，阴寒所以胜热，故主诸热。诸热者，邪热与湿热也。黄疸、肠澼泄痢，皆湿热胜之病也。折其本则诸病自瘳矣。苦寒能除湿热，所以小肠利而水自逐，源清则流洁也。血闭者，实热在血分，即热入血室，令人经闭不通，湿热解则荣气清而经自行也。恶疮疽蚀者，血热则留结而为痈肿溃烂也。火疡者，火气伤血也，凉血除热则自愈也。《别录》：消痰热者，热在胸中则生痰，火在少腹则绞痛，小儿内热则腹痛，胃中湿热去，则胃安而消谷也。淋露下血，是热在阴分也。其治往来寒热者，邪在少阳也。五淋者，湿热胜所致也。苦寒清肃之气胜，则邪气自解，是伐其本也。

【主治参互】入仲景小柴胡汤，治伤寒寒热，邪在少阳，亦治少阳疟，往来寒热。伤寒心下痞满，泻心汤凡四方，皆用黄芩，以其主诸热、利小肠故也。又太阳病下之，利不止，喘而汗出者，有葛根黄芩黄连汤。又太阴少阳合病下利,黄芩汤。成无己言:黄芩苦而入心,泄痞热,是黄芩能入手少阴、阳明,手足太阴、少阳六经明矣。盖以苦入心,寒胜热,泄心火,去脾湿,则胃火不熏蒸于肺,乃所以救肺也。

同芍药、黄连、炙甘草、车前子、防风、升麻,治湿热作泄腹痛。

同芍药、黄连、炙甘草、滑石、升麻,治滞下腹痛。

洁古:风热有痰,眉眶作痛,酒浸黄芩,同白芷、天麻等分为末,每服二钱,茶调下。

同芍药、麦门冬、白术,能安胎清热。

一味为末,酒服,治灸疮血不止。

一切火丹,为细末,鸡子清调傅。又治驴马负重伤破,洗净傅之,主生肌肉。

【简误】黄芩为苦寒清肃之药,功在除热邪,而非补益之品,当与黄连并列。虽能清湿、利热、消痰,然苦寒能损胃气而伤脾阴,脾肺虚热者忌之。故凡中寒作泄,中寒腹痛,肝肾虚而少腹痛,血虚腹痛,脾虚泄泻,肾虚溏泻,脾虚水肿,血枯经闭,气虚小水不利,肺受寒邪喘咳,及血虚胎不安,阴虚淋露,法并禁用。

狗脊

味苦、甘,平,微温,无毒。主腰背强,机关缓急,周痹,寒湿膝痛,颇利老人,疗失溺不节,男子脚弱腰痛,风邪淋露,少气,目暗,坚脊,利俯仰,女子伤中,关节重。萆薢为之使,恶败酱。

【**疏**】狗脊禀地中冲阳之气，而兼感乎天之阳气，故其味苦，其气平。《别录》云：甘，微温，无毒，兼火化也。苦能燥湿，甘能益血，温能养气，是补而能走之药也。入足少阴。肾主骨，骨者肾之余也。肾虚则腰背强，机关有缓急之病，滋肾益气血，则腰背不强，机关无缓急之患矣。周痹寒湿膝痛者，肾气不足，而为风、寒、湿之邪所中也。兹得补则邪散痹除而膝亦利矣。老人肾气衰乏，肝血亦虚，则筋骨不健，补肾入骨，故利老人也。失溺不节，肾气虚脱故也。经曰：腰者肾之府，动摇不能，肾将惫矣。此腰痛亦指肾虚而为湿邪所乘者言也。气血不足，则风邪乘虚客之也。淋露者，肾气与带脉冲任俱虚所致也。少气者，阳虚也。目得血而能视，水旺则瞳子精明。肝肾俱虚故目暗。女子伤中，关节重者，血虚有湿也。除湿益肾，则诸病自瘳，坚脊，俯仰利矣。

【**主治参互**】得鹿茸、白敛、艾、茯苓、蛇床子，治室女冲、任、带脉三经虚寒，下白带。

得牛膝、菟丝子、地黄、山茱萸、白胶、杜仲，固精强骨，壮腰肾。

得沉香、牛膝、石斛、木瓜、五加皮、白藓皮、菊花、漆叶、蒺藜子，能通利关节，除五缓六急。

【**简误**】肾虚有热，小水不利，或短涩赤黄，口苦舌干，皆忌之。

茅根

味甘，寒，无毒。主劳伤虚羸，补中益气，除瘀血血闭寒热，利小便，下五淋，除客热在肠胃，止渴，坚筋，妇人崩中。久服利人。

【疏】茅根正禀土之冲气，而兼感乎春阳生生之气以生，故其味甘，气寒而无毒。入手少阴，足太阴、阳明。劳伤虚羸必内热，甘能补脾，甘则虽寒而不犯胃，甘寒能除内热，故主劳伤虚羸。益脾所以补中，除热所以益气。甘能益血，血热则瘀，瘀则闭，闭则寒热作矣。寒凉血，甘益血，热去则血和，和则瘀消而闭通，通则寒热自止也。小便不利，由于内热也，热解则便自利。淋者血分虚热所致也。凉血益血则淋自愈，而肠胃之客热自解，津液生而渴亦止矣。肝藏血而主筋，补血凉肝则筋坚矣。血热则崩，凉血和血，崩自愈矣。血热则妄行，溢出上窍为吐，为咯，为鼻衄、齿衄，凉血和血则诸证自除。益脾补中利小便，故亦治水肿、黄疸，而兼理伤寒哕逆也。

【主治参互】同麦冬、生地、枸杞子，治劳伤内热。

同生地、麦冬、苏子、枇杷叶、白芍药、甘草、蒲黄、童便，治诸血。

同牛膝、生地黄、童便，治血热经枯而闭。

同竹茹、麦冬、石膏、人参，治伤寒胃热哕逆。

同芍药、赤小豆、赤白茯苓、车前子、薏苡仁、木瓜、石斛、木通，治水肿。

同枇杷叶、竹茹、麦门冬，治火炎内热，反胃上气。

同生地、天麦门冬、车前子、牛膝、白茯苓、黄檗、五味子、枸杞子、童便，治溺血。

【简误】因寒发哕，中寒呕吐，湿痰停饮发热，并不得服。

紫菀

味苦、辛，温，无毒。主咳逆上气，胸中寒热结气，去蛊毒，痿蹶，安五藏，疗咳唾脓血，止喘悸，五劳体虚，补不足，小儿惊痫。款冬为之使。恶瞿麦、雷丸、远志。畏茵蔯蒿。

【疏】紫菀感春夏之气化，而兼得地中之金性，故味苦温。《别录》：兼辛，无毒。入手太阴，兼入足阳明。苦以泄之，辛以散之，温以行之，辛先入肺，肺主诸气，故主咳逆上气，胸中寒热结气。去蛊毒，亦辛之力也。痿蹶者，阳明之湿热熏蒸于肺，则肺热而津液不能下滴，伤其气化，以困水之上源，故为痿蹶也。肺为五脏之华盖，而主诸气，肺安则能朝百脉，散精布液于各脏，故云安五脏也。疗咳逆吐脓血，止喘悸者，散肺家之邪也。能安五脏，故治五劳及体虚不足。小儿惊痫，亦虚而有热故也，热散则惊痫自止矣。得蜜蒸焙良。

【主治参互】《古今传信方》治久嗽：紫菀、款冬花各一两，百部半两，为末作散。每服三钱，生姜三片，乌梅一枚，同煎汤下，食后、临卧各一服。

入噙化丸，治阴虚咳嗽。

《千金方》治妇人卒不得小便：紫菀末，以井花水服三撮，便通。小便血,服五撮便止。

《斗门方》治缠喉风喉闭,饮食不通欲死者,返魂草根一茎,洗净,纳入喉中,取恶涎出即瘥,神效。更以马牙硝津咽之,即绝。根一名紫菀,南人呼为夜牵牛。

《全幼心鉴》治小儿咳嗽声不出者:紫菀末、杏仁泥等分,入蜜同研,丸芡实大,每服一丸,五味子汤化下。

【简误】观其能开喉痹,取恶涎,则辛散之功烈矣。而其性温,肺病咳逆喘嗽,皆阴虚肺热证也。不宜专用及多用,即用亦须与天门冬、百部、麦冬、桑白皮苦寒之药参用,则无害。

紫草

味苦,寒,无毒。主心腹邪气,五疸,补中益气,利九窍,通水道,疗腹肿胀满痛。以合膏,疗小儿疮及面皶。

【疏】紫草禀天地阴寒清和之气,故味苦气寒而无毒。入足少阴、厥阴。为凉血之圣药,故主心腹邪热之气。五疸者,湿热在脾胃所成,去湿除热利窍,其疸自愈。邪热在内,能损中气,邪热散即能补中益气矣。苦寒性滑,故利九窍而通利水道也。腹肿胀满痛者,湿热瘀滞于脾胃,则中焦受邪而为是病,湿热解而从小便出,则前证自除也。合膏药,疗小儿痘疮及面皶,皆凉血之效也。

【主治参互】同红花子、生地黄、甘草、贝母、牡丹皮,浓煎,加生犀角汁,量儿大小,以四十九匙至半盏为度,治痘疮深红色,或紫、或黑陷于枯,便闭,神效。若在一朝及二朝内,稍有元气,虽危可生。痘疔痘毒咸治之。惟痘毒须加黄耆、金银花、鼠粘子。痘疮夹斑疹者,加硬石膏、麦冬、知母、竹叶。一二剂即去之。

【简误】紫草苦寒而能通利九窍,痘疮家气虚脾胃弱,泄泻不思食,小便清利者,俱禁用。

前胡

味苦,微寒,无毒。主疗痰满,胸胁中痞,心腹结气,风头痛,去痰实,下气。治伤寒寒热,推陈致新,明目益精。半夏为之使。恶皂荚。畏藜芦。

【疏】前胡得土金之气,而感秋冬之令,故味苦微寒无毒。入手太阴、少阳。阳中之阴,降也。应有甘、辛、平、寒而能降,所以下气,故除痰满,胸胁中痞,心腹结气,痰厥头风痛,去痰下气,治伤寒寒热,推陈致新,能去实热及时气内外俱热。单煮服之,亦治一切气,破痰结,及邪热骨节烦闷,气喘咳嗽,兼散风邪也。

【主治参互】同白前、杏仁、桑白皮、甘草、桔梗,能豁风热痰壅,喘嗽下气。

入青礞石滚痰丸中,代黄芩,治一切实痰有殊功,其用黄芩者误也。

同羌活、干葛、柴胡、黄芩、栝楼根,治时疫寒热。

【简误】前胡苦辛微寒之药也,能散有余之邪热实痰,而不可施诸气虚血少之病。故凡阴虚火炽,煎熬真阴,凝结为痰而发咳嗽;真气虚而气不归元,以致胸胁逆满;头痛不因于痰而因于阴血虚;内热心烦,外现寒热而非外感者,法并禁用。明目益精,厥理亦谬。

白藓皮

味苦、咸,寒,无毒。主头风,黄疸,咳逆,淋沥,女子阴中肿痛,湿痹死肌,不可屈伸起止行步,疗四肢不安,时行腹中大热饮水,欲走大呼,小儿惊痫,妇人产后余痛。恶螵蛸、桔梗、茯苓、萆薢。

【疏】白藓皮禀天地清燥阴寒之气,其味苦寒。《别录》:兼咸无毒。降多于升,阴也。入足太阴、阳明,兼入手太阳。苦能泄热,寒能除热,故主头风有火证。性寒而燥,能除湿热,故主五疸。咳逆者,实火上冲也。得寒而散,则咳逆止矣。淋沥及女子阴中肿痛,亦皆下部湿热乘虚客肾与膀胱所致也。湿痹死肌,不可屈伸起止行步者,地之湿气,感则害人皮肉筋脉也。脾主四肢,恶湿而喜燥,今为湿邪所干,故四肢不安也。时行腹中大热,因而饮水,大呼欲走者,邪热盛也。小儿惊痫,亦热则生风之候也。散湿除热,蔑不济矣。妇人产后余痛,应是血虚而热,非所宜也。

【主治参互】得牛膝、石斛、薏苡仁、黄檗、苍术,疗足弱顽痹。去下部湿热,多加金银花,佐以汉防己,治下部一切湿疮。

【简误】下部虚寒之人,虽有湿证勿用。

紫参

味苦、辛，寒、微寒，无毒。主心腹积聚，寒热邪气，通九窍，利大小便，疗肠胃大热，唾血衄血，肠中聚血，痈肿诸疮，止渴益精。畏辛夷。甄权：主散瘀血，妇人血闭不通。好古：主狂疟，衄血，血利。苏恭：主金疮。

【疏】紫参禀地之阴气，兼得天之寒气，故味苦辛，气寒而无毒。气味俱厚，阴也，降也。入足厥阴，亦入足太阳、阳明。专入血分，为除热散结逐血之要药。故主心腹积聚，寒热邪气，通九窍，利大小便，略同紫草也。苦以燥湿泄热，辛以散结，寒以除邪气，故疗肠胃大热，唾血衄血，肠中聚血。亦主痈肿诸疮者，荣气热则留瘀而成痈肿，血凉而活，则自散也。能散瘀血，故主妇人血闭不通。疟有血蓄则狂。阳明热则衄血。湿热在肠胃，则血瘀滞而成血痢。除热活血，故亦主金疮。

【主治参互】仲景《金匮玉函经》：滞下纯血，紫参汤主之。

《圣惠方》治吐血不止：用紫参、阿胶、甘草等分，为末，乌梅汤或糯米汤服一二钱。

【简误】妇人血枯经闭禁用。男子劳伤吐血，阳气虚乏，脾胃弱者禁用。

藁本

味辛、苦，温、微温、微寒，无毒。主妇人疝瘕，阴中寒肿痛，腹中急，除风头痛，长肌肤，悦颜色，辟雾露，润泽，疗风邪亸曳，

金疮。可作沐药，面脂。

实：主风流四肢。恶蔄茹。

恶蔄茹

【疏】藁本感天之阳气，兼得地之辛味，故味辛气温。《别录》：兼苦，从火化也。无毒。入足太阳经。温能通，苦能泄，大辛则善散，气厚则上升，阳也。妇人疝瘕，阴中寒肿痛，腹中急，皆太阳经寒湿邪为病也。风头痛者，风中于太阳经也。此药正入《本经》，故悉主之。凡痈疮皆血热壅滞，毒气浸淫于肌肉，以致溃烂不收。辛散苦泄，则毒解滞消，肌肉自长矣。悦颜色者，即去风作面脂之义也。辟雾露、疗风邪者，辛温芬芳，开发升散之力也。亸曳、金疮，及甄权治一百六十种恶风鬼疰，流入腰痛冷，能化小便，通血，作沐药面脂。日华子：去皮肤疵皯，酒齄粉刺。元素：主太阳经头痛，颠顶痛，及大寒犯脑，痛连齿颊。东垣：主头面身体皮肤风湿。皆风邪湿气干犯太阳经所致也。好古：主督脉为病，脊强而厥者，督脉并足太阳经夹脊而上故也。

【主治参互】同羌活、细辛、川芎、葱白，治寒邪郁于足太阳经，头痛、颠顶痛，非此不能除。

与木香同用，治雾露，疗清邪中于上焦。

与白芷同作面脂。

治小儿疥癣，煎汤浴之，并以浣衣。

治风，又治湿，各从其类也。

【简误】温病头疼，发热口渴，或骨疼，及伤寒发于春夏，阳证头疼,产后血虚火炎头痛,皆不宜服。

萆薢

味苦、甘,平,无毒。主腰背痛,强骨节,风、寒、湿周痹,恶疮不瘳,热气伤中,恚怒,阴痿,失溺,关节老血,老人五缓。薏苡为之使。畏葵根、大黄、柴胡、前胡。

【疏】萆薢得火土之气,而兼禀乎天之阳气,故味苦甘平无毒。阳中之阴,降也。入足阳明、少阴、厥阴。为祛风除湿,补益下元之要药,故主腰背痛,强骨节,风、寒、湿周痹。恶疮不瘳,热气伤中,恚怒,阴痿,失溺,关节老血,老人五缓,正以苦能燥湿,甘入脾而益血,故悉主之。甄权:又主冷风𤸷痹,腰脚瘫缓不遂,手足惊掣,男子腰痛久冷,肾间有湿,膀胱宿水。日华子:主头旋痫疾,补水脏,坚筋骨,益精明目,中风失音。海藏:主肝虚。李氏:治白浊,茎中痛,痔漏坏疮。已上诸证,无非阳明湿热,流入下焦,客于肝肾所致。此药祛阳明之湿热,以固下焦,故能去浊分清,而疗下元虚冷,湿邪为病也。

【主治参互】得牛膝、木瓜、薏苡仁、黄檗、骨碎补、续断、杜仲、石斛、生地黄、狗脊,治腰脊痛,强骨节。加术、菖蒲、茯苓,治周痹。

同黄芪、生地黄、金银花、皂角刺、皂荚子、牛膝、木瓜、石斛、薏苡仁、海风藤、白僵蚕、胡麻,治恶疮久不瘳。

同莲子、茯苓、车前子、木通、泽泻、牛膝、黄檗、甘草,可分清除湿。

《杨氏家藏方》：治真元不足，下焦虚寒，小便频数，白浊如膏，有萆薢分清饮。

又杨子建《万金护命方》云：凡人小便频数，不计度数，便时茎中痛不可忍者，此疾必先大腑不通，水液只就小肠，大腑愈加干竭，甚则浑身热，心躁，如此即重证也。此疾本因贪酒色，积有热毒，腐物瘀血之类，乘虚流入于小肠，故便时作痛也。不饮酒者，必平生过食辛热荤腻之物，又因色伤而然。此乃小便频数而痛，与淋证涩而痛者不同也。宜用萆薢一两，水浸少时，以盐半两同炒，去盐为末。每服二三钱，水一盏，煎八分，和滓服之。使水道转入大肠，仍以葱汤频洗谷道，令气得通，则小便数及痛自减也。

【简误】萆薢本除风湿，若下部无湿，阴虚火炽，以致溺有余沥，茎中痛，此真阴不足之候也。无湿、肾虚腰痛，并不宜服。

菝葜、土茯苓，与萆薢形虽不同，而主治不甚相远。李氏疑为一物数种，理或然也。总之皆善除湿、祛风、消水，去浊分清，固下焦元气，故能兴阳道而主诸痹，及恶疮不瘳也。“主治”及“简误”并同前。忌茗，醋。

白薇

味苦、咸，平，大寒，无毒。主暴中风，身热支满，忽忽不知人，狂惑邪气，寒热酸疼，温疟洗洗，发作有时。疗伤中淋露，下水气，利阴气，益精。久服利人。

【疏】白薇全禀天地之阴气以生，《本经》：味苦咸平。《别录》:益之以大寒,无毒可知已。暴中风、身热支满者,阴虚火旺则内热,热则生风,火气烦灼,故令支满。火旺内热,则痰随火涌,故令神昏忽忽不知人也。狂惑邪气,寒热酸疼,皆热邪所致也。阴气不足,则阳独盛而为热,心肾俱虚,则热收于内而为寒,此寒热之所以交作。寒热作则荣气不能内荣,是以肢体酸疼也。先热而后寒者名曰温疟。疟必因暑而发,阴气不足则能冬不能夏,至夏而为暑邪所伤,秋必发为温疟。故知温疟之成,未有不由阴精不守而得者。若夫阴精内守,则暑不能侵,疟何自而作耶?上来诸证,皆由热淫于内之所发。经曰:热淫于内,治以咸寒。此药味苦咸而气大寒,宜其悉主之也。《别录》:疗伤中淋露者,女子荣气不足则血热,血热故伤中淋露之候显矣。除热益阴,则血自凉,荣气调和,而前证自瘳也。水气亦必因于湿热,能除热则水道通利而下矣。终之以益精者,究其益阴除热功用之全耳。

【主治参互】妇人调经种子方中,往往用之。不孕缘于血少血热,其源必起于真阴不足。真阴不足则阳胜而内热,内热则荣血日枯,是以不孕也。益阴除热则血自生旺,故令有孕也。其方以白薇为君,佐以地黄、白芍药、当归、苁蓉、白胶、黄檗、杜仲、山茱萸、天麦门冬、丹参,蜜丸,久服可使易孕。

凡温疟、瘴疟,久而不解者,必属阴虚,除疟邪药中,多加白薇主之则易瘳。

凡治似中风证,除热药中,亦宜加而用之良。

天行热病得愈,或愈后阴虚内热,及余热未除者,随证随经应投药中宜加之。

【简误】白薇苦咸大寒之药，凡伤寒及天行热病，或汗多亡阳，或内虚不思食，食亦不消，或下后内虚，腹中觉冷，或因下过甚，泄泻不止，皆不可服。

大青

味苦，大寒，无毒。主疗时气头痛，大热口疮。

【疏】大青禀至阴之气，故味苦，气大寒，无毒。甄权云：大青臣，味甘，能去大热，治温疫寒热。盖大寒兼苦，其能解散邪热明矣。经曰：大热之气，寒以取之，此之谓也。时行热毒头痛，大热口疮，为胃家实热之证，此药乃对病之良药也。

【主治参互】《千金方》小儿口疮：大青十八铢，黄连十二铢，水三升，煮一升。日二服，以瘥为度。

《肘后方》热病下利困笃者，大青汤：大青四两，甘草、赤石脂各三两，豉八合，水一斗，煮三升，分三服，不过二剂瘥。

《保幼大全》方：小儿卒然肚皮青黑，乃血气失养，风寒乘之，危恶之候也。大青为末，纳口中，以酒送下。

【简误】大青乃阴寒之物，止用以祛除天行热病，而不可施之虚寒脾弱之人。

神农本草经疏卷九

草部中品之下

总七十八种，今疏其要者三十六种。又移入木部一种，果部一种，菜部四种。

艾叶　恶实　水萍　王瓜　地榆　大小蓟　海藻　泽兰地笋　昆布　防己　天麻　阿魏　高良姜　百部根　莳香子　款冬花　红蓝花　牡丹　京三棱　姜黄　青黛　郁金　芦荟　延胡索　肉豆蔻　补骨脂　缩砂蜜　蓬莪茂　白前　白药子　莎草根　胡黄连　鳢肠　使君子　白豆蔻　剪草　藿香木部移入　豆蔻果部移入　假苏　苏香薷　薄荷已上菜部移入

艾叶

味苦，微温，无毒。主灸百病。可作煎，止下痢，吐血，下部䘌疮，妇人漏血。利阴气，生肌肉，辟风寒，使人有子。作煎勿令见风。弘景：捣汁止伤血，杀蛔虫。苏恭：止衄血，下血，脓血痢，主崩血，金疮，安胎。苦酒作煎治癣。大明：治妇人带下，霍乱转筋。

【疏】艾叶禀天地之阳气以生，故味苦微温，熟则大热。可升可降，其气芳烈，纯阳之草也，故无毒。入足太阴、厥阴、少阴三经。烧则热气内注，通筋入骨，故灸百病。性能通窍，辟恶杀鬼精，故止鬼击吐血。芳烈之气必燥，故主下部䘌疮。其治妇人漏血，利阴气，生肌肉者，皆以之导引凉血补血药为用者也。使人有子，盖指气血两虚之人，风寒乘虚入子宫不孕者设也。辟风寒，其性辛温也。捣汁服止伤血者，生寒而兼辛散也。杀蛔虫者，辛而苦也。主衄血者，伤寒邪热，郁而不汗则发衄也。风邪入大肠则下血，湿热伤脾胃则下痢脓血。煮则上升，故亦止崩漏也。理金疮，血热则行也。胎为风寒之气所犯则不安，风寒散则胎自安也。苦酒作煎治癣甚良者，杀虫之功也。治妇人带下，温中除湿而升也。止霍乱转筋者，因寒而得也。为治白带之要药，调经之妙品，故妇人方多须之。

【主治参互】艾叶能灸百病，陈久者良。

入红铅蒸脐，补阳虚，温脾胃。

治妇人月事不调，血少无热证者，同香附醋浸，入四物汤加阿胶、枳壳，神效。

《金匮要略》：妇人有漏下者，有半产后下血不绝者，有妊娠下血者，并以胶艾汤主之。阿胶二两，艾叶三两，芎䓖、甘草各二两，当归、地黄各三两，芍药四两，水五升，清酒五升，煮取三升，内胶令消尽。每温酒一升，日三服。

妊娠、产后、血虚人作痢下血，用胶艾汤：蕲艾、阿胶、白芍药、人参、橘皮、甘草。胎前加黄芩，产后入当归。

烧烟入管中，熏狐惑虫䘌良。

非时不正之气伤人，发为头痛壮热，因于寒者，用干艾叶三升，水一斗，煮取一升，顿服，取汗，出《肘后方》。

《妇人良方》治妊娠风寒卒中，不省人事，状如中风：用熟艾三两，米醋和炒极热，以绢包熨脐下，良久即解。

蛔虫咬或心痛如刺，口吐清水：白熟艾一升，水三升，煮取一升服，吐虫出。

或取生艾捣汁，五更先食香脯一片，乃饮一升，当下虫出。

鹅掌风，用蕲艾五两，水四五碗，煮五六滚，入大口瓶，覆以麻布二层，熏掌心，如冷，炖热再熏，如神。

发背初起，急灸疮头。不痛灸至痛，痛灸至不痛，夺命神方也。纵溃，毒气外泄，不致内攻矣。若未溃，疮头用湿纸贴上，看先干处是也，即于此灸。

臁疮年久，口冷不合者，用艾烟熏之。

【简误】艾性纯阳，善辟风、寒、湿气及非时邪气。然性气芳烈而燥热，凡妇人胎动不安，由于热而不由于寒，妊娠下利脓血由于暑湿，肠胃热甚而非单湿为病，崩中由于血虚内热，经事先期由于血热，吐血不由于鬼击中恶，霍乱转筋不由于寒邪，而由于脾胃虚弱停滞，或伤暑所致，不孕由于血虚而不由于风寒入子宫，法并忌之。

恶实

味辛，平。主明目，补中，除风伤。

【疏】恶实至秋而成，得天地清凉之气。《本经》言：辛平。藏器：兼苦。升多于降，阳也。入手太阴、足阳明经。为散风、除热、解毒之要药。辛能散结，苦能泄热，热结散则脏气清明。故明目而补中。风之所伤，卫气必壅，壅则发热，辛凉解散则表气和，风无所留矣，故除风伤。藏器：主风毒肿，诸瘘。元素：主润肺散结气，利咽膈，去皮肤风，通十二经者，悉此意耳。故用以治瘾疹、痘疮，尤获奇验。

【主治参互】同赤柽木，为疹家要药。

同浮萍等分为末，治风热瘾疹，薄荷汤下，每服二钱，日进二服。

同紫草、犀角、生地黄，治天行痘疮，血热干枯不得出，有神。

《痘疹要诀》治咽喉痘疮：牛旁子二钱，桔梗一钱五分，粉草节七分，水煎服。

《和剂局方》治痘疮出不快，时壮热狂躁，咽膈壅塞，大便秘涩，小儿咽肿不利：牛旁子炒一钱二分，荆芥穗二分，甘草四分，水煎，温服。已出亦可服。名必胜散。若大便利者勿用。

《延年方》：治风龋牙疼，单用一味煎汤，含漱吐去。

《袖珍方》：治便痈肿痛。用牛旁子二钱，炒研，入蜜一匙，朴消一匙，空心温酒服。

刘禹锡《传信方》疗暴中风：用紧细牛旁子根，取时避风，以竹刀或荆刀刮去土，用生布拭了，捣绞取汁一大升，和蜜四大合，温分二服，得汗出，便瘥。

【简误】恶实性冷而滑利，痘疮家惟宜于血热便闭之证。若气虚色白，大便自利或泄泻者，慎勿服之。痧疹不忌泄泻，故用之无妨。痈疽已溃，非便闭不宜服。

水萍

味辛、酸，寒，无毒。主暴热身痒，下水气，胜酒，长须发，主消渴，下气。以沐浴，生毛发。久服轻身，一名水花。

【疏】水萍专得水气之清阴，故味辛气寒。《别录》：兼酸无毒。盖其体轻浮，其性清燥，能祛湿热之药也。热气郁于皮肤则作痒，味辛而气清寒，故能散皮肤之湿热也。寒能除热，燥能除湿，故下水气。酒性湿热，而萍之质不沉于水，其气味辛寒，轻清而散，故能胜酒。血热则须发焦枯而易堕，凉血则荣气清而须发自长矣。《别录》：主消渴者，以湿热之邪去，则津液自生而渴自止也。其曰下气，以沐浴生毛发者，亦以寒能除热凉血之验也。热邪不干，荣气清旺则能获轻身矣。

【主治参互】苏颂曰：治恶疾疠疮遍身者，浓煮汁，浴半日，多效。

《圣惠方》：少年面皰，挼浮萍盦之，亦可饮汁少许。

《千金翼方》治小便不利，膀胱水气流滞：浮萍日干为末，服方寸匕，日二服，良。

《子母秘录》风热丹毒：浮萍捣汁傅之令遍。去风丹：采浮萍诗曰："天生灵草无根干，不在山间不在岸。始因飞絮逐东风，泛梗青青飘水面。神仙一味去沉疴，采时须在七月半。选甚瘫风与大风，些小微风都不算。豆淋酒化服三丸，铁扑头上也出汗"。其法以紫背浮萍晒干，为细末，炼蜜丸弹子大。每服一丸，以豆淋酒化下，治瘫痪，三十六种风，有验。

【简误】表气虚而自汗者,勿用。

王瓜

味苦,寒,无毒。主消渴内痘,瘀血月闭,寒热酸疼,益气愈聋,疗诸邪气热结,鼠瘘,散痈肿留血,妇人带下不通,下乳汁,止小便数不禁,逐四肢骨节中水,疗马骨刺人疮。一名土瓜。

【疏】王瓜禀土中清肃阴寒之气,故味苦气寒而无毒。其能除湿热热毒,大约与栝楼性同,故其主治内痘消渴,邪气热结,鼠瘘,痈肿等证,皆与栝楼相似,而此则入血分诸病为多耳。"简误"、"主治",与栝楼亦略相当,不复赘。

地榆

味苦、甘、酸,微寒,无毒。主妇人乳痓痛,七伤,带下病,五漏,止痛,除恶肉,止汗,疗金疮,止脓血,诸瘘恶疮,热疮,消酒,除消渴,补绝伤,产后内塞,可作金疮膏。得发良。恶麦门冬。

【疏】地榆禀地中阴气,而兼得乎天之微阳,故味苦甘酸,气则微寒而无毒。气薄味厚,沉而降,阴也。入足厥阴、少阴,手足阳明经。妇人乳痓痛者,厥阴肝经有热,以致血分热壅所致也。七情伤于带脉,故带下也。五漏者,阳明大肠湿热伤血病也。血热则肿而作痛。恶肉者,亦血热极则瘀,故肿而成恶肉也。伤则出血,血出必发热而作痛,金疮是也。脓血不止,皆血热所致。诸瘘恶疮,莫不由血热所生。苦寒能凉血泄热,热散则血活肿消,故并主如上诸疾也。性行而带补,味兼甘酸,故补绝伤及产后内塞也。消酒,除渴,明目,止纯血痢、疳痢极效。治肠风者,皆善祛湿热之功也。沉寒入下焦,故多主下部湿热诸病。

【主治参互】地榆得金银花等分,佐以芍药、甘草、枳壳、黄连、乌梅,治血痢。如热在心经,下利纯鲜血,则加生犀角汁十五匙,神验。

绵地榆四两为君,加金银花两许,鲮鲤甲三片土炒,研细,水酒煎浓,空心温热服。治横痃鱼口,有神。虽甚,四服无不消者。若已成脓,更加盐水炒黄耆五钱,白芷二钱,主速溃易合。去鲮鲤甲,并加牛膝、木瓜、僵蚕、黄檗,治下疳阴蚀极效。

《圣惠方》治妇人漏下赤白不止,令人黄瘦:地榆三两,米醋一斤,煮十余沸,去滓。食前稍热服一合。

崔元亮《海上方》治赤痢骨立者:地榆一斤,水三升,煎一升半,去滓,再煎如稠饧,绞滤,空腹时服三合,日再服。

《活法机要》治久病肠风,痛痒不止:地榆五钱,苍术一两,水二钟,煎一钟,空心服,一日一服。

《肘后方》治下血不止二十年者:地榆、鼠尾草各二两,水二升,煮一升,顿服。若不断,以水渍屋尘饮一小杯投之。

《宣明方》:治结阴下血,腹痛不已。地榆四两,炙甘草三两,每服五钱,水一盏,入缩砂七枚,煎半盏,分二服。

《肘后方》:治小儿疳痢:地榆煮汁,熬如饴糖,与服便已。

《千金方》:治大指肿痛,地榆煮汁渍之,半日愈。

【简误】地榆性寒而下行。凡脾胃虚寒作泄,白痢久而胃弱,胎产虚寒泄泻,血崩脾虚作泄,法并禁服。

大、小蓟

味甘，温。主养精保血。大蓟主女子赤白沃，安胎，止吐血鼻衄。令人肥健。

【疏】大蓟根禀土之冲气，兼得天之阳气，故味甘气温而无毒。日华子：凉，当是微寒。陶云有毒，误也。女子赤白沃，血热所致也。胎因热则不安。血热妄行，溢出上窍则吐衄。大蓟根最能凉血，血热解则诸证自愈矣。其性凉而能行，行而带补。补血凉血则荣气和，荣气和故令肥健也。

【主治参互】大蓟叶得地榆、茜草、牛膝、金银花，治肠痈、腹痈、少腹痈。生捣绞汁，入前四味浓汁，和童便饮，良。

得炒蒲黄、棕皮灰，调汁半升，治崩中下血立瘥。

又治瘀血作晕，跌扑损伤作痛，俱生取汁，入酒并童便服。

又治恶疮疥癣，同盐捣罯之。

《药性论》云：大蓟亦可单用，味苦平，止崩中下血。生取根捣绞汁半升许，立瘥。

日华子云：大蓟叶，凉，治肠痈，腹藏瘀血，血晕，扑损，可生研，酒并小便任服。恶疮疥癣，盐研罨傅。又名刺蓟，山牛旁。

小蓟根苗，气味甘温，微寒，无毒。其所禀与大蓟皆同，得土中冲阳之气，而兼得乎春气者也。故主养精保血。精属阴，气血之所生也。甘温益血而除大热，故能养精而保血也。

陈藏器云：破宿血，生新血，暴下血，血崩出血，呕血等，绞取汁，作煎，和沙糖，合金疮，及蜘蛛蛇蝎毒，服之亦佳。

日华子云:小蓟根,凉,无毒,治热毒风,并胸膈烦闷,开胃下食,退热,补虚损。苗:去烦热,生研汁服。小蓟力微,只可退热,不似大蓟能补养下气。

《食疗》云:小蓟根主养气,取生根叶捣取自然汁,服一盏亦佳。又取叶煮食之,除风热。根:主崩中,又女子月候伤过,捣汁半升服之。金疮血不止,挼叶封之。夏月热烦闷不止,捣叶取汁半升服,立瘥。

《圣惠方》:治心热吐血口干,用刺蓟叶及捣绞取汁,每服一小盏,顿服。

又方:乳石发动,壅热心闷吐血,以生刺蓟捣取汁,每服三合,入蜜少许,搅匀服之。

《外台秘要》治鼻塞不通:小蓟一把,水二升,煮取一升,去滓分服。

《梅师方》治卒吐血及泻鲜血:取小蓟叶捣汁,温服。

《简要济众》治九窍出血:以刺蓟一握,绞取汁,以酒半盏,调和顿服。如无鲜汁,只捣干者为末,冷水调三钱。

又方:治小儿浸淫疮,痛不可忍,发寒热:刺蓟末,新水调傅疮上,干即易之。

【简误】大、小蓟性下行,以其能下气,故主崩衄多效。惟不利胃弱泄泻,及血虚极,脾胃弱,不思饮食之证。

海藻

味苦、咸，寒，无毒。主瘿瘤气，颈下核，破散结气痈肿，症瘕坚气，腹中上下鸣，下十二水肿，疗皮间积聚，暴㿗，瘤气热结，利小便。

【疏】海藻全禀海中阴气以生，故味苦咸，寒而无毒。气味俱厚，纯阴，沉也。苦能泄结，寒能除血热，咸能软坚润下，故《本经》：主瘿瘤气，颈下核，破散结气痈肿，症瘕坚气，及腹中上下鸣，下十二水肿，疗皮间积聚，暴㿗，瘤气结热，利小便。洁古：专消瘿瘤、马刀、瘰疬诸疮，坚而不溃者。经云：咸能软坚。荣气不从，外为浮肿，随各引经治之，肿无不消。反甘草。一云有小毒。

【主治参互】危氏《得效方》治蛇盘瘰疬，头项交接者：海藻菜，以荞麦面炒过，白僵蚕等分，为末，以白梅泡汤，和丸梧子大。每服六十丸，米饮下，必泄出毒气。宜加连翘。

《范汪方》海藻酒：治瘿气及项下瘰疬。用海藻一斤，绢袋盛之，以清酒二斤浸之，春夏二日，秋冬三日，每服两合，日三，酒尽再作。其滓曝干为末，每服方寸匕，日三服。不过两剂即瘥。

雷公云：凡使须用生乌豆，并紫背天葵，同蒸一伏时，曝干用。宜以淡白酒先洗净为佳。

【简误】脾家有湿者勿服。

泽兰

味苦、甘，微温，无毒。主乳妇内衄，中风余疾，大腹水肿，身面四肢浮肿，骨节中水，金疮，痈肿疮脓，产后金疮内塞。防己为之使。根名地笋。

【疏】泽兰感土泽之气，故味苦甘而入血。兼得乎春气，故微温而无毒。桐君兼酸，故入足厥阴、太阴经。苦能泄热，甘能和血，酸能入肝，温通荣血，故又主痈肿疮脓，及妇人吹乳、乳结，止衄血，并中风余疾。佐以益脾土之药，而用防己为之使，则主大腹水肿，身面四肢浮肿，骨节中水气。日华子云：泽兰通九窍，利关脉，养血气，破宿血，消症瘕，产前产后百病。通小肠，长肉生肌，消扑损瘀血，治鼻洪吐血，头风目痛，妇人劳瘦，丈夫面黄。又《药性论》云：泽兰，使，味苦辛，主产后腹痛，频产血气衰冷，成劳瘦羸。又治通身面目大肿。主妇人血沥腰痛。总其泄热和血，行而带补之能也。

【主治参互】泽兰，妇人方中最为急用。古人治妇人，泽兰丸甚多。

泽兰得炒黑豆、炮干姜、当归、芎䓖、干地黄、牛膝、益母草、赤芍药、蒲黄、五灵脂，治产后恶露不尽，少腹作痛，俗名儿枕痛。寒月加桂。多火及内热虚劳人，去桂加童便。去五灵脂，加人参、鳖甲、香附、麦门冬，治产后诸虚百病。肺热者去人参。

雷公云：凡使须要别识雌雄，其形不同。大泽兰茎叶皆圆，根青黄，能生血调气，养荣气，与小泽兰迥别。采得后看叶上斑、根须尖。此药能破血通久积。凡修事大小泽兰,须细剉之,用绢袋盛悬于屋南畔角上,令干用。

《子母秘录》:治小儿蓐疮,嚼泽兰心封上。

泽兰气味和平,除妇人产后,他用甚稀,故无"简误"。

昆布

味咸,寒,无毒。主十二种水肿,瘿瘤聚结气,瘘疮。

【疏】昆布得水气以生,故味咸气寒而性无毒。咸能软坚,其性润下,寒能除热散结,故主十二种水肿。瘿瘤聚结气,瘘疮,东垣云:瘿坚如石者,非此不除,正咸能软坚之功也。详其气味、性能、治疗,与海藻大略相同。故同一"简误"也。

【主治参互】《外台秘要》项下卒肿,其囊渐大欲成瘿者:昆布、海藻等分,为末,蜜丸杏核大。时时含咽汁。

《圣惠方》瘿气结核,瘰瘰肿硬:以昆布一两,洗去咸,晒干为散。每以一钱绵裹,好醋浸过,含之咽汁,味尽再易之。项下五瘿同此。

《广济方》治膀胱结气,急宜下气:用昆布一斤,白米泔浸一宿,洗去咸味,以水一斛,煮熟劈细,入葱白一握,寸断之,更煮极烂,及下盐,酢,掺姜、橘、椒末,调和食之。仍食粱米、粳米饭,极能下气。

防己

味辛、苦，平、温，无毒。主风寒温疟，热气诸痫，除邪，利大小便，疗水肿风肿，去膀胱热，伤寒寒热邪气，中风手脚挛急，止泄，散痈肿恶结，诸瘑疥癣虫疮，通腠理，利九窍。

【疏】防己得土中阳气，而兼感乎秋之燥气以生，故味辛苦，平温无毒。洁古谓：其大苦辛寒为得之。然性燥而不淳，善走下行，长于除湿，以辛能走散，兼之气悍，故主风寒温疟，热气诸痫，除邪气。除湿下行，故利大小便。此《本经》所载也。《别录》：疗水肿风肿，去膀胱热，通腠理，利九窍，止泄者，皆除湿之功也。其曰伤寒寒热邪气，中风手脚挛急，则寒，非燥药可除，不宜轻试。又曰：散痈肿恶结，诸瘑疥癣虫疮，非在下部者，亦不宜用。治湿风口眼㖞斜，手足拘痛，真由中风湿而病者，方可用之。留痰非由脾胃中湿热而得者，亦不宜服。肺气喘嗽，不因风、寒、湿所郁，腠理壅滞者勿用。惟治下焦湿热，肿、泄、脚气，行十二经湿为可任耳。生汉中，内有淡黑纹晕如车辐解者，良。凡修事，以车前草根相对，蒸半日，晒干。杀雄黄毒，恶细辛，畏萆薢、女菀、卤咸。伏硝石，殷孽为之使。

【主治参互】凡用防己，于下部湿热药中，亦必以二术、茯苓、黄檗、甘草、萆薢、木瓜、石斛、薏苡仁等补益之药为主，而使防己为使，乃无瞑眩之患。陶曰：防己是疗风水要药。洁古曰：去下焦湿肿及痛，并泄膀胱火邪，必用汉防己、龙胆草为君，黄檗、知母、甘草佐之。防己乃足太阳本经药也。

《本草·十剂》云：通可去滞，通草、防己之属是也。夫防己大苦寒，能泻血中湿热，通其滞塞，亦能泻大便，补阴泻阳，助秋冬、泻春夏之药也。比之于人，则险而健者也。幸灾乐祸，能首为乱阶，然善用之，亦可敌凶突险。此瞑眩之药也，故圣人存而不废。大抵闻其臭则可恶，下咽则令人身心烦乱，饮食减少。至于十二经有湿，壅塞不通，及下注脚气，暨膀胱积热，非此药不可，真行经之仙药，无可代之者。若夫饮食劳倦，阴虚生内热，元气谷食已亏，以防己泄大便，则重亡其血，此不可用一也。如人大渴引饮，是热在上焦肺经气分，宜渗泄，而防己乃下焦血分药，此不可用二也。外伤风寒，邪传肺经，气分湿热，而致小便黄赤，乃至不通，此上焦气病，禁用血药，此不可用三也。大抵上焦湿热者，皆不可用。下焦湿热流入十二经，致二阴不通者，然后审而用之。

张仲景方治皮水胕肿，按之没指，不恶风，水气在皮肤中，四肢聂聂动者，防己茯苓汤主之。防己、黄耆、桂枝各三两，茯苓六两，甘草三两，水一升，煎半升，日二服。

又方：治风水恶风，汗出身重，脉浮，防己黄芪汤主之。防己一两，黄耆二两二钱半，白术七钱半，炙甘草半两，剉散，每服五钱，生姜四片，枣一枚，水一盏半，煎八分。温服，良久再服。腹痛加芍药。又治风湿相抟，关节沉痛，微肿恶风。方同上。

【简误】防己固为去下焦血分湿热之要药，然其性悍，其气猛，能走窜决防，大苦大寒，能伤胃气。凡胃虚、阴虚、自汗、盗汗、口苦、舌干，肾虚小水不利，及胎前产后血虚，虽有下焦湿热，慎毋用之。犯之为害非细。

天麻

味辛，平，无毒。主诸风湿痹，四肢拘挛，小儿风痫惊气，利腰膝，强筋力。久服益气轻身。

【疏】天麻得土之辛味，兼感天之阳气以生，故其味辛气平无毒。大明云“暖”。浮而升，阳也。入足厥阴经。厥阴为风木之脏，诸风湿痹，四肢拘挛，小儿风痫惊气，皆肝脏为邪气所客致病。天麻入肝，味辛气暖，能逐风湿外邪，则肝气平和，前证自瘳矣。肝主筋，位居于下，故能利腰膝，强筋力也。风湿缠注则身重气乏，能除风湿则身自轻，气自益也。凡头风眩晕，与夫痰热上壅，以致头痛及眩，或四肢湿痹麻木，小儿风痫惊悸等证，所必须之药。

【主治参互】同术、半夏、黄芩、前胡、橘皮、茯苓，治痰厥头痛。

同术、橘皮、茯苓、车前，治饮在心下作支满。同南星、前胡、橘皮、白前，消一切风痰。

【简误】风药多燥，风能胜湿故也。凡病人觉津液衰少，口干舌燥，咽干作痛，大便闭涩，病火炎头晕、血虚头痛，及南方似中风，皆禁用之。

阿魏

味辛，平，无毒。主杀诸小虫，去臭气，破症积，下恶气，除邪鬼蛊毒。

【**疏**】阿魏禀火金之气，而兼得乎天之阳气，故其味辛平温而无毒。气味俱厚，阳也。入足太阴、阳明经。其气臭烈殊常，故善杀诸虫，专辟恶气。辛则走而不守，温则通而能行，故能消积利诸窍，除秽恶、邪鬼蛊毒也。苏恭曰：体性极臭而能止臭，亦奇物也。

【**主治参互**】同人参、橘红、京三棱、蓬莪茂、砂仁，治一切肉食坚积。入膏药，同麝香、硫黄、苏合油，贴一切痞块。

同安息香、百部、青黛、丹砂，治尸疰恶气。

【**简误**】阿魏之气臭烈，人之血气闻香则顺，闻臭则逆，故凡脾胃虚弱之人，虽有痞块坚积，不可轻用。当先补养胃气，胃气强则坚积可渐磨而消矣。故古人治大积大聚，消其大半而止，正此谓也。

高良姜

大温。主暴冷，胃中冷逆，霍乱腹痛。

【**疏**】高良姜禀地二之气以生。《本经》：大温。藏器：辛温。元素：辛热。纯阳，浮也。入足阳明、太阴经。二经为客寒所犯，则逆冷、霍乱、腹痛诸病生焉。辛温暖脾胃而逐寒邪，则胃中冷逆自除，霍乱腹痛自愈矣。甄权：治腹内久冷气痛，去风冷痹弱。

大明：主转筋泻痢，反胃，解酒毒，消宿食。苏颂：治恶心呕清水。皆取其暖胃温中，散寒祛冷之功也。

【主治参互】《外台秘要》霍乱吐利：高良姜炙令香，每用五两，以酒一升，煮三四沸，顿服。亦治腹痛中恶。

《普济方》霍乱呕甚不止：用高良姜生剉二钱，大枣一枚，水煎冷服，立定。

《永类钤方》心脾冷痛：用高良姜三钱，五灵脂六钱，为末。每服三钱，醋汤调下。

【简误】高良姜辛温大热，惟治客寒犯胃，胃冷呕逆，及伤生冷饮食，致成霍乱吐泻之要药。如胃火作呕，伤暑霍乱，火热注泻，心虚作痛，法咸忌之。

百部根

微温《蜀本》云微寒。**主咳嗽上气。**

【疏】百部根正得天地阴寒之气。故《蜀本》云：微寒。日华子言苦。《本经》言微温者，误也。苦而下泄，故善降肺气。升则喘嗽，故善治咳嗽上气。能散肺热，故《药性论》：主润益肺。其性长于杀虫，传尸骨蒸劳，往往有虫，故亦主之。疳热有虫，及蛔虫、寸白虫、蛲虫，皆能杀之。又烧熏树木蛀虫，触烟即死，亦杀蝇蠓。日华子论之详矣。陶云：杀虱，浓煎，洗牛马虱即去。陈藏器云：火炙酒浸，空腹饮，去虫蚕咬，兼疥癣疮。

【主治参互】同桑根白皮、天麦二冬、贝母、枇杷叶、五味子、紫菀，治一切虚嗽，但不能治食积嗽。

《千金方》：单用一味熬膏，入蜜，不时取服，可疗三十年嗽。

《杨氏经验方》治遍身黄肿：取鲜百部根，洗捣罨脐上，以糯米饭半升，拌酒半合，揉和，盖在药上，用帛包住。过一二日后，口内作酒气，则水从小便出，肿自消矣。

《圣济总录》百虫入耳：百部炒、研细末，生油调傅耳门上。

【简误】百部味苦，脾虚胃弱人，宜兼保脾安胃药同用，庶不伤胃气。

莳香子

味辛，平，无毒。主诸瘘，霍乱，及蛇伤。

【疏】莳香得土金之冲气，而兼禀乎天之阳，故其味辛平，亦应兼甘无毒。辛香发散，甘平和胃，入足太阴、阳明、太阳、少阴经，故主霍乱。香气先入脾，脾主肌肉，故主诸瘘。脾主四肢，故主脚气。通肾气，膀胱为肾之腑，故主膀胱肾间冷气，及治疝气。胃和则热解，热解则口臭自除。

【主治参互】莳香酒炒，得川楝子、荔枝核、橘核、肉桂、苍术、木瓜、牛膝，治寒湿成疝。

得炒砂仁、食盐，则主中恶腹痛，霍乱腹痛吐逆。

古方：恶毒痈肿，或连阴髀间疼痛急挛，牵入少腹不可忍，一宿则杀人者，用莳香苗叶捣取汁一升，服之，日三四进，用其滓以贴肿上。冬间根亦可用。此外国方，永嘉以来用之，起死神效。

【简误】莳香辛温，胃肾多火，阳道数举，得热则呕者，勿服。

款冬花

味辛、甘，温，无毒。主咳逆上气，善喘，喉痹，诸惊痫，寒热邪气，消渴，喘息呼吸。

【疏】款冬花得天地阴寒之气，而兼禀乎金水之性，故凌冰雪而独秀。其味辛、甘、温而无毒，阴中含阳，降也。辛能散而能润，甘能缓而能和，温则通行不滞，善能降下。咳逆上气，善喘，喉痹，诸惊痫，寒热邪气，消渴，喘息呼吸，一皆气升火炎之病也。气降则火自降，气降则阳交于阴。水火既济，既济则火不上炎，气不逆升，肺不受邪，得清肃之常道，而诸证自退矣。杏仁为之使，得紫菀良。

【主治参互】款冬花虽畏贝母，然得贝母、桑根白皮、紫菀、枇杷叶、栝楼根、百部、天麦门冬、杏仁，治喘逆及咳嗽反良，物有相制故也。如半夏畏生姜，得之则制其毒而愈能奏效也。

得麻黄、杏仁、桑根白皮、甘草，治风寒郁实热于上焦肺分作喘，其效甚速。

一味烧烟吸之，治喘嗽。具如《本草》注中所载。

《济生方》痰嗽带血：款冬花、百合蒸焙，等分为末，蜜丸龙眼大。每卧时嚼一丸，薄荷汤下。

款冬花，古今方用之为治嗽要药，以其辛温，散而能降，于肺无迕，无分寒热虚实，皆可施用，故无“简误”。

红蓝花

味辛，温，无毒。主产后血晕口噤，腹内恶血不尽绞痛，胎死腹中，并酒煮服。亦主蛊毒下血。堪作燕脂。其苗生捣碎，傅游肿。其子吞数颗，主天行疮子不出。其燕脂，主小儿聤耳，滴耳中。

【疏】红蓝花禀土与火之气，洁古、海藏：皆兼甘苦温。阴中之阳，故入心。海藏：以为肝经血分药也。入酒良，乃行血之要药。其主产后血晕口噤者，缘恶血不下，逆上冲心，故神昏而晕及口噤。入心、入肝，使恶血下行，则晕与口噤自止。腹内绞痛，由于恶血不尽，胎死腹中，非行血活血则不下。瘀行则血活，故能止绞痛，下死胎也。凡蛊药之药必伤血分，此药能行血，血活则可解毒。子主天行疮子者，痘疮因血分有毒，血行则毒散，故主之也。小儿聤耳亦血凝也，血散则耳肿自消矣。

【主治参互】热病胎死腹中，新汲水浓煮红蓝花汁，和童便热饮之，立瘥。胞衣不下，产后血晕，并同此法，无不立效。

同延胡索、当归、生地黄、牛膝、赤芍药、益母草、川芎，或丸，或煎，治经阻少腹作痛及结块，良。

其子：主天行痘疮血热有功，宜同生犀角、紫草、生地黄用。

燕脂：其汁所造也。痘疮初发时，以之抹眼眶及眼角，可免疮子入眼。

同薄荷、金丝荷叶汁，入矾末少许，滴入耳中，治聤耳。

同冰片、真珠细末，治痘毒及痘疔，剔破，令人吮出恶血，抹入疮眼中良。

【简误】红蓝花本行血药也，血晕解，留滞行，即止。过用能使血行不止而毙，世人所不知者。

牡丹

味辛、苦，寒、微寒，无毒。主寒热，中风瘛疭，痉，惊痫邪气，除症坚瘀血留舍肠胃，安五藏，疗痈疮，除时气头痛客热。五劳劳气，头腰痛，风噤癫疾。

【疏】牡丹皮禀季春之气，而兼得乎木之性。阴中微阳，其味苦而微辛，其气寒而无毒，其色赤而象火，故入手少阴、厥阴，足厥阴，亦入足少阴经。辛以散结聚，苦寒除血热，入血分凉血热之要药也。寒热者，阴虚血热之候也。中风瘈疭，痉，惊痫，皆坐阴虚内热，荣血不足之故。热去则血凉，凉则新血生，阴气复。阴气复则火不炎，而无热生风之证矣，故悉主之。痈疮者，热壅血瘀而成也。凉血行血，故疗痈疮。辛能行血，苦能泄热，故能除血分邪气，及症坚瘀血留舍肠胃。脏属阴而藏精，喜清而恶热，热除则五脏自安矣。《别录》：并主时气头痛，客热，五劳劳气、头腰痛者，泄热凉血之功也。甄权：又主经脉不通，血沥腰痛。此皆血因热而枯之候也。血中伏火，非此不除，故治骨蒸无汗，及小儿天行痘疮血热。东垣谓心虚肠胃积热，心火炽甚，心气不足者，以牡丹皮为君，亦此意也。忌胡荽。赤花者利，白花者补。

【主治参互】神不足者手少阴，志不足者足少阴。故仲景肾气丸，用之治神志之不足。究竟牡丹皮乃入心经正药，心主血，凉血则心不热而阴气得宁。用之肾经药中者，阴阳之精，互藏其宅，神志水火藏于心肾，即身中坎离也。交则阴阳和而百病不生，不交则阴阳否而精神离矣。欲求弗夭，其可得乎？

入清胃散，治阳明胃经，血热齿痛。

洁古曰：叶为阳，发生也；花为阴，成实也。丹者赤色，火也，故能泻阴胞中之火。四物汤加之，治妇人骨蒸。又曰：牡丹皮入手厥阴、足少阴，故治无汗之骨蒸，然须与青蒿子、天麦门冬、沙参、地黄、五味子、牛膝、枸杞之属同用，始得其力。

【简误】牡丹皮本入血凉血之药，然能行血，凡妇人血崩，乃经行过期不净，并忌与行血药同用。

京三棱

味苦，平，无毒。主老癖症瘕结块。俗传昔人患症癖死，遗言令开腹取之，得病块，坚硬如石，文理有五色。人谓异物，窃取削成刀柄。后因以刀刈三棱，柄消成水，乃知此可疗症癖也。黄色体重，状若鲫鱼而小者良。

【疏】京三棱禀火土之气，故《本经》：味苦平。洁古：兼甘。亦应兼辛兼甘，故无毒。入足厥阴，亦入足太阴。从血药则治血，从气药则治气。老癖症瘕，积聚结块，未有不由血瘀、气结、食停所致。苦能泄而辛能散，甘能和而入脾，血属阴而有形，此所以能治一切凝结停滞有形之坚积也。又主产后恶血血结，通月水，堕胎，止痛利气者，亦散血行气之功用也。洁古：用以治心膈痛,饮食不消。海藏:用以通肝经积血,皆与作者之意合也。

【主治参互】用蓬莪茂、青皮、香附、延胡索、肉桂、牡蛎、鳖甲、人参,则消一切坚症老癖之积聚。

同青皮、红蓝花、当归、川芎、生地黄、芍药、桂心、牛膝、延胡索、五灵脂,则治产后一切恶血停滞留结,及月水凝蓄不通,少腹作痛不可按。

同橘皮、青皮、缩砂蜜、红曲、山楂、麦芽、人参、肉豆蔻、黄连,则消一切食积并气壅塞不利。

《子母秘录》治小儿气癖:三棱煮汁作羹粥,与奶母食,日亦以枣许与儿食。小儿百日及十岁已下,痫热痃癖皆理之。合人参弥良。

【简误】京三棱,洁古谓其辛苦甘,无毒。阴中之阳,能泻真气,真气虚者勿用。此见谛之言也。故凡用以消导,必资人参、芍药、地黄之力,而后可以无弊。观东垣五积方皆有人参,意可知已。何者?盖积聚症癖,必由元气不足,不能运化流行致之。欲其消也,必藉脾胃气旺,方能渐渐消磨开散,以收平复之功。如只一味,专用克削,则脾胃之气愈弱,后天之气益亏,将见故者不去,新者复至矣。戒之哉!

姜黄

味辛、苦,大寒,无毒。主心腹结积,疰忤,下气破血,除风热,消痈肿。功力烈于郁金。

【疏】姜黄得火气多,金气少,故其味苦胜辛劣,辛香燥烈,性不应寒，宜其无毒。阳中阴也，降也。入足太阴，亦入足厥阴经。苦能泄热，辛能散结，故主心腹结积之属血分者，兼能治气，故又云下气。总其辛苦之力，破血，除风热，消痈肿，其能事也。日华子谓其能治症瘕血块，又通月经，及扑损瘀血。苏颂谓其祛邪辟恶，治气胀及产后败血攻心。方书用以同肉桂、枳壳治右胁痛、臂痛，有效。戴元礼云：能入手臂治痛何？莫非下气破血，辛走苦泄之功欤？察其气味治疗，乃介乎京三棱、郁金之药也。

【主治参互】得当归、生地黄、牛膝、延胡索、肉桂，治一切积血，在腹中作痛。

《经验方》治中寒心痛难忍：姜黄一两，桂三两，为末。醋汤服一钱。

《产宝》方治产后血痛有块：用姜黄、桂心等分，为末。酒服方寸匕，血下尽即愈。

【简误】凡病人因血虚臂痛，血虚腹痛，而非瘀血凝滞，气逆上壅作胀者，切勿误用。误则愈伤血分，令病转剧。慎之！慎之！

青黛

味咸，寒，无毒。主解诸药毒，小儿诸热，惊痫，发热，天行头痛寒热，并水研服之。亦摩傅热疮，恶肿，金疮下血，蛇犬等毒。染淀，亦堪傅热毒恶肿，蛇虺螫毒。

【疏】青黛，外国蓝靛之英华也。禀水土阴寒之气以生，故味咸寒而无毒。甄权谓：其甘平，以其得土气之厚也。故可解诸药毒,及小儿诸热,惊痫发热,天行头痛寒热,并水研服之。亦磨傅热疮恶肿,金疮下血,蛇犬等毒。波斯国来及太原产者胜。如不可得,即用染瓮上沫之紫碧色者,亦可。

【主治参互】得芜荑、使君子肉、胡黄连、芦荟,杀虫除热,及小儿一切疳积病。

《医学正传》:治心口热痛,姜汁调一钱服之。

《圣惠方》:治内热吐血,青黛二钱,新汲水下。

《中藏经》:治肺热咯血:用青黛一两,杏仁以牡蛎粉炒过一两,研匀,黄蜡化和,作三十饼子,方名青饼子。每服一饼,以干柿半个夹定,湿纸裹,煨香嚼食,粥饮送下,日三服。

《生生编》:治小儿夜啼,青黛水研服之。

《宫气方》治小儿疳痢歌云:孩儿杂病变成疳,不问强羸女与男。烦热毛焦鼻口燥,皮肤枯槁四肢瘫。腹中时时更下痢,青黄赤白一般般。眼涩面黄鼻孔赤,谷道开张不可看。此方便是青黛散,孩儿百病服之安。

《活人书》:治伤寒赤斑,青黛二钱,水研服。

【简误】青黛既禀阴寒之气而生,解毒除热,固其所长,古方多有用之于诸血证者。使非血分实热,而病生于阴虚内热,阳无所附,火气因空上炎,发为吐衄咯唾等证,用之非宜。血得寒则凝,凝则寒热交作,胸膈或痛,愈增其病矣。医师宜详辨之。

郁金

味辛、苦，寒，无毒。主血积，下气，生肌，止血，破恶血，血淋，尿血，金疮。

【疏】郁金禀天令清凉之气，而兼得土中金火之味，故其味辛苦，其气寒而无毒。洁古：论气味俱薄，阴也，降也，入酒亦能升。入手少阴、足厥阴，兼通足阳明经。辛能散，苦能泄，故善降逆气。入心、肝、胃三经，故治血积。气降而和，则血凝者散，故主生肌止血。其破恶血，治血淋尿血，主金疮者，调气行血之功也。单用亦治女人宿血气心痛，冷气结聚。温醋磨服之。入心凉血，故洁古用以凉心。入足阳明，故治阳毒入胃，下血频痛。其性轻扬，能开郁滞，故为调逆气，行瘀血之要药。

【主治参互】郁金同韭菜、番降香、当归、生地黄、童便，能治怒气伤肝吐血。又治鼻衄、唾血，喉中血腥气，及经脉逆行。有痰，方加竹沥。

郁金七两，同明矾三两，为细末，薄米糊为丸，梧子大。每服五十丸，白汤下。昔人曾治妇人癫狂，十年不愈，初服此药，心胸间有物脱去，即神气洒然，再服而苏。此惊忧痰血，总聚心窍所致。此药入心去恶血，明矾化顽痰故也。

庞安常《伤寒论》云：痘疹始有白泡，忽搐入腹，渐作紫黑色，无脓，日夜叫乱者：郁金一枚，甘草二钱半，水半碗煮干，去甘草，切片，微火烘燥为末，入真片脑半钱。每用一钱，以生猪尾血五七滴，新汲水调下，不过二服，甚者毒气从手足心出如痈状乃瘥。此乃五死一生之候也。

又《范石湖文集》云：岭南有采生之害，其术于饮食中行厌胜法，致鱼肉能反生于人腹中，而人已死，则阴役其家。初得觉胸腹痛，次日刺人，十日则生在腹中也。凡胸膈痛，即用升麻或胆矾吐之。若膈下痛，急以米汤调郁金末二钱服，即泻出恶物。或合升麻、郁金服之，不吐则下。李巽岩侍郎为雷州推官，鞠狱得此方，活人甚多。

【简误】郁金本入血分之气药，其治已上诸血证者，正谓血之上行，皆属于内热火炎。此药能降气，气降即是火降，而其性又入血分，故能降下火气，则血不妄行。丹溪不达此理，乃谓其上行治血则误矣。凡病属真阴虚极，阴分火炎，薄血妄行，溢出上窍，而非气分拂逆，肝气不平，以致伤肝吐血者，不宜用也。即用之亦无效。

芦荟

味苦，寒，无毒。主热风烦闷，胸膈间热气，明目镇心，小儿癫痫惊风，疗五疳，杀三虫，及痔病疮瘘，解巴豆毒。俗呼为象胆，盖以其味苦如胆故也。生波斯国。似黑锡。

【疏】芦荟禀天地阴寒之气，故其味苦，其气寒，其性无毒。寒能除热，苦能泄热燥湿，苦能杀虫，至苦至寒，故为除热杀虫之要药。其主热风烦闷，胸胁间热气，明目，镇心，小儿癫痫惊风，疗五疳，杀三虫者，热则生风，热能使人烦闷，热除则风热烦闷及胸膈间热气自解。凉肝故明目，除烦故镇心。小儿癫痫惊风，热所化也。五疳同为内热脾胃停滞之证，三虫生于肠胃湿热，痔病疮瘘亦皆湿热下客肠脏，致血凝滞之所生，故悉主之。能解巴豆毒,亦除热之力也。详其功用,是足厥阴、足太阴二经药,亦可兼入手少阴经。

【主治参互】同厚朴、橘红、甘草、青黛、芜荑、百草霜、旋复花,为末,以砂仁汤吞,治小儿诸疳。一岁一分,甚效。

《卫生易简方》:治脾疳,与使君子等分,为末。每服一二钱,米饮调下。

李恂:用以主小儿诸疳热。

甄权:单用杀疳蛔,及吹鼻杀脑疳,除鼻痒。

苏颂:研末傅䘌齿,甚效。治湿癣出黄水,有神。

治大便不通。真芦荟研细七钱,朱砂研如飞面五钱,滴好酒和丸。每服三钱,酒吞。朝服暮通,暮服朝通。须天晴时修合为妙。

【简误】其味至苦,其性大寒,主消不主补。凡儿脾胃虚寒作泻及不思食者,禁用。

延胡索

味辛,温,无毒。主破血,产后诸病因血所为者,妇人月经不调,腹中结块,崩中淋露,产后血晕。暴血冲上,因损下血。或酒摩及煮服。

【疏】延胡索禀初夏之气,而兼得乎金之辛味,故味辛气温而无毒。入足厥阴,亦入手少阴经。温则和畅,和畅则气行。辛则能润而走散,走散则血活。血活气行,故能主破血,及产后诸病因血所为者。妇人月经之所以不调者,无他,气血不和,因而凝滞,则不能以时至而多后期之证也。腹中结块,产后血晕,暴血冲上，因损下血等证，皆须气血和而后愈，故悉主之也。崩中淋露，利守不利走，此则非与补气血同用，未见其可。

【主治参互】君当归、生地黄、牛膝、益母草、童便，则主产后血晕，有神。

得四物汤、白胶、牛膝、香附，则主妇人经阻少腹作痛，或结块。

《活人书》：治小便尿血。用延胡索一两，朴硝七钱半，为末。每服四钱，水煎服。非蓄血瘀滞者，不可用。

《胜金方》：治膜外气疼及气块。延胡索不限多少，为末，猪胰一具，切作块子，炙熟，蘸末频食之。

《圣惠方》：治热厥心痛，或发或止，久不愈，身热足寒者：用延胡索去皮，金铃子肉等分，为末。每温酒，或白滚汤下二钱。

《济生方》：治妇女血气腹中刺痛，经候不调。用延胡索去皮醋炒，当归酒浸炒，各一两，橘红二两为末，酒煮，米糊丸梧子大。每服一百丸，空心艾醋汤下。

《圣惠方》：治产后诸病，凡产后秽污不尽腹满，及产后血晕心头硬，或寒热不禁，或心闷手足烦热，气力欲绝者病。并用延胡索炒研，酒服二钱。

《直指方》：治疝气危急：用延胡索盐水炒，全蝎去毒生用，等分为末，空心盐酒下。

又方：治冷气腰痛。用延胡索、当归、桂心，等分为末，温酒服三四钱，随量频进，以止为度。

《圣惠方》：治坠落车马，筋骨痛不止。延胡索末，豆淋酒一服二钱，日二服。

【简误】此药性温，味辛，能走而不能守。故经事先期，及一切血热为病，凡崩中淋露，皆应补气血，凉血清热则愈。一切辛走之药，法所应禁。

肉豆蔻

味辛，温，无毒。主鬼气，温中，治积冷心腹胀痛，霍乱中恶，冷疰，呕沫冷气，消食止泄，小儿乳霍。糯米粉裹煨，去粉，擂碎。忌铜铁器。

【疏】肉豆蔻禀火土金之气，故味辛气温而无毒。入足太阴、阳明经，亦入手阳明大肠。辛味能散能消，温气能和中通畅。其气芬芳，香气先入脾，脾主消化，温和而辛香，故开胃，胃喜暖故也。故为理脾开胃，消宿食，止泄泻之要药。香能辟恶除不祥，又中气不虚，则邪恶之气不能入，故主鬼气及温中。脾主中焦，胃为后天生气之本，脾胃之阳气旺，则积冷心腹胀满，霍乱、中恶、冷疰、呕沫冷气、食不消、泄不止、小儿乳霍，诸证自除矣。

【主治参互】君人参、补骨脂、吴茱萸、五味子、砂仁，为治肾泄及冷泄之圣药。

得缩砂蜜、橘皮、人参、红曲、山楂肉、藿香、麦芽，为开胃进饮食，消宿食，止泻之上剂。

独用修事为末，以枣肉和丸，或为末，缩砂汤下，名公子登筵散。言服之即可赴席，其开胃进食消导之功烈矣。

《百一选方》治久泻不止：用肉豆蔻一两，木香二钱五分，为末，枣肉和丸。米饮下四五十丸。又方：肉豆蔻煨一两，熟附子七钱，为末，糊丸。米饮服四五十丸。

《瑞竹堂方》治老人虚泻:肉豆蔻三钱煨研,乳香一两,为末。

《全幼心鉴》治小儿泄泻:用肉豆蔻五钱,乳香二钱半,生姜五片,同炒黑色,去姜研为膏,收入密器,旋丸绿豆大。每量大小,米饮下。

《圣惠方》治冷痢腹痛不能食者:肉豆蔻一两,去皮,醋和面裹煨,捣末。每服一钱,粥饮调下。

【简误】大肠素有火热,及中暑热泄暴注,肠风下血,胃火齿痛,及湿热积滞方盛,滞下初起,皆不宜服。

补骨脂

味辛,大温,无毒。主五劳七伤,风虚冷,骨髓伤败,肾冷精流,及妇人血气,堕胎。一名破故纸。忌羊肉、诸血。得胡桃良。

【疏】补骨脂禀火土之气,而兼得乎天令之阳,故其味辛,其气大温,性则无毒。阳中微阴,降多升少。入手厥阴心包络、命门、足太阴脾经。能暖水脏,阴中生阳,壮火益土之要药也。其主五劳七伤,盖缘劳伤之病,多起于脾肾两虚,以其能暖水脏,补火以生土,则肾中真阳之气得补而上升,则能腐熟水谷,蒸糟粕而化精微。脾气散精,上归于肺,以荣养乎五脏,故主五脏之劳,七情之伤所生病。风虚冷者,因阳气衰败,则风冷乘虚而客之,以致骨髓伤败,肾冷精流。肾主骨而藏精,髓乃精之本,真阳之气不固,即前证见矣。固其本而阳气生,是前证自除。男子以精为主,妇人以血为主。妇人血气者,亦犹男子阳衰肾冷而为血脱气陷之病,同乎男子之肾冷精流也。大温而辛,火能消物,故能堕胎。

【主治参互】《三因方》治精气不固：用破故纸、青盐，等分，同炒为末。每服二钱，米饮下。

《普济方》治小便无度，肾气虚寒：用破故纸十两酒蒸，茴香十两盐炒，为末，酒糊丸梧子大。每服百丸，盐、酒下。或以末糁猪肾，煨食之。

《婴童百问》治小儿遗尿，膀胱冷也。夜属阴，故小便不禁。用破故纸炒为末，每夜热汤服五分。

《和剂方》补骨脂丸，治下元虚败，脚手沉重，夜多盗汗，纵欲所致。此药壮筋骨，益元气。补骨脂四两炒香，菟丝子四两酒蒸，胡桃肉一两去皮，沉香研细一钱半，炼蜜丸如梧子大。每服二三十丸，空心盐汤、温酒任下。自夏至起，冬至止，日一服。此乃唐宣宗时，张寿太尉知广州，得方于南番人。有诗云：三年时节向边隅，人信方知药力殊。夺得春光来在手，青娥休笑白髭须。

《经验方》治虚劳，男子女人五劳七伤，下元虚冷，一切风病，四肢疼痛，驻颜壮气，乌髭须：用补骨脂一斤，酒浸一宿，晒干，却用乌油麻一升和炒，令麻子声绝，簸去，只用补骨脂，为末，醋煮面糊丸如梧子大。每服二三十丸，空心温酒、盐汤任下。

又方：治肾虚腰痛。用破故纸一两，炒为末，温酒服三钱，神效。或加木香一钱。

《和剂局方》青娥丸，治肾气虚弱，风冷乘之。或血气相抟，腰痛如折，俯仰不利，或因劳役伤肾，或湿痹伤腰，或堕跌损伤，或风寒客抟，或气滞不散，皆令腰痛，或腰间如物重坠：用破故纸酒浸炒一斤，杜仲去皮切片姜汁炒一斤，胡桃肉去皮二十个，为末,以蒜捣膏一两,和丸梧子大。每空心温酒服二十丸,妇人淡醋汤下。常服壮筋骨,活血脉,乌髭须,益颜色。

夏子益《奇疾方》治玉茎不痿,精滑无歇,时时如针刺,捏之则脆,此名肾漏:用破故纸、韭子各一两,为末。每用三钱,水二盏,煎六分服,日三次,愈则止。

二神丸,治脾肾虚泻:用破故纸炒半斤,肉豆蔻生用四两,为末,肥枣研膏,和丸梧子大。每服五七十丸,空心米饮下。

《本事方》加木香二两,名三神丸。

《直指方》治打坠腰痛,瘀血凝滞。用破故纸炒,茴香炒,辣桂,等分为末。每热酒服二钱。

唐郑相国自叙云:予为南海节度,年七十五。粤地卑湿,伤于内外,众疾俱作,阳气衰绝,服乳石补药,百端不应。元和七年,有诃陵国舶主李摩诃,知予病状,遂传此方并药。予初疑而未服。摩诃稽首固请,遂服之。经七八日而觉应验。自尔常服,其功神效。十年二月,罢郡归京,录方传之:用破故纸十两,净去皮,洗过,曝干,酒浸蒸,再曝,捣筛令细。胡桃瓤二十两,汤浸去皮,细研如泥。更以好蜜和,令如饴糖,瓷器盛之。旦日以暖酒二合,调药十匙服之,便以饭压。如不饮酒人,以暖熟水调之。饵久则延年益气,悦心明目,补添筋骨。但禁芸薹、羊肉,余无所忌。此物本自外番随海舶而来,非中华所有。番人呼为补骨脂,语讹传为破故纸也。王绍颜《续传信方》载其事颇详,故录之。

按白飞霞《方外奇方》云:破故纸属火,收敛神明,能使心包之火与命门之火相通。故元阳坚固,骨髓充实,涩以治脱也。胡桃属木,润燥养血,血属阴,恶燥,故油以润之。佐破胡纸,有木火相生之妙。故语云:破故纸无胡桃,犹水母之无虾也。

【简误】补骨脂,阳药也。凡病阴虚火动,阳道妄举,梦遗,尿血,小便短涩,及目赤,口苦,舌干,大便燥结,内热作渴,火升目赤,易饥嘈杂,湿热成痿,以致骨乏无力者,皆不宜服。

缩砂蜜

味辛,温,无毒。主虚劳冷泻,宿食不消,赤白泄痢,腹中虚痛,下气。

【疏】缩砂蜜禀天地阳和之气以生,故其味辛,其气温,其性无毒。入足太阴、阳明、少阴、厥阴,亦入手太阴、阳明、厥阴。可升可降,降多于升,阳也。辛能散,又能润,温能和畅通达。虚劳冷泻,脾肾不足也。宿食不消,脾胃俱虚也。赤白滞下,胃与大肠因虚而湿热与积滞客之所成也。辛以润肾,故使气下行,兼温则脾肾之气皆和,和则冷泻自止,宿食自消,赤白滞下自愈。气下则气得归元,故腹中虚痛自已也。甄权:用以止冷气痛,止休息痢,消化水谷,温暖肝肾。陈藏器:用以主上气奔豚,鬼疰邪气。鬼疰必由于脾肾两虚、阴阳乏绝故也。日华子:用以主一切气,转筋霍乱。转筋霍乱必由脾胃为邪所干,胃气壅滞闭塞而成。杨氏:用以止痛安胎。气结则作痛,气逆则胎不安。洁古:用以治脾胃气结滞不散,皆下气散结,温中和胃,入脾、入肾、入肝、入命门、入大肠之故耳。

【主治参互】缩砂蜜,气味辛温而芬芳,香气入脾,辛能润肾,故为开脾胃之要药,和中气之正品。若兼肾虚气不归元,非此为向导不济,殆胜桂、附热毒之害多矣。好古谓:得人参、益智则入脾，得黄檗、茯苓则入肾，得赤白石脂则入大小肠也。

得人参、橘皮、藿香、白茯苓、白芍药、炙甘草，治泄泻兼呕吐，及不思食。

得藿香、橘皮、木瓜，治霍乱转筋，腹痛吐泻。

独用两许，炒为末，入食盐三钱，滚汤一碗，泡浸冷服，治干霍乱，累效。

《药性论》治冷滑下痢不禁，虚羸：以缩砂仁为末，以羊子肝薄切糁之，瓦上焙干，为末，入干姜末等分，饭丸梧子大。每四十丸，白汤下，日二服。

《直指方》治遍身肿满，阴亦肿者：用缩砂仁、土狗一个，等分研，和老酒服之。

《简便方》治痰气膈胀：用砂仁捣碎，以萝卜汁浸透，焙干为末。每服二钱，食远沸汤服。

《简便方》治上气咳逆：用砂仁洗净炒研，生姜连皮，等分捣烂，热酒食远泡服。

《温隐居方》治子痫昏冒：用砂仁和皮炒黑，热酒调下二钱，不饮者米饮下。此方安胎止痛，其效不可尽述。

孙尚药方：治妊娠胎动，偶因所触，或跌堕伤损，致胎不安，痛不可忍者：用砂仁熨斗炒热，去皮用仁，捣碎。每服二钱，热酒调下。须臾觉腹中胎动极热，即胎已安矣，神效。

《妇人良方》治妇人血崩：用砂仁于新瓦上焙，研末，米饮服三钱。

《直指方》治牙齿疼痛，缩砂仁常嚼之良。

《事林广记》治一切食毒，用砂仁末，水服二钱。

【简误】缩砂蜜,气味辛温,阳药也。凡腹痛属火,泄泻得之暑热,胎动由于血热,咽痛由于火炎,小儿脱肛由于气虚,肿满由于湿热,上气咳逆由于火冲迫肺,而不由于寒气所伤,皆须详察简别,难以概用。误则有损无益,勿易视也。本非肺经药,今亦有用之于咳逆者,通指寒邪郁肺,气不得舒,以致咳逆之证。若咳嗽多缘肺热,此药即不应用矣。

蓬莪茂

味苦,辛,温,无毒。主心腹痛,中恶疰忤鬼气,霍乱冷气,吐酸水,解毒,食饮不消,酒磨服之。又疗妇人血气,丈夫奔豚。

【疏】蓬莪茂感夏末秋初之气,而得土金之味,故其味苦辛,其气温而无毒。阳中阴,降也。入足厥阴肝经气分,能破气中之血。入气药发诸香。主积聚诸气,为最要之药。与京三棱同用之,良。心腹痛者,非血气不得调和,即是邪客中焦所致。中恶疰忤鬼气,皆由气不调和,脏腑壅滞,阴阳乖隔,则疫疠、疰忤、鬼气得以凭之。茂气香烈,能调气通窍,窍利则邪无所容而散矣。解毒之义亦同乎是。其主霍乱,冷气,吐酸水,乃饮食不消,皆行气之功也,故多用酒磨。又疗妇人血气结积,丈夫奔豚,入肝破血行气故也,多用醋磨。郁金入心亦入肝,专主血分,亦散肝郁。茂与三棱专能行气破积,姜黄行气破血,入脾为多。

【主治参互】得人参、橘皮、缩砂蜜、京三棱、肉豆蔻、青皮、麦蘖、谷蘖、木香,消一切饮食停滞积聚,及小儿疳癖,甚良。

杨子建《护命方》治一切冷气抢心切痛,发即欲死,久患心腹痛时发者:蓬莪茂醋煮二两,木香煨一两,为末,淡醋汤下半钱。

《普济方》治妇人血气游走作痛及腰痛，莪同干漆等分，为末，酒服二钱。腰痛，核桃酒下。

《保幼大全》治小儿盘肠内钓痛：以莪半两，用阿魏一钱，化水浸周时，焙研。紫苏汤下一字。

《十全普救方》治小儿气痛：以莪炮熟为末，热酒服一钱。

《保幼大全》治初生吐乳下止：用莪少许，盐二厘，乳一合，煎二五沸，入牛黄二厘，服之甚效。

《危氏得效方》治浑身燎泡，每个出水，有靥一片，如指甲大，其泡复生，抽尽肌肉，即不可治：用莪同三棱，各五钱，为末，分三服，酒调连进，愈。

【简误】蓬莪茂行气破血散结，是其功能之所长。若夫妇人、小儿气血两虚，脾胃素弱，而无积滞者用之，反能损真气，使食愈不消而脾胃益弱。即有血气凝结，饮食积滞，亦当与健脾开胃，补益元气药同用，乃无损耳。

白前

味甘，微温蜀本云微寒**，无毒。主胸胁逆气，咳嗽上气。**

【疏】白前感秋之气而得土之冲味，故味甘辛，气微温。苏恭又谓微寒。性无毒，阳中之阴，降也。入手太阴肺家之要药。甘能缓，辛能散，温能下。以其长于下气，故主胸胁逆气，咳嗽上气。二病皆气升气逆，痰随气壅所致。气降则痰自降，能降气则病本立拔矣。微温，微寒，见人参条下。

【主治参互】寇宗奭曰：白前能保定肺气，治嗽多用，以温药相佐使尤佳。

仲景《金匮要略》:治嗽而脉浮,用泽漆汤中有白前。苗似细辛而大,根色白,亦似白薇,又似牛膝,脆而易折,不若白薇之可弯而不折也。苦者非是。

《外台》方治久嗽吐血,用白前、桔梗、桑根白皮各三两,甘草炙一两,水六升,煮一升,分三服。忌猪肉、菘菜。

《深师方》治久咳上气,体肿短气,昼夜倚壁不得卧,常作水鸡声者,白前汤主之:白前二两,紫菀、半夏各三两,大戟七合,以水一斗,渍一宿,煮取三升,分作数十服。第进一服,勿相继,以须药力之行。

【简误】白前辛温,走散下气之药,性无补益。凡咳逆上气,咳嗽气逆,由于气虚气不归元,而不由于肺气因邪客壅实者,禁用。《深师方》中所主久咳上气,体肿短气胀满,当是有停饮、水湿、湿痰之病,乃可用之。病不由于此者,不得轻施。

白药子

味辛,温,无毒。主金疮生肌。

【疏】白药子禀天地清寒之气,而兼金水之性,故味辛。经云:气温。日华子云冷。当是辛寒之药无疑。故无毒而能解毒。金疮出血过多必发热,热则作痛,不得生肌矣,凉血清热则其痛自止,肌自生也。又《药性论》:亦可单用,味苦,能治喉中热塞,噎痹不通,胸中隘塞,咽中常痛,肿胀。日华子云:性冷,消痰,止嗽,治渴,并吐血喉闭,消肿毒。又云:剪草,根名白药。详味二条所主,皆解热散结之功,则其为寒明矣。入肺,入胃,不言可知。

【主治参互】施州人取白药子并野猪尾二味，洗净去粗皮，焙干，等分为末，酒调服二钱许，疗心气痛，解热毒，甚效。

又诸疮痈肿不散者，取生根烂捣傅贴，干则易之，无生者用细末，水调涂之亦可。

崔元亮《海上方》：治一切天行热病，取白药研如面二钱，浆水一大盏，空腹顿服之，便仰卧一食顷，候心头闷乱，或恶心，腹内如车鸣疞刺痛，良久，当有吐利数行，勿怪。欲服药时，先令煮浆水粥，于井中悬着待冷。若吐利过度，即吃冷粥一碗止之，不吃即困人。

《经验方》治妊娠伤寒，护胎：以白药子为细末，鸡子清调摊于绵纸上，可如碗大，自脐贴至脐下胎存生处，干即以湿水润之。

《衍义》：又为治马肺热药，有效。

《圣惠方》治风热上壅，咽喉不利：白药三两，黑牵牛五钱，同炒香，去牵牛，一半为末，防风末三两和匀，每一钱，水调服。

又方，治吐血不止：白药煅存性，糯米饮服三钱。

又方，治咽喉肿痛：白药末一两，龙脑香二分五厘，生蜜和丸芡实大。每含咽一丸。

又方，名铁罩散，治胎热不安：用白药子一两，白芷五钱，为末。每服二钱，紫苏汤下。心烦热，入白砂糖少许。

《经验良方》治衄血不止：红枣肉、白药各煅存性，等分为末，糯米饮调服二钱许。

【简误】苦寒辛散之物，凡病虽有血热吐衄等证，若脾胃素弱，易于作泄者，勿服。

莎草根

味甘，微寒，无毒。主除胸中热，充皮毛。久服令人益气，长须眉。

【疏】莎草根禀天地温燥之气，而兼得乎土金之味，故其味甘，应有苦辛微寒，亦应微温无毒。入足厥阴气分，亦入手太阴经。气厚于味，阳中之阴，降也，血中之气药也。能行十二经八脉气分。得童子小便、苦酒渍过，良。芎䓖为之使。辛主散，苦温主降泄。肝主怒而苦急，肺苦气上逆而主皮毛，怒则气上逆，逆则胸中热。降则肝气平而胸中热除，肺得安而皮毛自充，须眉自长矣。其云久服益气者，是亦调气之功也。苏颂又谓：治心腹中客热，膀胱间连胁下气妨，常日忧愁不乐，心忪少气。东垣治一切气，霍乱吐泻，腹痛，肾气膀胱冷气。世医专用以治妇人崩漏带下，月经不调者，皆降气调气，散结理滞之所致也。盖血不自行，随气而行，气逆而郁则血亦凝涩，气顺则血亦从之而和畅，此女人崩漏带下，月事不调之病，所以咸须之耳。然须辅之以益血凉血之药，气虚者兼入补气药，乃可奏功也。海藏云：本草不言治崩漏，而方中用治崩漏，是能益气而止血也。又能逐去瘀血，是推陈也。凡气郁血滞，必用之药。童便浸透炒黑，能止血，治崩漏。

【主治参互】香附一斤，童子小便浸透，砂器中炒，炒时不住手洒童便，火勿过猛，炒三昼夜为度，川木耳四两，纸包裹，以新瓦两片夹定，绳缚泥固，火煅存性，觉烟起良久，急去火，取置冷地，候冷取出，同香附研极细如面。每五七分，淡醋汤调，空心服。此治血崩秘方,累试有验。

交感丹:凡人中年,精耗神衰。盖由心血少,火不下降,肾气惫,水不上升,致心肾隔绝,荣卫不和。上则多惊,中则塞痞,饮食不下,下则虚冷遗精。愚医徒知峻补下田,非惟不能生水滋阴,而反见衰悴。但服此方半年,屏去一切暖药,绝嗜欲,然后习秘固溯流之术,其效不可殚述:香附子一斤,新水浸一宿,炒黄,同茯神四两为末,蜜丸弹子大。每早细嚼一丸,以降气汤下。降气汤用香附半两,茯神二两,炙甘草一两半,为末,点沸汤服前药。

《和剂局方》升降诸气,并一切气病,痞胀、喘、哕、噫酸、烦闷,虚痛走注。常服开胃,消痰,散壅,思食。早行,山行,尤宜服之,去邪辟瘴。香附子炒四百两,沉香十八两,缩砂仁四十八两,炙甘草一百二十两,为末。每服一钱,盐汤点服。

又方:香附一斤,砂仁八两,炙甘草四两,为末,盐汤服。治一切气疾,心腹胀满,噎塞,噫气,吞酸,痰逆呕恶,及宿酒不解。

又方:香附二十两,乌药十两,甘草炒一两,为末。盐汤服二钱。能调中快气,治心腹刺痛。

《集简方》:香附二两,蕲艾五钱,以醋汤同煮熟,去艾,炒为末,醋糊丸。白汤服二钱。治心气痛,腹痛,少腹痛,血气痛不可忍。

《仁存方》:香附、皂荚水浸,半夏各一两,白矾末半两,姜汁面糊丸。姜汤下一二钱。治停痰宿饮,风气上攻,胸膈不利。

同南星等分为末,姜汁糊丸。治老少痃癖,往来疼痛。

《集简方》:香附末二钱,以海藻一钱,煎酒,空心调下。并食海藻，治癞疝胀痛及小肠气。

《妇人良方》：香附炒一两，荔枝核烧存性半两，为末，每二钱米饮调下，治血气刺痛。

《瑞竹堂方》四制香附丸：香附一斤，分作四分。用酒、醋、盐水、童便，各浸，春三、夏一、秋五、冬七日，淘净晒捣，微焙为末，醋糊丸梧子大，每酒下七十丸。治女人经候不调兼诸病。瘦人加泽兰、赤茯苓末二两，气虚加四君子料，血虚加四物料。

《济生方》：香附四两，茯苓、甘草炙各一两，橘红二两，为末。沸汤下二钱。治妇人气盛血衰，变生诸证，头晕、腹满皆宜。

独用炒为末，极热，酒服二钱，主愈下血血崩，或五色漏带。并宜常服滋血调气，乃妇人之仙药也。

同赤芍药为末，加盐一捻，煎服。治赤白带下及崩漏不止。

君缩砂仁、炙甘草，能临产顺胎，九月、十月服此，永无惊恐。独用为末，童便调下二钱，治气郁吐血。

君川芎，治气郁头痛。

独用为末，莱菔子煎汤，早夜各服二钱，治耳卒聋闭。

【简误】香附香燥，苦温带辛，凡月事先期者，血热也，法当凉血，禁用此药。误犯则愈无期矣。

胡黄连

味苦，平，无毒。主久痢成疳，伤寒咳嗽，温疟骨热，理腰肾，去阴汗，小儿惊痫寒热，不下食，霍乱，下痢。《唐本草》云：大寒，主骨蒸劳热，补肝胆明目，治冷热泄痢，益颜色，厚肠胃，治妇人胎蒸虚惊，治三消五痔，大人五心烦热。恶菊花、玄参、白藓皮，解巴豆毒。服之忌猪肉，令人漏精。折之尘出如烟者真。肉似鸜鹆眼者良。

【疏】胡黄连得天地清肃阴寒之气，故其味至苦，其气大寒，性则无毒。善除湿热，故主久痢成疳，及冷热泄痢，厚肠胃。伤寒咳嗽者，邪热在手太阴、足阳明也。温疟骨蒸者，热在骨间也。理腰肾，去阴汗者，肾虚湿热下流客之，使热伏肾间也。小儿惊痫寒热，不下食者，热则生风，故发惊痫，热在胃口，故不下食也。心主五色，脾胃主肌肉，二经湿热去，则颜色自佳也。三消五痔，大人五心烦热者，无非湿热在肠胃，及火在五脏间也。大寒至苦极清之性，能清热自肠胃以次于骨，一切湿热、邪热、阴分伏热所生诸病，莫不消除。

【主治参互】苏颂《图经》治伤寒劳复，身热，大小便赤如血色者，胡黄连一两，山栀仁二两，入蜜半两，拌和，炒令微焦，二味捣罗为末，用猪胆汁和丸梧子大，每服用生姜二片，乌梅一枚，童便三合，浸半日，去滓，食后暖童便令温，下十丸，临卧再服，甚效。

《全幼心鉴》治小儿疳热，肚胀潮热，发焦，不可用大黄、黄芩伤胃之药，恐生别证。以胡黄连五钱，五灵脂一两，为末，雄猪胆汁和丸绿豆大，米饮服一二十丸。

钱乙《小儿方诀》治脾热疳疾：用胡黄连、川黄连各半两，朱砂二钱半，为末，入猪胆内扎定，以杖子钓悬于砂锅内，浆水煮一炊久，取出研烂，入芦荟、麝香各一分，饭和丸麻子大。每服五七丸至一二十丸，米饭下。

又方：治小儿黄疸：胡黄连、川黄连各一两，为末，用黄瓜一个，去瓤留盖，入药在内，合定，面裹煨熟，去面，捣丸绿豆大。量大小温水下。

【简误】胡黄连气味苦寒之至，设使阴血太虚，真精耗竭，而胃气脾阴俱弱者，虽见如上诸证，亦勿轻投。即欲用之，亦须与健脾安胃等药同用，乃可无弊。慎之！

鳢肠

味甘、酸，平，无毒。主血痢，针灸疮发，洪血不可止者，傅之立已。汁涂发眉，生速而繁。

【疏】鳢肠正禀北方坎水之气，故其汁玄黑，其味甘酸平而无毒，纯阴之草也。入肾，入肝，亦入胃与大小肠。善凉血，须发白者，血热也；齿不固者，肾虚有热也。凉血益血，则须发变白而齿亦因之而固矣。故古今变白之草，当以兹为胜。《本经》：主血痢及针灸疮发，洪血不可止者，傅之立已。涂眉发生速而繁。萧炳又谓：能止血，排脓，通小肠，傅一切疮。膏点鼻中添脑者，盖以血痢由于血分为湿热所伤，针灸疮发，洪血不止，亦缘病人素有血热，及加艾火，则益炽矣，血凉则不出。荣血热壅则生脓，凉血则自散。小肠属丙火，有热则不通。荣血热解，则一切疮自愈。脑为髓之海，热则消，火能消物故也。鼻窍通气于脑，故以膏点鼻中，使脑中热散，无邪剥蚀，则脑自益之矣。数者，何非凉血之功也。

【主治参互】孙真人《千金月令》方有金陵煎，能益髭须，变白为黑：金陵草一秤，六月后收，拣青嫩无泥土者，不用洗，抹净，摘去黄叶，烂捣，新布绞取汁，以纱绢滤过，入通油器钵盛之，日中煎五日。又取生姜一斤绞汁，白蜜一斤合和，日中煎，以柳木勿停手搅，待如稀饧，药乃成矣。每早及午后各服一匙，以温酒一盏化下。如欲作丸，日中再煎，令可丸，每服三十丸，及时多合为佳。

《摄生众妙》用方：取旱莲草根一斤，用无灰酒洗净，青盐四两，淹三宿，同汁入油锅中炒存性，研末。日用擦牙连津咽之，能乌须固齿。又方：旱莲一两半，麻枯饼三两，升麻、青盐各三两半，诃子连核二十个，皂角三挺，晚蚕沙二两炒，为末，薄醋面糊丸弹子大，晒干，入泥瓶中火煅，令烟出存性，取出研末，日用揩牙。

又方：取汁滴鼻中，治偏正头痛。

同蓝叶各一握，油一斤，入浸，密封四十九日，每卧时以铁匙点一切眼疾，翳膜遮障，凉脑，再摩顶上四十九遍，久久甚佳，亦治头痛，能生发。

同车前草等分，杵取汁，每空心服三杯，治小便溺血。

独用瓦上焙研，每米饮下二钱，治肠风脏毒，下血不止。

独用捣汁，冲极热酒饮，治痔漏疮发，外即以滓傅患处，重者不过三服。

同盐少许，揉擦掌心，治风牙疼痛。

【简误】鳢肠性冷阴寒之质，虽善凉血，不益脾胃。病人虽有血热，一见脾胃虚败，饮食难消，及易溏薄作泄者，勿轻与服。孙真人方用姜汁和剂，盖防其冷而不利于肠胃故也。不用姜汁、椒红相兼修事服之者，必腹痛作泄，宜详审之。

使君子

味甘，温，无毒。主小儿五疳，小便白浊，杀虫，疗泻痢。俗传始因潘州郭使君疗小儿多是独用此物，后医家因号为使君子。

【疏】使君子得土之冲气，而兼感乎季春之令以生，故其味甘，其气温，其性无毒。甘入脾，故入足太阴、阳明。为补脾健胃之要药。小儿五疳、便浊、泻利及腹虫，莫不皆由脾虚胃弱，因而乳食停滞，湿热瘀塞而成。脾健胃开，则乳饮自消，湿热自散，水道自利，而前证俱除矣。不苦不辛，而能杀疳蛔，此所以为小儿上药也。

【主治参互】得芦荟、芜荑、滑石、麦芽、厚朴、橘皮，治一切疳疾，神效。

又方，治小儿脾疳：使君子、芦荟等分，为末，米饮每服一钱。

《全幼心鉴》治小儿蛔痛，口流涎沫：使君子为末，五更米饮调服一钱。

《简便方》治小儿虚肿，头面阴囊俱浮：使君子肉一两，蜜五钱，炙尽为末，每食后米汤服一钱。

《普济方》治头疮面疮，使君子仁，以香油少许浸三五枚，临卧时细嚼，香油送下，久久自愈。

《集简方》治虫牙疼痛，使君子煎汤频漱。

【简误】小儿泄痢有赤积，是暑气所伤，禁与肉豆蔻、诃子等涩药同用，亦忌食热物及饮热茶，犯之即泄。

白豆蔻

味辛，大温，无毒。主积冷气，止吐逆反胃，消谷下气。入药去皮焙用。

【疏】白豆蔻感秋燥之令，而得乎地之火金，故其味辛，其气大温，其性无毒。好古大辛热，味薄气厚，轻清而升，阳也，浮也。入手太阴，亦入足阳明经。味大辛也，气大温也，宜其主积冷气，及伤冷吐逆，因寒反胃也。暖能消物，故又主消谷。温能通行，故主下气。东垣用以散肺中滞气，宽膈进食，去白睛翳膜，散滞之功也。

【主治参互】得人参、生姜、橘皮、藿香，治胃虚反胃，及因寒呕吐，殊验。

得半夏、橘红、生姜、白术、茯苓，治寒痰停胃作呕吐似反胃。

得橘皮、白术、白蒺藜、决明子、甘菊花、蜜蒙花、木贼草、谷精草，理脾虚，白睛生障翳。

得藿香、橘皮、木香，理上焦滞气。加乌药、香附、紫苏，治妇人一切气逆不和。

佐参、术、姜、橘，治秋深疟发，寒多热少，呕吐胃弱，饮食不进，良。

同扁豆、五味子、橘红、木瓜，能解酒毒，及中酒呕吐恶心。

张文仲《备急方》治胃冷恶心，食已即欲吐：用白豆蔻三枚，捣细，好酒一盏温服，并饮数服，佳。

《肘后方》治人忽恶心，多嚼白豆蔻子最佳。

《危氏得效方》治小儿吐乳胃寒者：白豆蔻、缩砂蜜各十四个，生炙甘草各二钱，为末，常掺入儿口中。

《济生方》治脾虚反胃：白豆蔻、缩砂蜜各二两，丁香一两，陈廪米一升，黄土炒焦，去土细研，姜汁和丸，每二三钱，姜汤下，名太仓丸。

【简误】白豆蔻辛温，其治在因寒呕吐反胃，其不因于寒及阳虚者，皆不得入。故凡火升作呕，因热腹痛，法咸忌之。

剪草

凉，无毒。治恶疮、疥癣、风瘙。根名白药。叶如茗而细。

【疏】剪草禀天地清寒至阴之气以生，故藏器云：味苦，其气寒凉，性应无毒。主诸恶疮、疥癣、风瘙、瘘蚀者，以诸痛痒疮疡，皆属心火。苦寒能降火而凉血清热，故主之也。湿热生虫，苦能杀虫，寒能除热，故有虫，浸酒服。

【主治参互】洁古：专以主上部血，而与牡丹皮、天门冬、麦门冬同用。

许学士《本事方》云：剪草治痨瘵吐血肺损，及血妄行，名神传膏。其法每用一斤，洗净，晒为末，入生蜜二斤，和为膏，以器盛之，不得犯铁器，九蒸九曝，日一蒸曝。病人五更起，面东坐，不得语言，以匙抄药如粥服之，每服四两，服已，良久，以稀粟米饮压之。药只冷服，米饮亦勿太热，或吐或下皆不妨。如久病肺损咯血，只二服，愈。寻常咳嗽血妄行，每服一匙可也。有一贵妇病瘵，得此方，九日药成。前一夕，病者梦人戒令翌日勿乱服药。次日将服之，为屋上土坠器中，不可服。再合既成，又将服之，为婢覆器，又不得服。又再合未就，而夫人卒矣。此药之异如此。若小小血妄行，一啜而愈矣。此药妙绝若此，而世失传，惜哉！

《中藏经》：治风虫牙痛。剪草、细辛、藁本等分，煎水热漱，少顷自止。

《和剂局方》有滑肌散，治风邪客于肌中，浑身瘙痒，致生疮疥，及脾肺风毒，攻冲生疮，干湿日久不瘥：用剪草七两，不见火，轻粉一钱，为末掺之，干者麻油调搽。

【简误】剪草，大苦大寒之药，虽治血热妄行神效，若脾肾俱虚，胃口薄弱，见食欲呕，及不思食、泄泻者，勿遽投之，法当先理脾胃，俟能进食而后施治乃可。

豆蔻

味辛，温，无毒。主温中，心腹痛，呕吐，去口臭气。《开宝》：主下气，止霍乱，一切冷气，消酒毒。东垣：调中补胃，健脾消食，去客寒心与胃痛。自果部移入。

【疏】豆蔻得地二之火气而有金，复兼感乎夏末秋初之令以生。故《别录》谓其味辛，气温，而性无毒。海藏又云：大辛热，阳也，浮也。入足太阴、阳明经。盖辛能破滞，香能入脾，温热能祛寒燥湿，故主温中，及寒客中焦心腹痛，中寒呕吐也。脾开窍于口，脾家有积滞则瘀而为热，故发口臭，醒脾导滞则口气不臭矣。辛散温行，故下气。寒客中焦，饮良不消，气因闭滞则霍乱，又散一切冷气，消酒毒者，亦燥湿、破滞、行气、健脾、开胃之功也。产闽之建宁者，气芳烈，类白豆蔻，善散冷气，疗胃脘痛，理中焦。产滇、贵、南粤者，气猛而浊，俗呼草果者是也。善破瘴痞，消谷食，及一切宿食停滞作胀闷及痛。

【主治参互】入人参养胃汤，能消一切宿食，开拓中焦滞气。

《药性论》云：草豆蔻单用，能主一切冷气。

《千金方》治心腹胀满短气：用草豆蔻一两，去皮为末，以木瓜、生姜汤调服半钱。

《圣济总录》治霍乱烦渴：草豆蔻、黄连各一钱半，乌豆五十粒，生姜三片，水煎服。

《济生方》治气虚瘅疟，热少寒多，或单寒不热，或虚热不寒：用草果仁、熟附子等分，水一盏，姜七片，枣一枚，煎半盏服，名果附汤。

《医方大成》亦用治脾寒疟，大便泄而小便多，不能食者。

《百一选方》治脾肾不足，虚寒泄泻：草果仁一两，以舶上茴香一两炒香，去茴不用；吴茱萸一两，汤泡七次，同破故纸一两炒香，去故纸不用；胡芦巴一两，同山茱萸一两炒香，去茱萸不用。三味为末，酒糊丸，每六七十丸，盐汤下。

《肘后方》香口辟臭：草豆蔻、细辛为末，含之。

《直指方》治脾痛胀满：草果仁二个，酒煎服之。

【简误】豆蔻性温热，味大辛，本是祛寒破滞，消食除瘴之药。凡疟不由于瘴气，心痛胃脘痛由于火而不由于寒，湿热瘀滞、暑气外侵而成滞下赤白、里急后重及泄泻暴注、口渴，湿热侵脾因作胀满，或小水不利，咸属暑气湿热，皆不当用，犯之增剧。

藿香

微温。疗风水毒肿，去恶气，疗霍乱心痛。自木部移入。

【疏】藿香禀清和芬烈之气，故其味辛，其气微温，无毒。洁古：辛甘。又曰甘苦。气厚味薄，浮而升，阳也。东垣：可升可降，阳也。入手足太阴，亦入足阳明经。风水毒肿，病在于脾，恶气内侵，亦由脾虚邪入，霍乱心腹痛，皆中焦不治之证。脾主中焦，香气先入脾，理脾开胃，正气通畅，则前证自除矣。苏颂以为脾胃吐逆为要药。洁古谓其助胃气，开胃口，进饮食。海藏谓其温中快气。肺虚有寒，及寒郁热壅于上焦，饮酒口臭，煎汤饮之。皆辛温入肺入脾，清上治中之功也。

【主治参互】得缩砂蜜、炒盐，治霍乱。

得人参、橘皮、木瓜、茯苓、缩砂蜜，治吐泻转筋霍乱。

得木香、沉水香、乳香、缩砂蜜，则辟恶气，治中恶心腹㽲痛。

入顺气乌药散则补肺。入黄耆四君子汤则补脾。入桂苓甘露饮，治中暑吐泻。

得木香、丁香、紫苏叶、人参、生姜，治暴中寒邪，吐逆不止。

《经效济世方》升降诸气：藿香一两，香附炒五两，为末，每以白汤点服一钱。

《百一选方》治霍乱吐泻垂死者，服之回生。用藿香叶、陈皮各半两，水煎，温服。

《禹师经验方》治暑月吐泻：滑石二两，藿香二钱五分，丁香五分，为末。每服二钱，淅米泔调服。

【简误】藿香虽能止呕，治呃逆，若病因阴虚火旺，胃弱欲呕,及胃热作呕,中焦火盛热极,温病热病,阳明胃家邪实,作呕作胀,法并禁用。

假苏

味辛,温,无毒。主寒热鼠瘘,瘰疬生疮,破结聚气,下瘀血,除湿痹。自菜部移入。

【疏】假苏,荆芥也。得春气,善走散,故其气温,其味辛,其性无毒。升也,阳也。春气升,风性亦升,故能上行头目。肝主风木,故能通肝气,行血分,能入血分之风药也,故能发汗。其主寒热者,寒热必由邪盛而作,散邪解肌出汗,则寒热自愈。鼠瘘由热结于足少阳、阳明二经,火热郁结而成。瘰疬为病,亦属二经故也。生疮者,血热有湿也,凉血燥湿,疮自脱矣。破结聚气者,辛温解散之力也。下瘀血,入血分,辛以散之,温以行之之功用也。痹者,风、寒、湿三邪之所致也。祛风燥湿散寒,则湿痹除矣。

【主治参互】得白颈蚯蚓,同捣取汁,解阳明经热病汗出,立已。得童子小便调服,立苏血晕。

《千金方》治头项风强,八月后取荆芥穗作枕及铺床下,立春日去之。

又方,治风热牙疼:用荆芥根、乌桕根、葱根,等分煎汤,频含漱之。

《经验方》治一切偏风口眼㖞斜:用青荆芥一斤,青薄荷一斤,同捣汁,于磁器中熬成膏,留三分之一,将二分日干为末,以膏和丸如梧子大。每三十丸白汤下,早暮各一服,忌动风物。

又方,治中风口噤:荆芥穗为末,酒服二钱,立愈,名荆芥散。贾似道云:此方出《曾公谈录》,后用之甚验。其子名顺者,病已革,服之立定,真再生丹也。

华佗愈风散,治妇人产后中风口噤,手足瘈疭如角弓;或产后血晕不省人事,四肢强直;或心眼倒筑,吐泻欲死。用荆芥穗微焙,为末,每服三钱,豆淋酒调服,或童便服之。口噤则挑齿灌之,龂噤则灌入鼻中,其效如神。大抵产后虚甚则汗出而腠理疏,易于中风也。

戴原礼:独行散,治产后迷闷,因怒发热而得者。用荆芥穗,以新瓦半炒半生,为末,童便服一二钱。若角弓反张,以豆淋酒下,或剉散童便煎服,极妙。盖荆芥乃产后要药,而角弓反张乃妇人急候,得此证者十存一二而已。

《图经本草》治产后血晕,筑心眼倒,风缩欲死者:取荆芥末二钱匕,童便调匀热服,立愈。口噤者灌鼻中皆效。近世名医用之,无不如神也。

《保命集》治产后血眩晕风虚,精神昏冒:荆芥穗一两三钱,桃仁去皮尖五钱,为末,水服三钱。若喘加杏仁去皮尖炒,甘草炙,各三钱。

《妇人良方》治产后鼻衄:荆芥穗末,童便服二钱,海上方也。

《简便方》治大便下血:用荆芥二两,槐花一两,同炒紫为末,每三钱,清茶送下。

《活法机要》治瘰疬溃烂,牵至胸前、两腋,块如茄子大,或牵至两肩上,四五年不能疗者,皆治之,其效如神。晋陵朱守仁传云:其项不能回顾,用此数日减可。如疮烂破者,用荆芥根下一段剪碎，煎沸待温洗，良久，看烂破处紫黑，以针一刺去血，再洗三四次愈。用樟脑、雄黄，等分为末，麻油调扫上，出水。次日再洗再扫，以愈为度。

《普济方》治一切疥疮：荆芥末，以地黄自然汁熬膏，和丸如梧子大。每服三十五丸，茶酒任下。

《龙木论》治一切眼疾，血劳风气头痛，头旋目眩：用荆芥穗末，每酒服三钱。

《普济方》治癃闭不通，小便急痛，无问久新。荆芥、大黄为末，等分，每温水服三钱。小便不通，大黄减半；大便不通，荆芥减半。名倒换散。

【简误】荆芥，风药之辛温者也。主升，主散，不能降，亦不能收。病人表虚有汗者忌之。血虚寒热，而不因于风湿风寒者勿用。阴虚火炎面赤，因而头痛者，慎勿误入。

苏

味辛，温。主下气，除寒中。其子尤良。忌与鲤鱼同食，生毒疮。自菜部移入。

【疏】苏，紫苏也。得天阳和之气，故温。兼地之金味，故辛。辛则善散，温能通气，故主下气，除寒中也。子尤良者，以其善降气也。入手少阴、太阴，足阳明经。孟诜谓其除寒热，治一切冷气。日华子谓其补中益气，治心腹胀满，止霍乱转筋，开胃下食，止脚气，通大小肠。苏颂谓其通心经，益脾胃，煮饮尤胜，与橘皮相宜。时珍谓其解肌发表，散风寒，行气宽中，消痰利肺，和血，温中，止痛，定喘，安胎，解鱼蟹毒。

子：味辛，温，无毒。主下气，除寒，温中。甄权用以治上气咳逆，冷气，及腰脚中湿气，风结气。研汁煮粥常食，令人肥白身香。日华子谓其能止霍乱，呕吐反胃，消五膈，消痰止嗽，润心肺。寇宗奭用以治肺气喘急。皆辛温能散结而兼润下之力也。

【主治参互】苏，阳草也，解肌散寒，苏表辟恶之要药。

入参苏饮，治表虚人伤风久不愈。

入苏沉九宝汤，解利伤风寒咳嗽。

《肘后方》治感寒上气：苏叶三两，橘皮四两，酒四升，煮一升半，分再服。

又方，治霍乱胀满，未得吐下：生苏捣汁饮之佳，干苏煮饮亦妙。

《金匮要略》疗食蟹中毒：紫苏煮汁，饮二升。

《普济方》治咳逆上气：苏茎叶二钱，人参一钱，水一钟，煎数沸服。

《济生方》顺气利肠：紫苏子、麻仁等分，研烂，水滤取汁，同米煮粥食之。

《圣惠方》治风顺气，利肠宽中：用苏子一升，微炒，杵，以生绢袋盛，于三斗清酒中浸三宿，少炒食之。

《药性论》治一切冷气：苏子、良姜、橘皮，等分，蜜丸梧子大。每服十丸，空心酒下。又用治风湿脚气。

《简便方》治上气咳逆：紫苏子，入水研，滤汁，同粳米煮粥食。

【简误】苏叶，其气芬芳，其味辛，其性温，纯阳之草也。故善发散，解肌出汗。病属阴虚，因发寒热，或恶寒及头痛者，慎毋投之,以病宜敛宜补故也。火升作呕者,亦不宜服,惟可用子。

香薷

味辛,微温。主霍乱腹痛吐下,散水肿。菜部移入。

【疏】香薷,丹溪谓其有金与水,然亦感夏秋之气以生者,故其味辛,其气微温而无毒。可升可降,阳也。入足阳明、太阴,手少阴经。辛散温通,故能解寒郁之暑气、霍乱腹痛。吐下转筋,多由暑月过食生冷,外邪与内伤相并而作。辛温通气,则能和中解表,故主之也。散水肿者,除湿利水之功也。孟诜谓其去热风,卒转筋者,煮汁顿服半升即止。为末,水调服,止鼻衄。日华子谓其下气,除烦热,疗呕逆冷气。汪颖谓其夏月煮饮代茶,可无热病。调中温胃。含汁嗽口,去臭气。

【主治参互】香薷饮,有十味者,有六味者,有加黄连者。虽同为祛暑之药,然脾、胃、肾俱虚之人,当以十味者为准。除有肺热咳嗽病者,去人参、白术、黄耆。

治水肿以之为君,当同人参、术、木瓜、茯苓、橘皮、白芍药、车前子,良。

《和剂局方》香薷饮:治一切伤暑,或暑月卧湿当风,或生冷不节,真邪相干,便致吐利,或发热头痛体痛,或心腹痛,或转筋,或干呕,或四肢逆冷,或烦闷欲死。并用香薷一斤,厚朴姜制,扁豆微炒各半斤,剉散,每用五钱,水二盏,煎一盏,水中沉冷,连进二服,立效。《活人书》去扁豆,入黄连四两,姜汁同炒黄色。

《外台秘要》治水病,洪肿气胀,食不消:干香薷五十斤,剉入釜中,以水淹过三寸,煮使气尽,去滓澄之,微火煎至可丸,丸如梧子大。一服五丸,日三服,渐加之,以小便利则愈。宜有术同煎。

《外台秘要》薷术丸:治暴水,风水,气水,通身皆肿,服至小便利为效:用香薷叶一斤,熬成膏,加白术末七两,如丸梧子大。每服十丸,米饮下,日五夜一服。

《肘后方》治心烦,胁痛连胸欲死者:香薷捣汁二升服。

《圣济总录》治鼻衄不止:香薷研末,水服一二钱。

《肘后方》治舌上出血,如钻孔者:香薷煎汁,服一升,日三进。

《千金方》治口臭:香薷一把,煎汁含之。

《食医心镜》主心烦,去热:取煎汤,作羹煮粥,及生食亦得。

《子母秘录》治小儿白秃发不生,汁出惨痛:浓煮陈香薷汁,入猪脂少许,和胡粉傅之。

《衍义》云:治霍乱不可缺,用之无不效。

雷公云:凡采得,去根留叶,细剉曝干,勿令犯火。服至十两,一生不得食白山桃也。

【简误】香薷性温,不宜热饮,故治乘凉饮冷,寒与暑气相搏激,是阳气为阴邪所遏,以致头疼发热恶寒,烦躁口渴,或吐,或泻,或霍乱者,宜用此药以发越阳气,散水和脾则愈。若夫饮食不节,劳役斫丧之人,伤暑热而病大热大渴,汗泄如雨,烦躁喘促,或泻或吐者,乃劳倦内伤之证,宜从东垣人参白虎汤、清暑益气汤、桂苓甘露饮之类,以泻火益元可也。然中热不吐泻者,宜人参白虎汤;吐泻者,宜清暑益气汤、桂苓甘露饮。设用香薷,是重虚其表而又济之以温,则误矣。盖香薷乃夏月解表之药,表无所感，而中热为病，何假于此哉？误则损人表气。戒之！戒之！

薄荷

味辛、苦，温，无毒。主贼风伤寒，发汗，恶气，心腹胀满，霍乱，宿食不消，下气。煮汁服，亦堪生食。饮汁发汗，大解劳烦。菜部移入。

【疏】薄荷感杪春初夏之气，而得乎火金之味，金胜火劣，故辛多于苦而无毒。洁古：辛凉，浮而升，阳也。入手太阴、少阴经。辛合肺，肺主皮毛。苦合心而从火化，主血脉，主热，皆阳脏也。贼风伤寒，其邪在表，故发汗则解。风药性升，又兼辛温，故能散邪辟恶。辛香通窍，故治腹胀满霍乱。《食疗》以为能去心家热，故为小儿惊风，风热家引经要药。辛香走散以通关节，故逐贼风。发汗者，风从汗解也。本非脾胃家药，安能主宿食不消？上升之性，亦难主下气。劳乏属虚，非散可解。三疗俱非，明者当自别之。

【主治参互】风热上壅，斯为要药。

入噙化丸，以为之君，主阴虚肺热咳，嗽甚良，加生干姜，并治伤风寒咳嗽。

佐漆叶、苦参、何首乌、胡麻仁、荆芥穗、生地黄、蒺藜子、石菖蒲、苍术，治大麻风。去苍术，加赤茎豨莶，治紫云风。

同贝母、荆芥穗、玄参、斑猫，佐肥皂，能治瘰疬。

《外台秘要》治水入耳中，捣汁滴入，立验。

孙真人用以辟邪毒，除劳气，令人口气香洁。

煎汤洗漆疮。

日华子：用以治中风失音吐痰。

苏颂：主伤风，头脑风，通关节，及小儿风涎，为要药。

东垣：用以清头目，除风热，故可疗风瘙瘾疹，及涂蜂螫。

《简便单方》清上化痰，利咽膈，治风热上壅：以薄荷叶为末，炼蜜丸芡实大，每噙一丸。

《医学集成》治舌胎语蹇：薄荷自然汁，和白蜜、姜汁少许，擦之。

《明目经验方》治眼弦赤烂：薄荷以生姜汁浸一宿，晒干为末，每用一钱，沸汤泡洗。

《济生方》治瘰疬结核，或破、未破：以新薄荷二斤取汁，皂荚一挺，水浸去皮，捣取汁，同于银石器内熬膏，入连翘末半两，连白青皮、陈皮、黑牵牛半生半炒，各一两，皂荚仁一两半，同捣和丸梧子大。每服三十丸，煎连翘汤下。

张杲《医说》疗火毒生疮，因灸火，火气入内，两股生疮，汁水淋漓者：用薄荷煎汁，频涂立愈。

【简误】病人新瘥勿服，以其发汗虚表气也。咳嗽若因肺虚，寒客之而无热证者勿服，以其当补而愈也。阴虚人发热勿服，以出汗则愈竭其津液也。脚气类伤寒勿服，以其病在下而属脾故也。血虚头痛，非同诸补血药不可用。小儿身热，由于伤食者不可用。小儿身热，因于疳积者不可用。小儿痘疮，诊得气虚者，虽身热初起，亦不可用。